# レミフェンタニル麻酔の実際

～100マス（麻酔）チャート～

岡山大学大学院医歯薬学総合研究科
麻酔・蘇生学分野 教授

## 森田 潔

［編集］

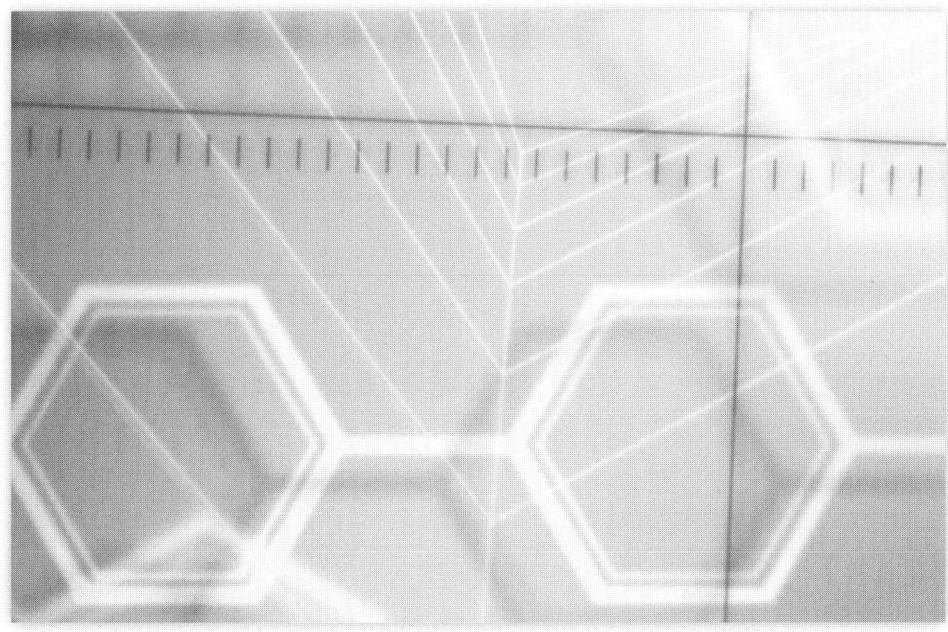

克誠堂出版

# 執筆者一覧

| | | |
|---|---|---|
| 森田　　潔 | 岡山大学大学院医歯薬学総合研究科麻酔・蘇生学分野 |
| 中尾　正和 | JA広島厚生連広島総合病院麻酔科 |
| 小板橋俊哉 | 東京歯科大学市川総合病院麻酔科 |
| 稲垣　喜三 | 鳥取大学医学部附属病院麻酔科 |
| 持田　晋輔 | 鳥取大学医学部附属病院麻酔科 |
| 長田　　理 | 東京警察病院麻酔科 |
| | （現：自治医科大学附属さいたま医療センター麻酔科） |
| 森本　康裕 | 宇部興産中央病院麻酔科 |
| 山蔭　道明 | 札幌医科大学医学部附属病院麻酔科 |
| 澤田　敦史 | 札幌医科大学医学部附属病院麻酔科 |
| 萩平　　哲 | 大阪大学医学部附属病院麻酔科 |
| 垣花　　学 | 琉球大学医学部附属病院麻酔科 |
| 尾﨑　　眞 | 東京女子医科大学病院麻酔科 |
| 坪川　恒久 | 金沢大学医薬保健研究域医学系 |
| 佐藤　健治 | 岡山大学病院麻酔科蘇生科 |

# 序　文

　本邦でレミフェンタニルが使用可能となり2年以上が経過した。

　レミフェンタニルは，鎮静を主体とした従来の麻酔管理から鎮痛を重視した麻酔管理への変革を加速するきっかけになった薬剤であり，"レミフェンタニル麻酔では，循環動態が安定するので研修医に呼ばれなくなった""麻酔の3要素（鎮静・鎮痛・筋弛緩）の概念が明確になり研修医への指導が容易になった"などの声も聞かれている。一方，麻酔導入時の徐脈・血圧低下，シバリング，術後鎮痛など，麻酔科医にとって以前はそれほど問題にならなかったさまざまなことを再考させられることとなった薬剤でもある。

　数年後には，レミフェンタニルを使用した標準的な麻酔管理法が確立されていると思われるが，現在は，多くの麻酔科医がレミフェンタニルの使用方法に研鑽を積んでいるところである。

　本書では，発売後に分かってきたレミフェンタニルの使用上ポイントの紹介と，レミフェンタニルの使用経験が豊富な先生方にお願いし，手術部位ごとの麻酔管理のポイントとレミフェンタニル使用症例を紹介していただいた。

　初めてレミフェンタニルを使用する研修医の先生方や，現在レミフェンタニルを使用している先生方にも，さらにレミフェンタニルを上手に活用するための一助となれば幸いである。日々，多忙な臨床業務に追われながら各章をご執筆いただいた先生方には，厚く感謝の意を表するしだいである。

　　2009年9月

森田　潔

# 目 次

- **レミフェンタニル麻酔の基本** *1*
  森田 潔

- **レミフェンタニル麻酔のポイント** *3*
  森田 潔

**1 体表面手術（乳腺腫瘍，鼠径ヘルニアなど）における麻酔管理** *9*
  解説：中尾 正和／*9*
  症例提示／*11*

**2 歯科口腔外科手術における麻酔管理** *21*
  解説：小板橋 俊哉／*21*
  症例提示／*23*

**3 眼科・耳鼻科手術における麻酔管理** *29*
  解説：稲垣 喜三，持田 晋輔／*29*
  症例提示／*31*

**4 脳神経外科手術における麻酔管理** *41*
  解説：長田 理／*41*
  症例提示／*44*

**5 整形外科（四肢，骨折，人工関節置換など）手術における麻酔管理** *55*
  解説：森本 康裕／*55*
  症例提示／*57*

**6　整形外科背部（胸椎，腰椎）手術における麻酔管理**　　　　　　　　　　65
　　解説：山蔭　道明，澤田　敦史／65
　　症例提示／67

**7　胸部外科手術における麻酔管理**　　　　　　　　　　77
　　解説：萩平　哲／77
　　症例提示／80

**8　上部消化器外科手術における麻酔管理**　　　　　　　　　　89
　　解説：垣花　学／89
　　症例提示／93

**9　婦人科および泌尿器科手術における麻酔管理**　　　　　　　　　　103
　　解説：尾﨑　眞／103
　　症例提示／107

**10　心臓血管外科手術における麻酔管理**　　　　　　　　　　119
　　解説：坪川　恒久／119
　　症例提示／121

**11　特殊症例手術（臓器移植手術，産科手術）における麻酔管理**　　　　　　　　　　129
　　解説：佐藤　健治／129
　　症例提示／132

# レミフェンタニル麻酔の基本

　レミフェンタニルを用いた麻酔管理は，鎮痛を重視したバランス麻酔となる。

　従来の麻酔管理と比較して，レミフェンタニルは蓄積性がなく作用消失が速やかなため，鎮痛を十分に確保することが容易になり，全身麻酔薬を就眠に必要な投与量にとどめることで，術中の循環動態の安定と術後は良好な覚醒が得られる麻酔管理となる。実際には，鎮痛薬（レミフェンタニル）は，徐脈や血圧低下などの副作用が問題とならない範囲で，十分な鎮痛用量を維持用量とし，侵襲刺激の強さに応じて調節する。なお，全身麻酔薬は，就眠に必要な投与量を維持用量とし，原則一定とする。プロポフォールの場合は，BIS値（40〜50）を指標にすることや，意識消失に必要な用量＋$\alpha$（TCI：0.7〜1.0 $\mu$g/mLを加える）を維持用量とするなどが推奨される。なお，レミフェンタニルで十分な鎮痛を確保した場合，オピオイドと全身麻酔薬との相互作用より，全身麻酔薬の必要量は減少している（図）。そのため，従来よりも全身麻酔薬の投与量を適切に調節することが重要となり，全身麻酔薬の過量投与による循環抑制に注意が必要である。

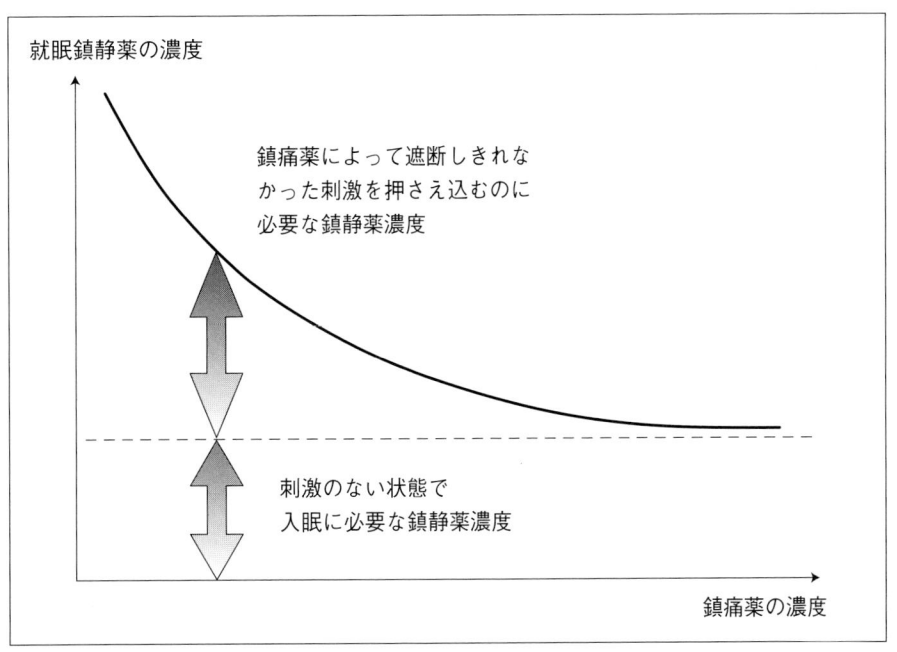

〔長田　理．併用する就眠鎮静薬の使い方．木山秀哉編著．今日から実践できるTIVA【2】．東京：真興交易(株)医書出版部；2008．p.61 より引用〕

■図　オピオイドと全身麻酔薬との相互作用

（森田　潔）

# レミフェンタニル麻酔のポイント

　レミフェンタニルといえども，夢の薬剤ではなく，上手に活用するためには，その薬剤特性や薬物相互作用の理解が必要となる。

　発売後得られた知見をもとに，レミフェンタニル使用時に問題となる主な有害事象対策を以下にまとめたので参考にしていただきたい。なお，これらの情報は，レミフェンタニル適正使用ガイドを作成した New Opioid 研究会の内容を参考とした。

## ＜徐脈・血圧低下の対策＞

　麻酔導入時の徐脈・血圧低下については，原因が多岐にわたるが，予防の可能性としては以下（表）が考えられる。

　麻酔前の十分な輸液投与による血管内ボリュームの確保は基本となり，副交感神経を介した高度徐脈の予防としてアトロピンの併用投与も有用性が示唆されている。レミフェンタニルの投与法については，患者背景，挿管時間に合わせ開始時の持続投与速度を選択する方法（図1）や気管挿管までの投与速度の工夫（図2）なども行われている。また，徐脈・血圧低下がレミフェンタニルと全身麻酔薬との相互作用によって起こることが示唆さ

表　徐脈・血圧低下への対策

＜予防の可能性＞
◆ 麻酔前の十分な輸液投与（代用血漿など）
◆ アトロピン（0.5mg）の前投薬
◆ 高齢者や循環動態変動リスクの高い患者は，低用量（0.25 μg/kg/min 以下）で開始
◆ 気管挿管までの時間による持続投与開始速度の選択（0.25〜0.5 μg/kg/min）
◆ 持続投与速度の調節
　例）0.5 μg/kg/min（3分間）⇒ 0.25 μg/kg/min ⇒ 気管挿管
　例）0.5 μg/kg/min（HR 60回/分を切るまで）⇒ 0.25 μg/kg/min ⇒ 気管挿管
◆ 就眠を緩徐に行う（プロポフォール 0.5 mg/kg 反復投与，ミダゾラム 0.1mg/kg など）
◆ 気管挿管後の持続投与速度の調節
　例）気管挿管後（0.1 μg/kg/min）に減速 ⇒ 皮膚切開前に加速（0.25 μg/kg/min）
＜対症療法＞
◆ アトロピン，エフェドリン，フェニレフリン，カテコラミンの投与
◆ 反応不良の場合は，レミフェンタニルの減量または一時中止

（監修：New Opioid 研究会）

れている。国内臨床試験（図3）では，麻酔導入時にレミフェンタニルを単回投与後，0.5 μg/kg/minの持続投与を開始し，プロポフォール0.5mg/kg（就眠しない場合は追加投与）で就眠を図ったところ，プロポフォールの必要量は44mg（1mg/kg以下）との結果が得

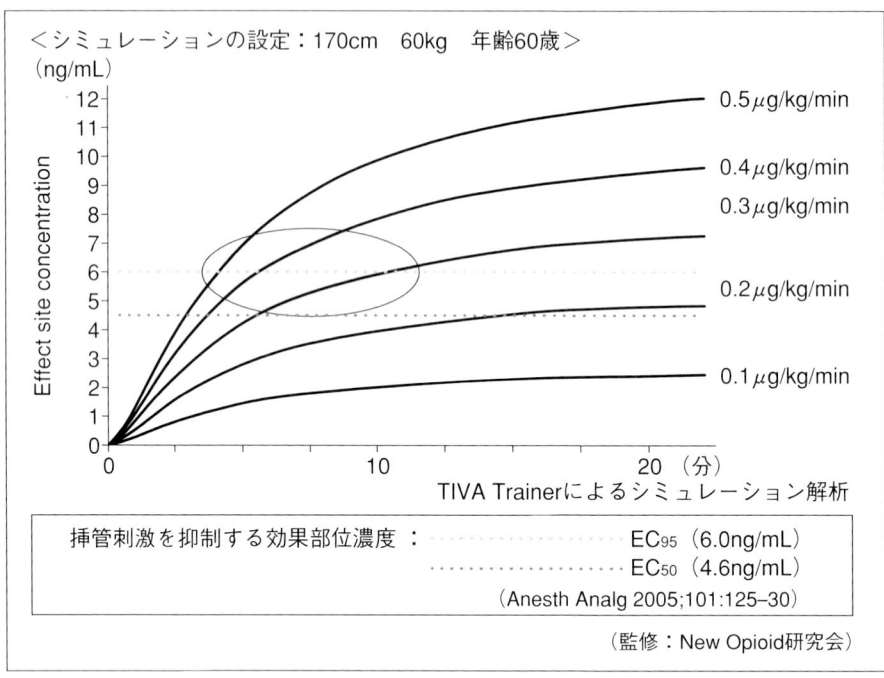

図1　レミフェンタニル効果部位濃度推移

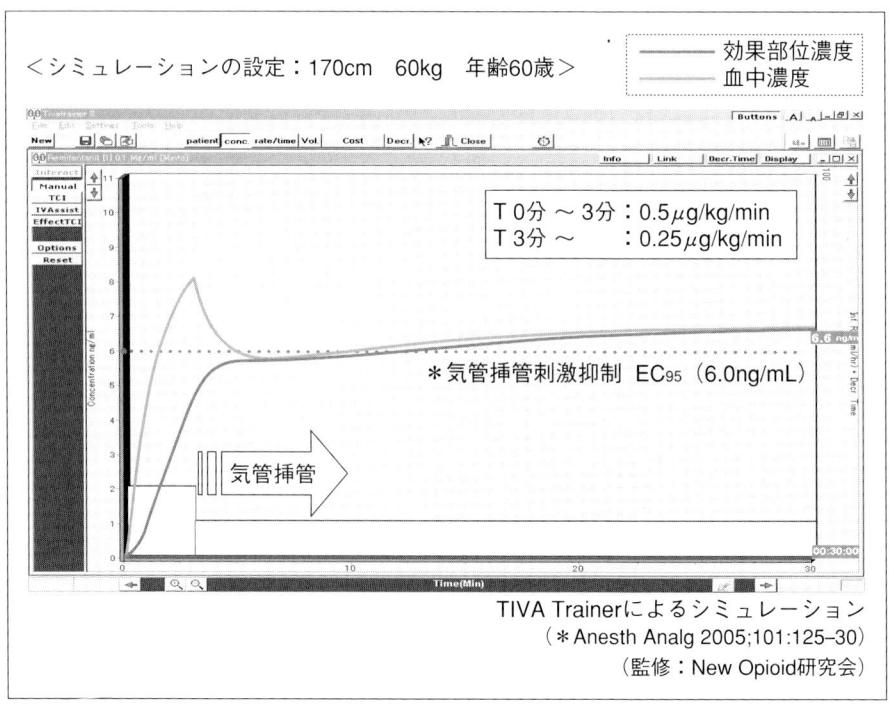

図2　レミフェンタニル効果部位濃度推移

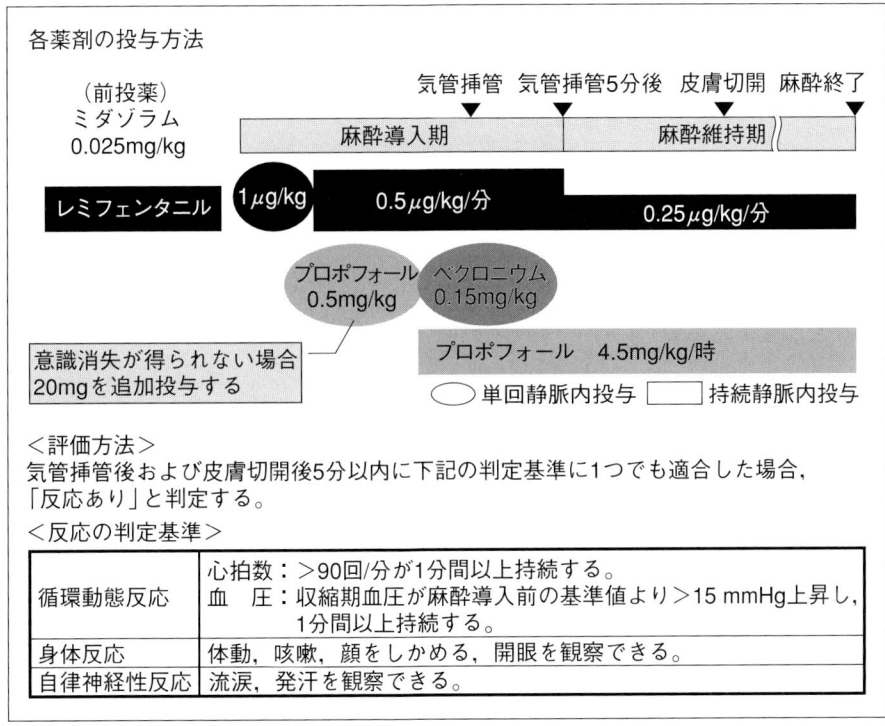

[槇田浩史, 真下 節. 超短時間作用性オピオイド鎮痛薬；GG084（塩酸レミフェンタニル）と静脈麻酔薬プロポフォールの併用による国内Ⅲ相臨床試験─並行群・二重盲検・用量比較試験─. 麻酔と蘇生 2005；41：117-26 より引用]

図3　第Ⅲ相臨床試験（JPN-03試験）

られており，フェンタニルとの併用で麻酔導入を行うときより全身麻酔薬（プロポフォールなど）を減量して就眠を図ることが徐脈・血圧低下のリスク軽減に有効との報告[1]がある。また，全身麻酔薬の投与タイミングとして，レミフェンタニルの効果部位濃度がある程度立ち上がってから（レミフェンタニル投与開始2〜3分後）全身麻酔薬を投与すると，全身麻酔薬の過量投与リスクが軽減することも示唆されている。

## ＜筋硬直の対策＞

筋硬直の発現機序は不明であるが，単回投与によるレミフェンタニルの急速な血中濃度の上昇やレミフェンタニル持続投与開始後に筋弛緩薬の投与が遅れると発現リスクが上昇するといわれている[2]。予防法としては，レミフェンタニル持続投与により開始（単回投与を行わない）すること，就眠確認後には，速やかに筋弛緩薬を投与することが推奨される。また，レミフェンタニル持続投与開始時に，筋弛緩薬の少量のプライミング投与（ベクロニウム 0.02 mg/kg）が有効との報告[3,4]もある。

## ＜シバリングの対策＞

シバリングの発現機序は，主に体温調節性（体温低下性，術後発熱性など），非体温調節性に大別される。レミフェンタニル麻酔で見られるシバリングの発現機序は不明である。

そのため，体温管理（保温）を基本として，発現リスク軽減の可能性のある複数の薬剤などによる予防が重要と考えられる。体温管理は，核心温を36℃以上に維持することが基本になるが，末梢温が下がっている場合もあり，核心温，末梢温の両方の確認が重要となる[5]。保温効果に関しては温風式患者加温装置が有用で，積極的な使用が推奨される。麻薬性鎮痛薬（フェンタニル，モルヒネ）の投与は，体温中枢の抑制およびセットポイントの低下作用があり術後鎮痛およびシバリング予防の両面で有用と考えられる。なお，レミフェンタニルにより術中の体温中枢が十分抑制されているため，術後においてもフェンタニルなどにより，ある程度体温中枢の抑制を維持し，覚醒時の較差を少なくすることが，シバリングの発現リスク軽減に有用と考えられる。また，NSAIDs（フルルビプロフェンアキセチルなど）の投与も，セットポイントの低下作用および手術操作による炎症性物質の遊離抑制に有用と考えられる。

### ＜術後鎮痛対策＞

レミフェンタニルは，投与中止により速やかに鎮痛作用が消失するため，投与中止前に他の術後鎮痛法を開始し，レミフェンタニルの効果が消失した時点で術後鎮痛が確立されていることが術後疼痛対策の基本となる。術後鎮痛は，手術室から病棟までの術直後鎮痛と，病棟での疼痛管理を含めた場合に大別されるが，フェンタニル，モルヒネなどの単回・反復投与やPCA（patient-controlled analgesia：患者自己管理鎮痛法）が検討されている。術直後鎮痛としては，手術終了30〜60分前からフェンタニル200〜300μgを分割投与されるケースが増えている。なお，麻薬性鎮痛薬に関しては，遅発性の呼吸抑制リスクの面から，呼吸数の観察や，高齢者では用量調節が必要となる。また，硬膜外鎮痛を術後鎮痛目的のみで使用することも検討されており，その場合，0.2％ロピバカインなどを手術終了30〜60分前より持続投与で開始する方法がある[6]。なお，鎮痛目的と併せて，手術による炎症反応の抑制の面からも，静脈内投与が可能なNSAIDsであるフルルビプロフェンアキセチルの併用が増加しており，他には局所麻酔薬による創部浸潤麻酔[7]や末梢神経ブロックにも注目が集まっている。

### ＜その他の注意点＞

レミフェンタニルを使用した麻酔管理では十分な鎮痛による筋緊張の低下により，以前より筋弛緩薬の必要量が減少するといわれる。しかし，レミフェンタニルには筋弛緩作用はなく，術中にバッキングが起こらないことを保証するものではないため適切な筋弛緩薬の使用が推奨される（脳外科や眼科でのマイクロ手術などは，特に注意が必要）。

ラリンジアルマスクを使用した麻酔管理では，人工呼吸中であっても手術中の"声門閉塞"の発現に注意が必要である。ラリンジアルマスク使用時に人工呼吸器の異音発生などの換気異常が発現した場合は，声門閉塞の可能性も考慮する。少量の筋弛緩薬の投与が有用とする報告がある。

その他にも，レミフェンタニルの溶解忘れや，輸液の補充忘れ，シリンジポンプのトラブルなどにも注意が必要である。

以上，レミフェンタニルを上手に活用するためのポイントについて記載したが，新しい発見や，すでに行っていることなどの確認に役立てば幸いである。

　なお，これらのポイントを念頭に以後の症例報告を見ていただくと，納得できる点がいくつかあるように感じてもらえると思う。

**参考文献**

1) 内藤嘉之，浅石眞実，井出雅洋ほか．レミフェンタニル 兵庫エキスパートミーティング．臨床麻酔 2008；32：1525-32．
2) Richardson SP, Egan TD. The safety of remifentanil by bolus injection. Expert Opin Drug Saf 2005；4：643-51．
3) 仲田純也，細田蓮子．レミフェンタニル投与時の筋硬直とベクロニウム投与による予防．日臨麻会誌 2007；27 Suppl：S298．
4) 波戸章郎，池垣淳一，加藤洋海．ロクロニウム少量投与はレミフェンタニル導入時の筋硬直を軽減するか．J Anesth 2008；22 Suppl：Q05-06．
5) 赤田　隆．周術期体温管理における皮膚表面温度較差測定の有用性―レミフェンタニル麻酔管理における術後発熱反応早期検出の重要性に注目して―．臨床麻酔 2008；32：1757-73．
6) 坂口泰子，小笹　浩，齋藤洋司．硬膜外麻酔による術後鎮痛．日臨麻会誌 2008；28：741-9．
7) Motamed C, Merle J, Combes X, et al. Postthyroidectomy pain control using ropivacaine wound infiltration after intraoperative remifentanil：A prospective double blind randomized controlled study. Acute Pain 2007；9：119-23．

〈森田　潔〉

# 1 体表面手術（乳腺腫瘍，鼠径ヘルニアなど）における麻酔管理

中尾　正和（広島総合病院 麻酔科）

## ＜麻酔管理のポイント＞

　乳腺腫瘍手術の麻酔管理では以前は硬膜外麻酔を併用した症例が多かったが，開腹術などに比較して侵襲が小さく，術後痛も少ないため全身麻酔単独での麻酔管理が増えている。健側での静脈路確保とカフ血圧測定が必要であり，安定した麻酔管理には血圧測定時の逆流を防ぐために一方弁の使用が望ましい。一般に，薬剤を単独ラインで投与するほうが調節しやすく理想的であるが，患者への負担を考慮したらルーチンには行いにくい。せめて静脈留置針から薬剤注入点の三方活栓までの死腔が少ない延長チューブを選ぶことで，上流の点滴速度による影響を小さくしたい。

## ＜麻酔導入のポイント＞

　全身状態の良好な患者では速やかな麻酔導入が期待される。
　体表面手術での気道確保としては気管挿管ばかりではなく，ラリンジアルマスク（LMA）もよく選択される。LMAでの気道確保では気管挿管のような強い喉頭展開刺激がないため，レミフェンタニルの持続投与開始速度は低めでよいことも多い。筆者の経験ではLMAでの導入に慣れた麻酔科医であれば，レミフェンタニルを0.15 μg/kg/minで開始しても導入時に安定していることが多い。
　一方，循環変動が問題となりやすい高齢者・ハイリスク患者での麻酔導入では，健康成人と比べて半量ですむとされる。レミフェンタニルは投与開始速度を半減し，投与開始後2〜3分でさらに投与速度を下げ，漫然とした高用量持続投与による過剰投与を避けている。また併用される薬剤も減量が勧められている。プロポフォールのマニュアル投与では単純な減量を，TCIでは入眠した時点の効果部位濃度を参考に目標濃度を下げる"疑似効果部位TCI"で，不要な循環変動を避けて速やかに麻酔を導入することができる。

## ＜術中管理の特徴＞

　体表面手術では，レミフェンタニルの投与速度の単純な上下でコントロールできることが多い。
　強い疼痛に対しレミフェンタニルの濃度を急速に上げたいとき，LMAで管理しているときには，レミフェンタニルのボーラス投与は声門閉鎖の危険があり行わないほうがよい。代わりに0.5〜1.0 μg/kg/minの30〜60秒間が勧められる。

また，一定速度で投与しているつもりでも，点滴ボトルが空になると，点滴路の死腔にレミフェンタニルが停滞し，点滴ボトルを更新して輸液が再開されると，死腔内のレミフェンタニルがまとまって注入され，患者への実際の投与が急速となることもある。点滴がコンスタントに入ることは基本である。

　体表面手術では，筋弛緩薬は気管挿管時を除けば不要なことが多いが，鼠径ヘルニアでのメッシュ挿入手術では腹筋の腹腔内側の剝離操作が必要であり，筋弛緩が得られたほうがやりやすい。その際は，筋弛緩薬を適切なレベルで併用している。

　術中からBISを利用できるときには，プロポフォールTCIでの調整の目安に利用している。

　レミフェンタニルは手術刺激に合わせてタイトレーションする。鎮静薬でのBISに相当するような維持調節の標準的な目安がないため，漫然と最大刺激時の調節した投与速度を維持せずに，手術終了までに徐々に下げる努力をするようにしている。そうすることで，術後鎮痛の必要量も推定できる。

　麻酔管理の目的は循環動態の安定のみではない。レミフェンタニルを利用した乳腺手術では，維持期には循環動態は安定しやすいが，腫瘍摘出後の止血確認時は意図的に昇圧を配慮することもある。

## ＜術後疼痛管理＞

　乳房温存，鼠径ヘルニアなどの比較的侵襲の小さめな手術では，長時間作用性の局所麻酔薬の局所投与（創部浸潤麻酔など），NSAIDsの静注・坐剤により術後疼痛管理はほぼ良好である。手術終了が近づいたら，徐々にレミフェンタニルの投与速度を漸減すると，術中の手術刺激の程度を把握しやすい。もちろん鼠径ヘルニアでも通常よりも癒着剝離が多めであったり，乳房切断術などの中程度侵襲手術ではフェンタニルを術中から比較的多めに併用したり，フェンタニルでのIV-PCAも考慮し，術後疼痛管理へのスムーズな移行を心がける。術後シバリング防止には，レミフェンタニルの漸減以外にMg含有輸液の選択や温風加温装置などの利用により体温低下を防ぐことがポイントであるが，体表面手術では過度の加温によるうつ熱にも注意したい。

# 1 体表面手術（乳腺腫瘍，鼠径ヘルニアなど）における麻酔管理

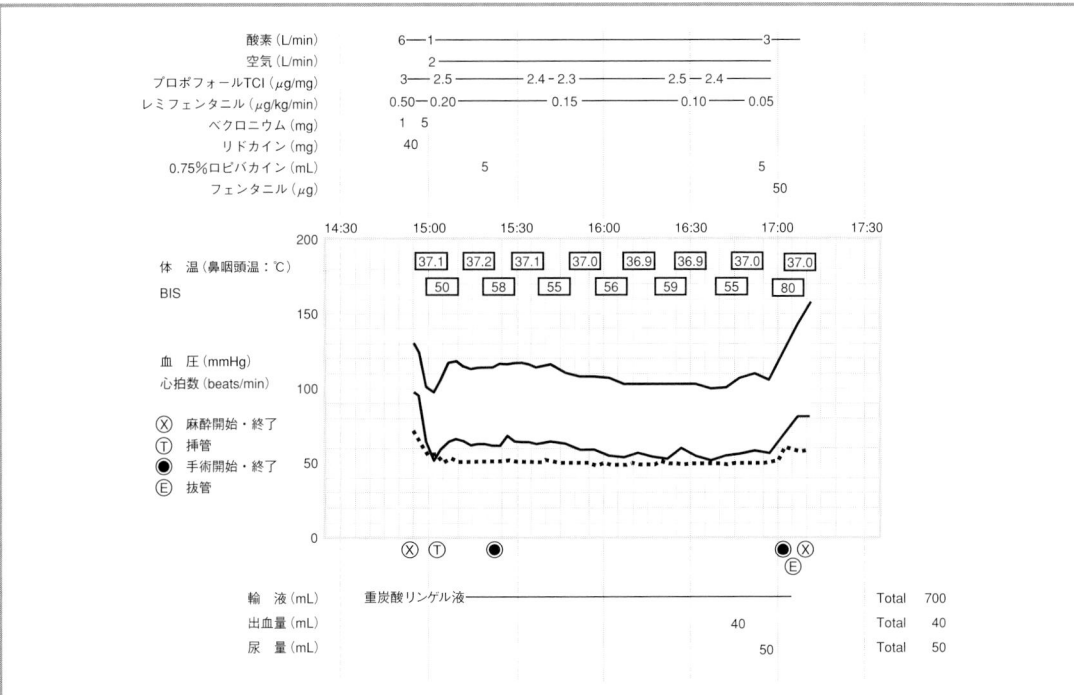

患者背景：女性，48歳，155cm，53kg，ASA PS-2　合併症：なし　診断名：左乳癌
手術名：乳房温存切除術　前投薬：なし　手術／麻酔時間：1時間39分／2時間17分
麻酔方法：空気・酸素＋プロポフォールTCI＋レミフェンタニル
術後鎮痛法：フェンタニル，ロピバカイン

**麻酔経過サマリー**
＜麻酔導入時＞
・ベクロニウム（1 mg）を投与⇒引き続き，レミフェンタニル（0.5 μg/kg/min），プロポフォールTCI（3 μg/mL）の投与開始（プロポフォールの血管痛予防にリドカインを併用）
・就眠後，ベクロニウム（5 mg）を追加投与⇒気管挿管（レミフェンタニル投与開始4分後）
・挿管終了後，レミフェンタニル（0.2 μg/kg/min），プロポフォールTCI（2.5 μg/mL）に変更
＜麻酔維持期〜手術終了＞
・術中，レミフェンタニル（0.1〜0.2 μg/kg/min），プロポフォールTCI（2.3〜2.5 μg/mL）で維持
・手術終了時，レミフェンタニル（0.05 μg/kg/min），プロポフォール（2.4 μg/mL）の投与終了
・手術終了2分後に抜管
＜術後鎮痛対策＞
・閉創時，ロピバカイン（0.75％5 mL）による局所浸潤麻酔を実施
・手術終了時，フェンタニル（50 μg）を投与

**コメント**
　大きな問題がない患者であり，速やかな麻酔導入を意図した。麻酔導入時の血圧低下，徐脈は軽度であった。ラリンジアルマスクでの気道確保後，プロポフォールとレミフェンタニルを減量し，循環状態が安定していたためそのまま保持した。ロピバカインによる局所浸潤麻酔後に執刀し，循環動態の変動がないことを確認しながら，レミフェンタニル0.15 μg/kg/minに減量した。腫瘍摘出後に，さらにレミフェンタニル0.1 μg/kg/minに減量し，皮膚縫合ではロピバカインによる局所浸潤麻酔を追加後，フェンタニル（50 μg）を静注し，レミフェンタニルを0.05 μg/kg/minに減量した。手術終了とともに，レミフェンタニルの投与を終了した。十分な覚醒と疼痛がないことを確認して退室させた。術後疼痛で手術終了3時間後に病棟にてジクロフェナク坐剤（25 mg）を1回使用。

（中尾正和）

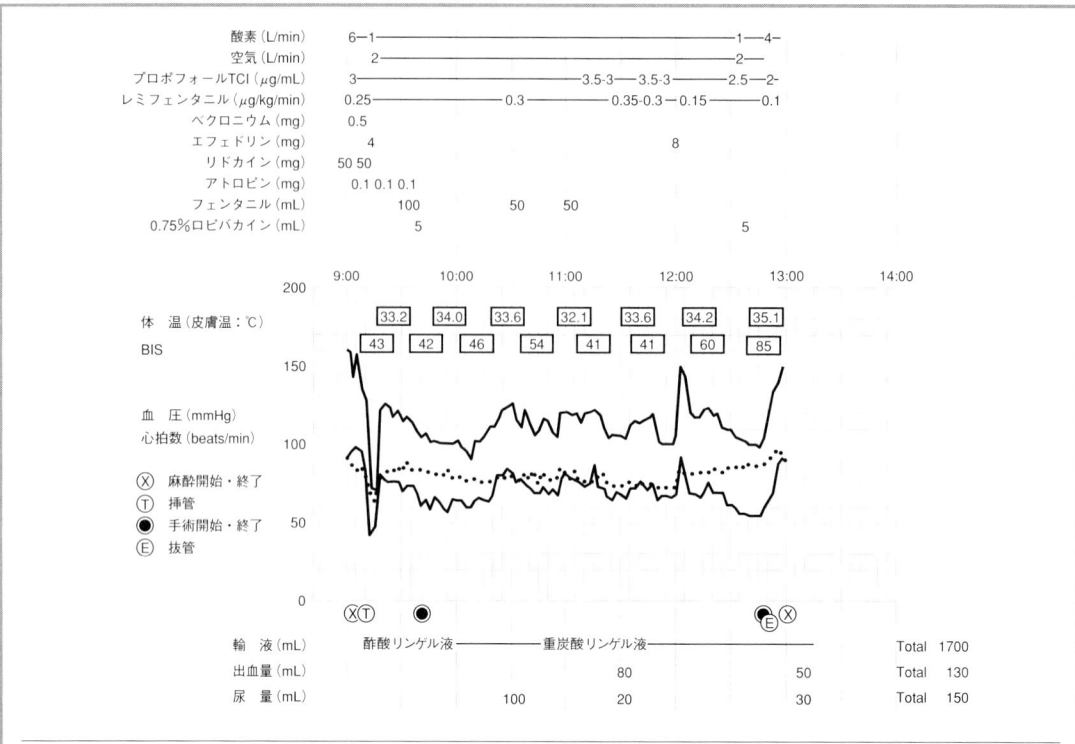

患者背景：女性，52歳，152 cm，56 kg，ASA PS-2　合併症：なし　診断名：右乳癌
手術名：乳腺悪性腫瘍手術（乳房全摘術）　前投薬：なし　手術／麻酔時間：3時間7分／4時間1分
麻酔方法：空気・酸素＋プロポフォールTCI＋レミフェンタニル　術後鎮痛法：フェンタニル

**麻酔経過サマリー**

<麻酔導入時>
・ベクロニウム(0.5 mg)を投与⇒引き続き，レミフェンタニル(0.25 μg/kg/min)，プロポフォールTCI (3 μg/mL)の投与開始(プロポフォールの血管痛予防と気道確保時刺激軽減にリドカインを併用)
・ラリンジアルマスクにより気管挿管(レミフェンタニル投与開始6分後)
・挿管終了後，レミフェンタニル(0.25 μg/kg/min)，プロポフォールTCI(3 μg/mL)を維持

<麻酔維持期～手術終了>
・皮膚切開10分前に，フェンタニル(100 μg)を投与
・術中，レミフェンタニル(0.15～0.35 μg/kg/min)，プロポフォール(2.5～3.5 μg/mL)で維持
・手術終了時，レミフェンタニル(0.1 μg/kg/min)，プロポフォール(2 μg/mL)の投与終了
・手術終了2分後に抜管

<術後鎮痛対策>
・術中，フェンタニル(200 μg)を投与していたため，他剤は投与せず．

**コメント**

　ラリンジアルマスクでの気道確保には，ベクロニウム0.5 mgの前投与以外には筋弛緩を併用しなかった．レミフェンタニルとプロポフォールTCIで麻酔導入を開始し，麻酔導入後の血圧低下にはエフェドリンを併用した．麻酔導入後，BIS値は40前後で維持されており，プロポフォールTCIの目標濃度を2.5 μg/mL程度までに下げてみたほうがよかったと思われる．術中からフェンタニルを併用し，術後疼痛軽減にも寄与できるように意図した(フェンタニル総量200 μg)．12時の腫瘍摘出後にレミフェンタニル0.15 μg/kg/minに減量したが，12時20分過ぎからは脳波波形に筋電図が認められ，見かけ上のBIS値が上昇している．フェンタニルを追加するか，レミフェンタニルをもう少し増速してもよかったと考えられる．本症例では，術後は軽い圧迫感のみで術後疼痛はコントロールされていた．

(中尾正和)

1 体表面手術（乳腺腫瘍，鼠径ヘルニアなど）における麻酔管理

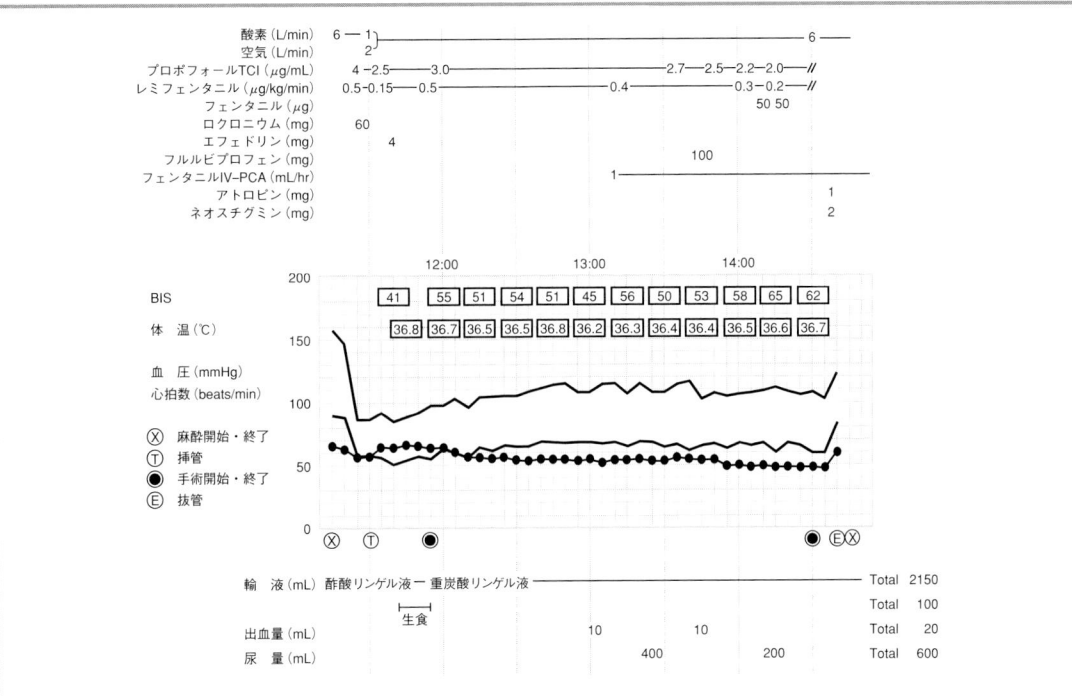

患者背景：女性，59歳，164 cm，72 kg，ASA PS-2　合併症：高血圧，アレルギー，頸椎症
診断名：左乳癌　手術名：左乳癌全摘＋腋窩リンパ節郭清　前投薬：なし
手術／麻酔時間：4時間10分／5時間45分
麻酔方法：空気・酸素＋プロポフォールTCI＋レミフェンタニル
術後鎮痛法：フェンタニル，IV-PCA(フェンタニル)，フルルビプロフェン

## 麻酔経過サマリー

### ＜麻酔導入時＞
- レミフェンタニル(0.5 μg/kg/min)の投与開始⇒引き続き，プロポフォールTCI(4.0 μg/mL)の投与開始
- 就眠後，ロクロニウム(60 mg)を投与⇒トラキライトを用いて気管挿管(レミフェンタニル投与開始5分後)
- 挿管終了後，レミフェンタニル(0.15 μg/kg/min)，プロポフォールTCI(2.5 μg/mL)に変更

### ＜麻酔維持期～手術終了＞
- 皮膚切開10分前，レミフェンタニル(0.5 μg/kg/min)に変更⇒その後，プロポフォールTCI(3.0 μg/mL)に変更
- 術中，レミフェンタニル(0.2～0.5 μg/kg/min)，プロポフォール(2.0～3.0 μg/mL)で維持
- 手術終了時，レミフェンタニル(0.2 μg/kg/min)，プロポフォール(2.0 μg/mL)の投与終了
- 手術終了10分後，抜管

### ＜術後鎮痛対策＞
- 手術終了80分前，IV-PCA（フェンタニル600 μg＋生食18 mL，1 mL/h，PCA：1 mL/1回，ロックアウトタイム：10分間）の投与開始
- 手術終了40分前，フルルビプロフェン(100 mg)を投与
- 手術終了20分前より，フェンタニル(100 μg)を分割投与

## コメント

乳癌に対して乳房全摘術および腋窩リンパ節郭清を行ったため，手術侵襲が大きく術後疼痛が強いと予想された。術中はレミフェンタニル(0.2～0.5 μg/kg/min)で十分な鎮痛を図るとともに，術後痛対策としてはNSAIDsの静注に加えてフェンタニルの術中反復投与と術後持続投与(IV-PCA)を併用した。

（長田　理）

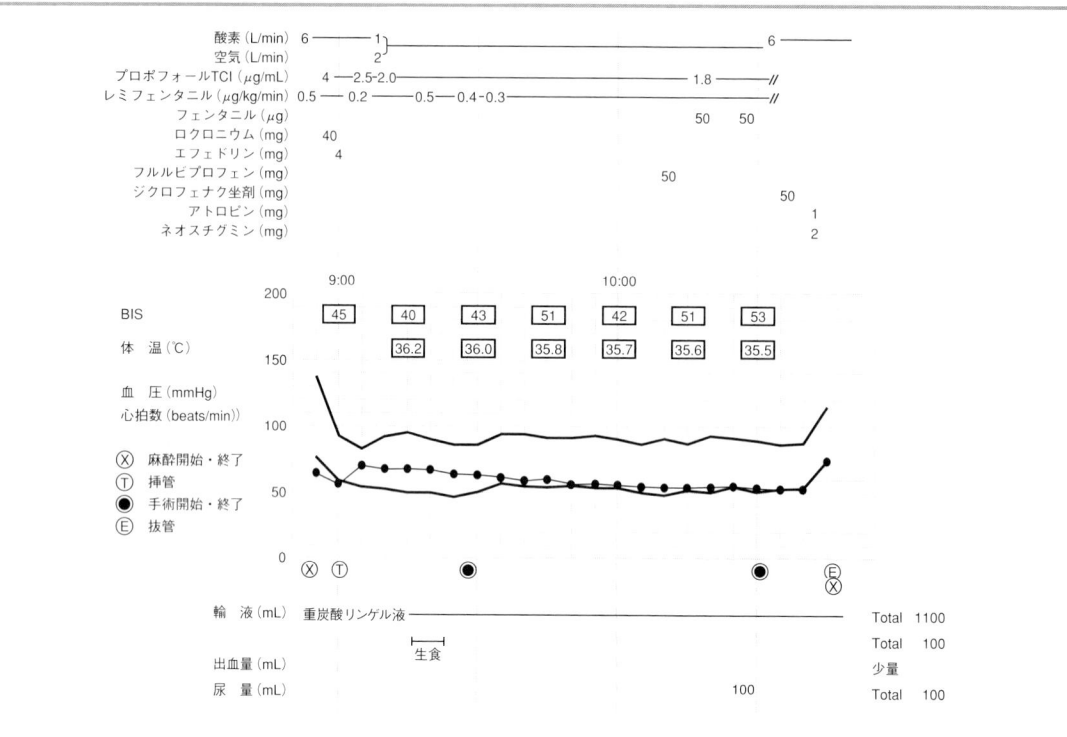

患者背景：女性，57歳，159 cm，58 kg，ASA PS-2　合併症：橋本病　診断名：右乳癌
手術名：乳房部分切除＋センチネルリンパ節生検　前投薬：なし
手術／麻酔時間：2時間10分／2時間55分
麻酔方法：空気・酸素＋プロポフォールTCI＋レミフェンタニル
術後鎮痛法：フェンタニル，フルルビプロフェン，ジクロフェナク坐剤

**麻酔経過サマリー**
＜麻酔導入時＞
・レミフェンタニル(0.5 μg/kg/min)の投与開始⇒5分後，プロポフォールTCI(4.0 μg/mL)の投与開始
・就眠後，ロクロニウム(40 mg)を投与⇒気管挿管(レミフェンタニル投与開始5分後)
・挿管終了後，レミフェンタニル(0.2 μg/kg/min)，プロポフォールTCI(2.5 μg/mL)に変更
・その後，プロポフォールTCI(2.0 μg/mL)に変更
＜麻酔維持期～手術終了＞
・皮膚切開10分前，レミフェンタニル(0.5 μg/kg/min)に変更
・術中，レミフェンタニル(0.3～0.4 μg/kg/min)，プロポフォール(1.8～2.0 μg/mL)で維持
・手術終了時，レミフェンタニル(0.3 μg/kg/min)，プロポフォール(1.8 μg/mL)の投与終了
・手術終了15分後，抜管
＜術後鎮痛対策＞
・手術終了20分前，フルルビプロフェン(50 mg)を投与
・手術終了15分前より，フェンタニル(100 μg)を分割投与
・手術終了後，ジクロフェナク坐剤(50 mg)を投与

**コメント**
　乳癌に対して乳房部分切除およびセンチネルリンパ節生検を行ったため，手術侵襲が比較的小さく術後疼痛は強くないものと予想された。
　術中はレミフェンタニル(0.3～0.4 μg/kg/min)で十分な鎮痛が得られるとともに，術後疼痛対策はフェンタニル少量分割投与とNSAIDsのみで十分であった。

(長田　理)

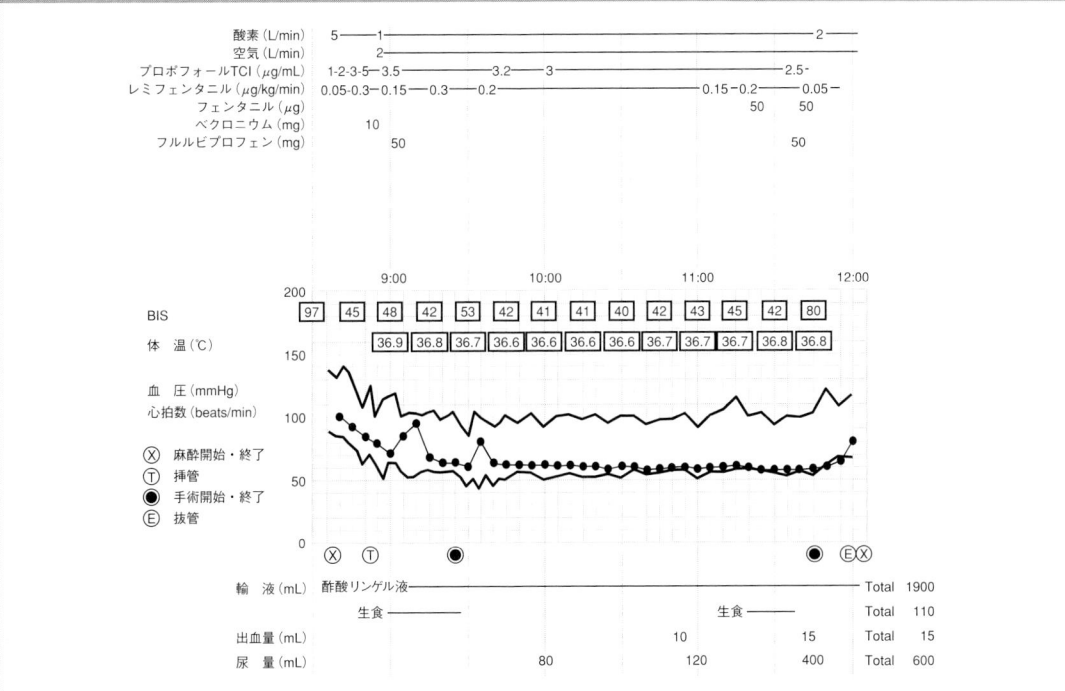

患者背景：男性，42歳，176cm，76kg，ASA PS-2　合併症：なし
診断名：右結節性甲状腺腫　手術名：甲状腺部分切除術，甲状腺摘出術　前投薬：なし
手術／麻酔時間：2時間20分／3時間25分
麻酔方法：空気・酸素＋プロポフォールTCI＋レミフェンタニル
術後鎮痛法：フェンタニル，フルルビプロフェン

## 麻酔経過サマリー

### ＜麻酔導入時＞
- レミフェンタニル(0.05 μg/kg/min)の投与開始⇒引き続き，プロポフォールTCI(1⇒2⇒3⇒5 μg/mL)の投与開始
- 就眠後，レミフェンタニル(0.3 μg/kg/min)に変更⇒ベクロニウム(10 mg)を投与⇒気管挿管(レミフェンタニル投与開始10分後)
- 挿管終了後，レミフェンタニル(0.15 μg/kg/min)，プロポフォールTCI(3.5 μg/mL)に変更

### ＜麻酔維持期〜手術終了＞
- 皮膚切開10分前，レミフェンタニル(0.3 μg/kg/min)に変更
- 術中は，レミフェンタニル(0.15〜0.2 μg/kg/min)，プロポフォール(3.0〜3.2 μg/mL)で維持
- 手術終了時，プロポフォール(2.5 μg/mL)の投与終了
- 手術終了10分後，レミフェンタニル(0.05 μg/kg/min)の投与終了
- 手術終了15分後に抜管

### ＜術後鎮痛対策＞
- 手術終了20分前から，フェンタニル(100 μg)を分割投与
- 手術終了5分前，フルルビプロフェン(50 mg)を投与

## コメント

　プロポフォールをtitrationしながら麻酔導入を行った症例だが，結局，プロポフォールTCIで5.0 μg/mLの投与設定が必要であった。プロポフォールTCIのみで就眠を得ようとすると，高濃度の投与設定が必要となる。この症例では，レミフェンタニル0.05 μg/kg/minと低用量から投与を開始しているため，血圧低下は抑えられているが，挿管刺激によってやや血圧上昇を来している。

〈稲垣喜三，持田晋輔〉

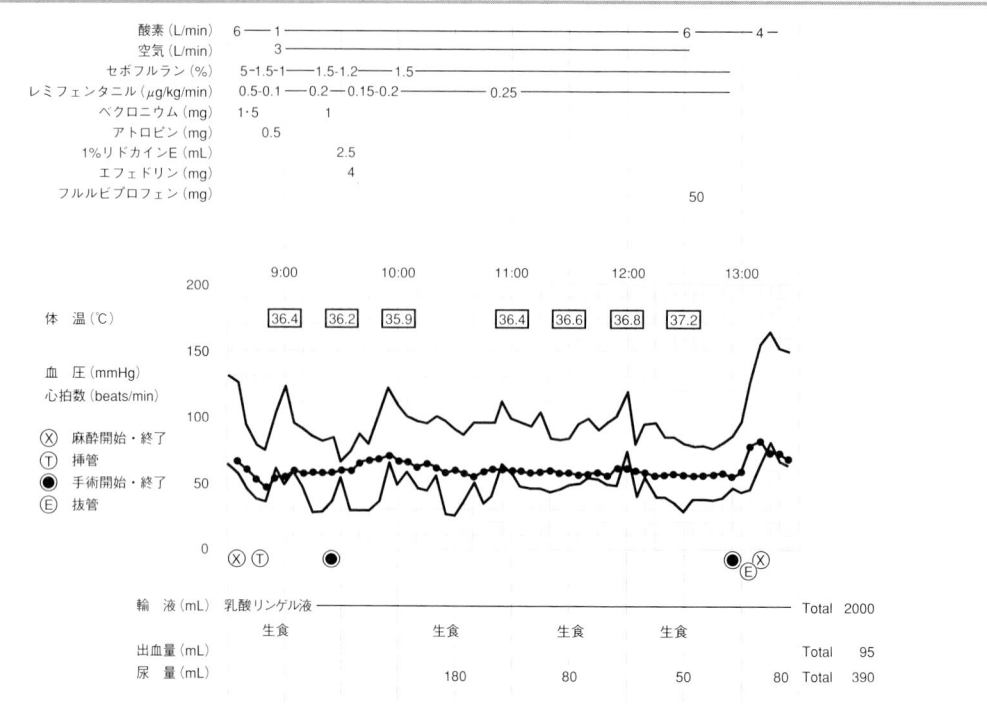

患者背景：女性，60歳，147 cm，48 kg，ASA PS-1　合併症：なし　診断名：甲状腺乳頭癌
手術名：甲状腺悪性腫瘍手術　前投薬：ミダゾラム(1.5 mg)
手術／麻酔時間：3時間30分／4時間35分
麻酔方法：空気・酸素＋セボフルラン＋レミフェンタニル
術後鎮痛法：フルルビプロフェン

## 麻酔経過サマリー

＜麻酔導入時＞
・セボフルラン(5.0％)の吸入開始⇒ベクロニウム(1 mg)を投与⇒引き続き，レミフェンタニル(0.5 μg/kg/min)の投与開始
・就眠後，セボフルラン(1.5％)に変更⇒ベクロニウム(5 mg)を投与⇒気管挿管(レミフェンタニル投与開始15分後)
・挿管終了後，レミフェンタニル(0.1 μg/kg/min)，セボフルラン(1.0％)に変更

＜麻酔維持期〜手術終了＞
・皮膚切開10分前に，レミフェンタニル(0.2 μg/kg/min)，セボフルラン(1.5％)に変更
・術中は，レミフェンタニル(0.15〜0.25 μg/kg/min)，セボフルラン(1.2〜1.5％)で維持
・手術終了時，レミフェンタニル(0.25 μg/kg/min)，セボフルラン(1.5％)の投与終了
・手術終了10分後，抜管

＜術後鎮痛対策＞
・手術終了20分前，フルルビプロフェン(50 mg)を投与

## コメント

　甲状腺乳頭癌に対する甲状腺悪性腫瘍手術症例にレミフェンタニル・セボフルラン麻酔で術中管理を行った．頸部手術は，比較的鎮痛薬を必要としない手術であるが，時に甲状腺操作に伴い気管刺激を誘発し，術中体動を引き起こす可能性がある．しかしながら，本症例ではレミフェンタニル0.15〜0.25 μg/kg/minで投与することにより，呼気セボフルラン濃度1.2〜1.5％で安定した麻酔管理ができている．これは，レミフェンタニル中等量による十分な抗侵害刺激効果によると思われる．術後疼痛およびシバリングはなかった．

(垣花　学)

1 体表面手術（乳腺腫瘍，鼠径ヘルニアなど）における麻酔管理

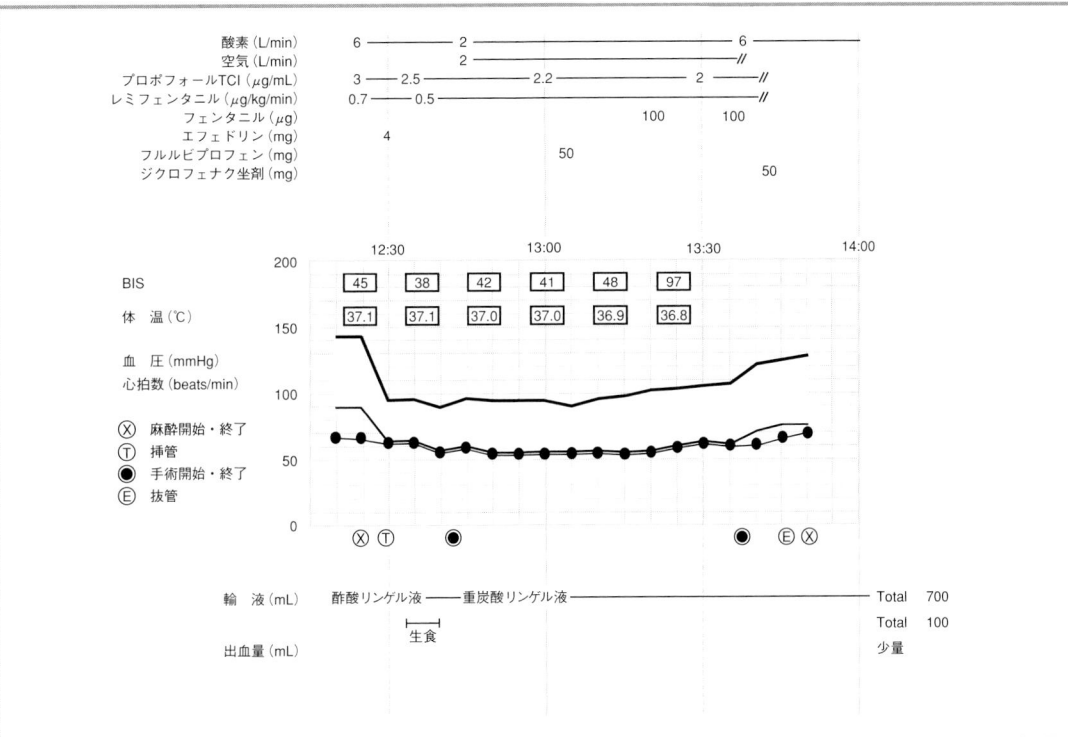

患者背景：男性，50歳，168cm，79kg，ASA PS-1　合併症：なし　診断名：右下肢静脈瘤
手術名：ストリッピング　前投薬：なし　手術／麻酔時間：55分／1時間55分
麻酔方法：空気・酸素＋プロポフォールTCI＋レミフェンタニル
術後鎮痛法：フェンタニル，フルルビプロフェン，ジクロフェナク坐剤

### 麻酔経過サマリー

＜麻酔導入時＞
・レミフェンタニル(0.7μg/kg/min)の投与開始⇒引き続き，プロポフォールTCI(3.0μg/mL)の投与開始
・就眠後，ラリンジアルマスクを挿入(レミフェンタニル投与開始5分後)
・挿管終了後，プロポフォールTCI(2.5μg/mL)に変更⇒その後，レミフェンタニル(0.5μg/kg/min)に変更

＜麻酔維持期～手術終了＞
・術中，レミフェンタニル(0.5μg/kg/min)，プロポフォール(2.2～2.5μg/mL)で維持
・手術終了時，レミフェンタニル(0.5μg/kg/min)，プロポフォール(2.0μg/mL)の投与終了
・手術終了10分後，抜管

＜術後鎮痛対策＞
・手術終了35分前，フルルビプロフェン(50mg)を投与
・手術終了25分前より，フェンタニル(200μg)を分割投与
・手術終了後，ジクロフェナク坐剤(50mg)を投与

### コメント

　四肢の体表手術は，抗凝固療法の普及，易感染性などの問題から，最近は全身麻酔で管理されることも多い．
　本症例は，筋弛緩薬を用いずLMAによる気道確保のもとで，レミフェンタニルとプロポフォールを用いた全静脈麻酔で管理された．
　十分な鎮痛状態のもと，循環動態・呼吸状態ともに安定して経過した．
　術後疼痛対策としては，NSAIDsとフェンタニル分割投与で十分な鎮痛が得られた．　　（長田　理）

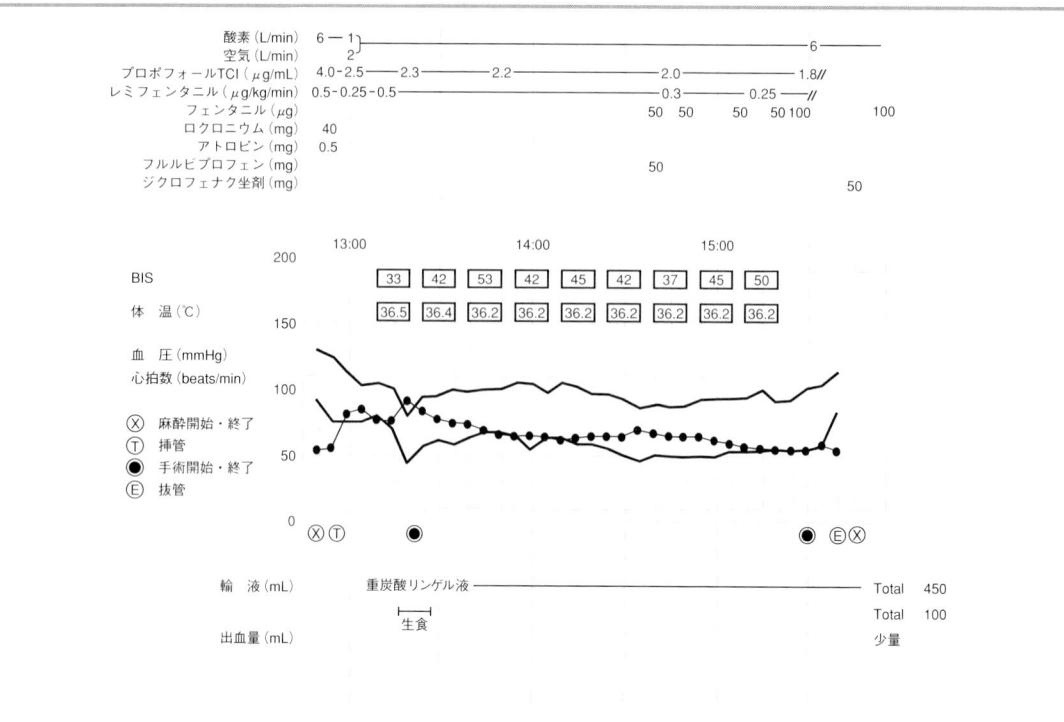

患者背景：男性，37歳，179cm，65kg，ASA PS-1　合併症：なし　診断名：左頬骨骨折
手術名：内固定プレート抜去術　前投薬：なし　手術／麻酔時間：2時間10分／2時間55分
麻酔方法：空気・酸素＋プロポフォールTCI＋レミフェンタニル
術後鎮痛法：フェンタニル，フルルビプロフェン，ジクロフェナク坐剤

**麻酔経過サマリー**

＜麻酔導入時＞
・レミフェンタニル(0.5 μg/kg/min)の投与開始⇒引き続き，プロポフォールTCI(4.0 μg/mL)の投与開始⇒アトロピン(0.5mg)を投与
・就眠後，プロポフォールTCI(2.5 μg/mL)に変更⇒ロクロニウム(40mg)を投与⇒気管挿管(レミフェンタニル投与開始5分後)
・挿管終了後，レミフェンタニル(0.25 μg/kg/min)に変更

＜麻酔維持期～手術終了＞
・皮膚切開10分前，レミフェンタニル(0.5 μg/kg/min)，プロポフォールTCI(2.3 μg/mL)に変更
・術中，レミフェンタニル(0.25～0.5 μg/kg/min)，プロポフォール(2.0～2.3 μg/mL)で維持
・手術終了時，レミフェンタニル(0.25 μg/kg/min)，プロポフォール(1.8 μg/mL)の投与終了
・手術終了10分後，抜管

＜術後鎮痛対策＞
・手術終了50分前，フルルビプロフェン(50mg)を投与
・手術終了50分前より，フェンタニル(300μg)を分割投与
・手術終了後，フェンタニル(100μg)，ジクロフェナク坐剤(50mg)を投与

**コメント**

　顎顔面の手術は体幹・四肢の手術と異なり硬膜外鎮痛法を併用できないため，全身麻酔により十分な鎮痛を確保する必要がある．レミフェンタニルを利用することで，術中に十分な鎮痛を確保することができるようになり，従来に比べて安定した循環動態を確保することが容易となった．
　一方で，術後疼痛対策にはフェンタニルを反復投与して，作用持続時間の長い排泄相を利用するのが効果的である．また，NSAIDsの併用も有効である．

（長田　理）

# 1 体表面手術（乳腺腫瘍，鼠径ヘルニアなど）における麻酔管理

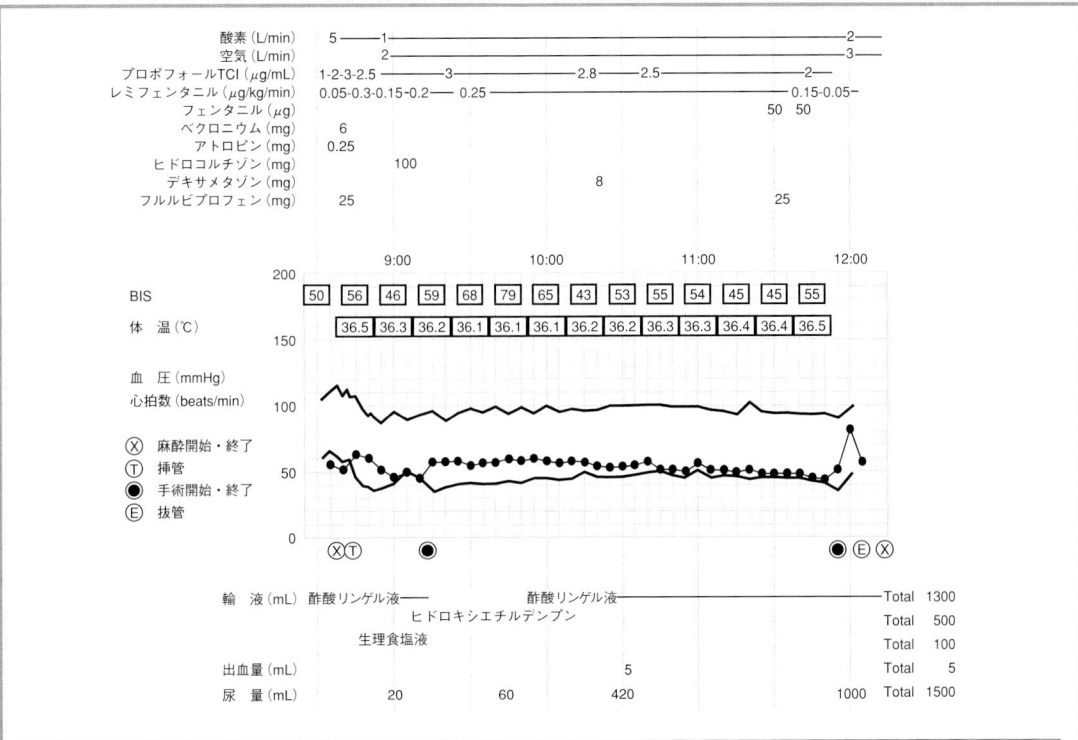

患者背景：女性，28歳，155 cm，54 kg，ASA PS-1　合併症：なし
診断名：右顔面神経麻痺　手術名：顔面神経減圧手術(乳様突起経由)　前投薬：なし
手術／麻酔時間：2時間41分／3時間35分
麻酔方法：空気・酸素＋プロポフォールTCI＋レミフェンタニル
術後鎮痛法：フルルビプロフェン，フェンタニル

## 麻酔経過サマリー

### ＜麻酔導入時＞

- レミフェンタニル(0.05 μg/kg/min)の投与開始⇒引き続き，プロポフォールTCI(1⇒2⇒3 μg/mL)の投与開始
- 就眠後，レミフェンタニル(0.3 μg/kg/min)に変更⇒ベクロニウム(6 mg)を投与⇒気管挿管(レミフェンタニル投与開始5分後)
- 挿管終了後，レミフェンタニル(0.15 μg/kg/min)，プロポフォールTCI(2.5 μg/mL)に変更

### ＜麻酔維持期～手術終了＞

- 皮膚切開5分前に，レミフェンタニル(0.2 μg/kg/min)に変更
- 術中は，レミフェンタニル(0.15～0.25 μg/kg/min)，プロポフォール(2.0～3.0 μg/mL)で維持
- 手術終了時，レミフェンタニル(0.05 μg/kg/min)，プロポフォール(2.0 μg/mL)の投与終了
- 手術終了10分後，抜管

### ＜術後鎮痛対策＞

- 手術終了30分前から，フェンタニル(100 μg)を分割投与
- 手術終了20分前，フルルビプロフェン(25 mg)を投与

## コメント

プロポフォールTCIをtitrationしながら麻酔導入した症例である。
麻酔導入時血圧低下も少なく，術中も安定した循環動態を示した。

（稲垣喜三，持田晋輔）

# 2

## 歯科口腔外科手術における麻酔管理

小板橋　俊哉（東京歯科大学市川総合病院 麻酔科）

### ＜麻酔管理のポイント＞

　歯科口腔外科手術の麻酔では，経口挿管ではなく経鼻挿管が選択されることが多いことと，開口障害などの挿管困難を来す病態も少なからず存在することから，麻酔導入時が第一の関門である。術中は硬膜外鎮痛が行えないため十分な鎮痛を図るための方策が第二の関門となる。具体的には，局所浸潤麻酔や麻薬性鎮痛薬の使用を考慮しなければならない。第三の関門は，術野がエアウェイと重なっていることによる浮腫や出血に伴う術後の気道閉塞などのエアウェイトラブルである。常に気道の状態に留意する姿勢が大切である。

### ＜麻酔方法の選択＞

　短時間の比較的侵襲が小さな手術時には局所浸潤麻酔を行うことが多い。通常の抜歯術などが良い例である。しかし，手術時間がある程度以上になると開口状態を維持することが困難になることや，骨の切削範囲が広いなど侵襲が大きくなると全身麻酔が適応になる。

### ＜麻酔の導入＞

　静脈麻酔薬，麻薬性鎮痛薬，筋弛緩薬を用いて経鼻気管挿管を行うことが多い。しかし，頬骨弓の骨折などでは開口障害が生じることが多いため，筋弛緩薬を用いないで経鼻気管支ファイバー下挿管を行う。なお，経鼻挿管前にエピネフリン添加1％リドカインで鼻粘膜の麻酔を行うと，手術時に鼻粘膜から後咽頭部へ出血が流れ込むことを予防できることから推奨される。下顎骨折などで疼痛により開口が困難である場合には，就眠し筋弛緩薬を投与すれば通常どおり開口可能であることが多い。

### ＜麻酔の維持＞

　麻酔維持の麻酔薬は麻薬性鎮痛薬と揮発性麻酔薬，プロポフォールの組み合わせが用いられる。ただし，口腔粘膜切開部に対する局所浸潤麻酔や，下顎手術時の下顎孔伝達麻酔，上顎手術時の眼窩下孔伝達麻酔などの伝達麻酔が奏効すれば，麻薬性鎮痛薬の使用量は大きく減じることが可能である。

### <術中管理の特徴>

術中管理の特徴として，①骨離断時の疼痛対策，②BISモニタリングへの影響，③周術期のエアウェイトラブル予防，④長時間手術時の体温低下対策，などが挙げられる。

#### ①骨離断時の疼痛対策

上・下顎骨を切削する際には高度の疼痛を伴う。これによって循環動態は賦活されるが，通常量の鎮痛薬ではこの反応を抑制することは容易ではない。調節性の良いレミフェンタニルを一過性に高用量投与することが推奨される。

#### ②BISモニタリングへの影響

口腔外科手術では術野が顔面近傍であることから，BISセンサー貼付部位に近い。このため，電気メスや口腔内の吸引操作などに伴うノイズの脳波原波形への混入が高度に生じる。これにより筋電活動が亢進し，BIS値を修飾することもまれではないことから値の解釈には注意が必要である。

#### ③周術期のエアウェイトラブル予防

口腔外科手術では術野が口腔内であることから，エアウェイに重なる。手術に伴う局所の浮腫や出血による気道閉塞の危険性は常に存在する。特に頸部の蜂窩織炎の切開排膿術後には，炎症が進展し頸部が腫脹することによって術後数時間から半日程度で気道閉塞を生じることが少なくないことから，術後の気管チューブ留置や気管切開も検討しなければならない。

#### ④長時間手術時の体温低下対策

術野が口腔内に限局された手術では，露出する部分が少なく体温が上昇する傾向が見られるが，口腔外科悪性疾患切除術に伴う欠損部の皮弁形成術などの長時間手術時には，皮膚の露出面積が広いため体温低下が生じやすい。また，口腔外科手術では硬膜外鎮痛が適応にならない領域であることから，ストレス関連ホルモンやサイトカインレベルの上昇に伴う末梢血管の収縮などにより，術後シバリングも生じやすい環境にあるため，注意を要する。

### <術後疼痛管理>

手術侵襲の大きさにより術後痛の程度はさまざまである。一般的に低侵襲の手術であれば局所浸潤麻酔やNSAIDsで十分なことが多い。NSAIDsとしてはフルルビプロフェン50 mgを術中・術後に静注する。術後にはさらに坐剤を用いることもある。侵襲の大きな手術後にはフェンタニルやモルヒネなどの麻薬性鎮痛薬を用いる。フェンタニルの場合，0.5～0.75 μg/kg/hの持続静注やIV-PCAを行うことが多い。当院で用いているIV-PCAによるフェンタニル投与方法は――手術終了時の予想効果器部位濃度が1.5 ng/ml前後になるように術中にフェンタニルを投与し――持続静注は行わず，1回あたりフェンタニル20 μgが静注される。ロックアウトタイムは10分に設定している。

## 2 歯科口腔外科手術における麻酔管理

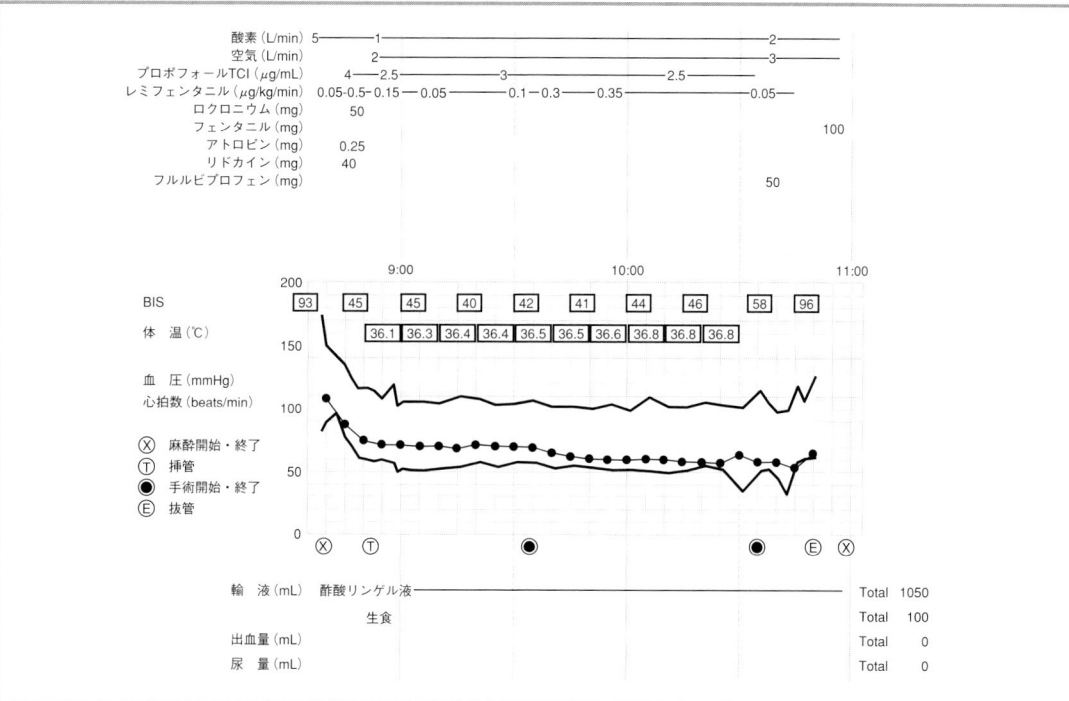

患者背景：男性，42歳，167 cm，60 kg，ASA PS-1　合併症：なし　診断名：左声帯腫瘍
手術名：声帯ポリープ切除術(直達喉頭鏡)　前投薬：なし
手術／麻酔時間：1時間20分／2時間25分
麻酔方法：空気・酸素＋プロポフォールTCI＋レミフェンタニル
術後鎮痛法：フルルビプロフェン，フェンタニル

**麻酔経過サマリー**
＜麻酔導入時＞
・レミフェンタニル(0.05 μg/kg/min⇒0.5 μg/kg/min)の投与開始⇒引き続き，プロポフォールTCI(4.0 μg/mL)の投与開始
・就眠後，プロポフォールTCI(2.5 μg/mL)に変更⇒ロクロニウム(50 mg)を投与⇒気管挿管(レミフェンタニル投与開始10分後)
・挿管終了後，レミフェンタニル(0.15⇒0.05 μg/kg/min)に変更
＜麻酔維持期～手術終了＞
・皮膚切開10分前，レミフェンタニル(0.1 μg/kg/min⇒0.3 μg/kg/min)，プロポフォールTCI(3.0 μg/mL)に変更
・術中は，レミフェンタニル(0.3～0.35 μg/kg/min)，プロポフォール(2.5～3.0 μg/mL)で維持
・手術終了時，プロポフォール(2.5 μg/mL)の投与終了
・手術終了10分後，レミフェンタニル(0.05 μg/kg/min)の投与終了
・手術終了15分後，抜管
＜術後鎮痛対策＞
・手術終了後，フルルビプロフェン(50 mg)を投与
・抜管後，フェンタニル(100 μg)を投与

**コメント**
　直達喉頭鏡を用いた喉頭微細手術では，開口器から喉頭展開時に循環変動が大きい。レミフェンタニルはまさしくこのような症例にとっては非常に有用な薬剤であって，安定した麻酔経過をとった。術後鎮痛もさほど必要な手術ではないので，NSAIDsを使用したのみにとどまっている。

(稲垣喜三，持田晋輔)

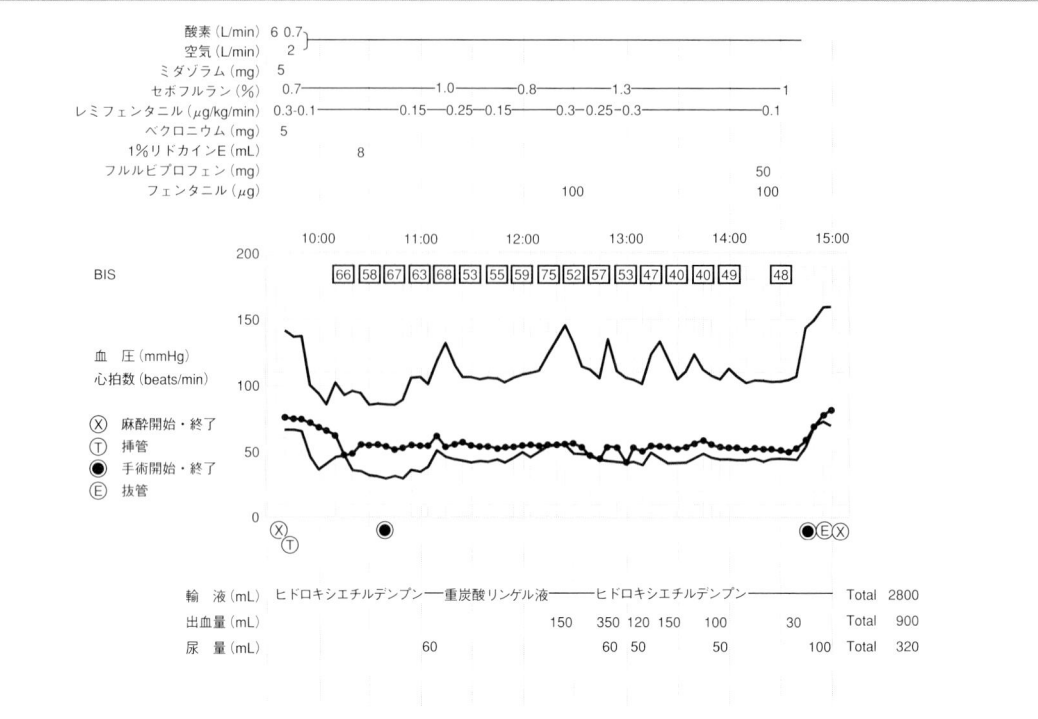

患者背景：女性，89歳，156 cm，48 kg，ASA PS-2　　合併症：狭心症の疑い　　診断名：上顎歯肉癌
手術名：腫瘍切除術　　前投薬：ラニチジン，ニフェジピン，ベラパミル，イソソルビド
手術／麻酔時間：4時間05分／5時間25分
麻酔方法：空気・酸素＋セボフルラン＋レミフェンタニル
術後鎮痛法：フルルビプロフェン，フェンタニル

**麻酔経過サマリー**

＜麻酔導入時＞
・レミフェンタニル(0.3 μg/kg/min)の投与開始⇒2分後，ミダゾラム(5 mg)を投与
・就眠後，セボフルラン(0.7％)の吸入開始⇒ベクロニウム(5 mg)を投与⇒気管挿管(レミフェンタニル投与開始5分後)
・挿管終了後，レミフェンタニル(0.1 μg/kg/min)に変更

＜麻酔維持期～手術終了＞
・術中は，レミフェンタニル(0.1～0.3 μg/kg/min)，セボフルラン(0.7～1.3％)で維持
・手術終了20分前，レミフェンタニル(0.1 μg/kg/min)の投与終了
・手術終了5分前，セボフルラン(1.0％)の投与終了
・手術終了10分後，抜管

＜術後鎮痛対策＞
・手術終了27分前，フルルビプロフェン(50 mg)を投与
・手術終了23分前，フェンタニル(100 μg)を投与

**コメント**

　本症例は高齢かつ虚血性心疾患(IHD)患者であったため，レミフェンタニル投与開始速度を0.3 μg/kg/minとした．血圧，心拍数を参考にレミフェンタニルを，BISを参考にセボフルランを調節した．高齢であったため，早めにtransitional opioidを投与し，レミフェンタニルも早めに投与終了した．手術終了後，速やかに覚醒し，呼吸抑制もなく，術後痛の訴えもほとんどなかった．また，口腔外科手術では術野が顔面であるため，脳波にノイズが混入することが多く，BIS値が誤上昇することもあるので要注意である(執刀直後の67や68，術中の75など)．

(小板橋俊哉)

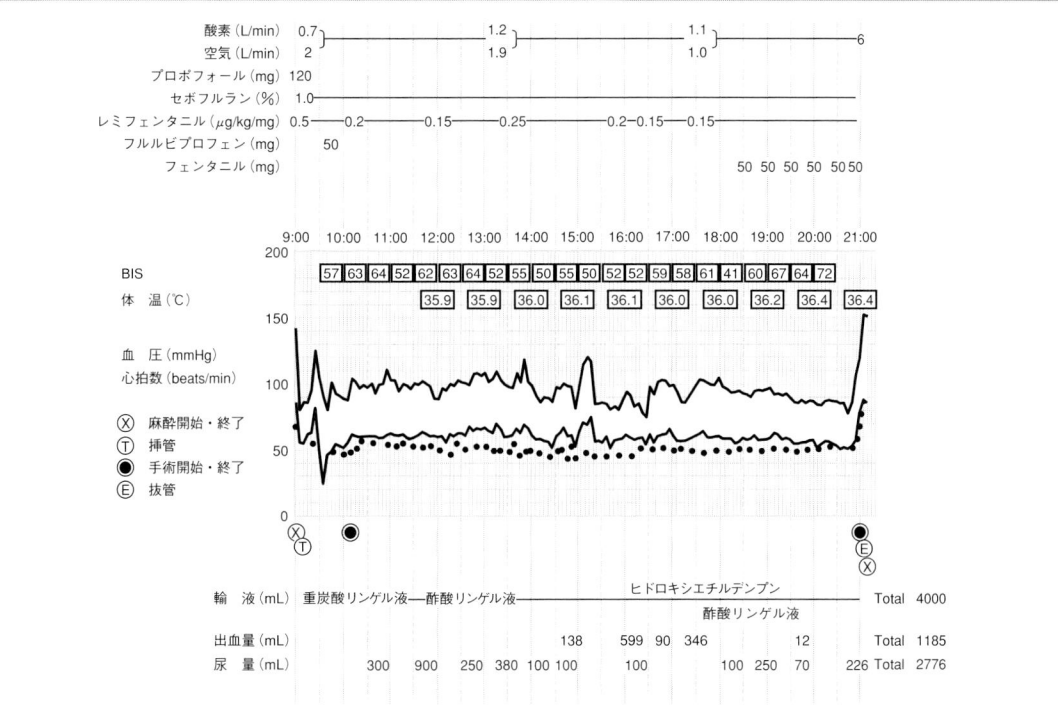

患者背景：男性，64歳，163 cm，83 kg，ASA PS-2　合併症：高血圧，不整脈，脳梗塞，脂肪肝
診断名：舌癌，頸部リンパ節転移　手術名：腫瘍切除術，頸部郭清術
前投薬：ラニチジン，カルベジロール　手術／麻酔時間：10時間48分／12時間05分
麻酔方法：空気・酸素＋セボフルラン＋レミフェンタニル
術後鎮痛法：フルルビプロフェン，フェンタニル

## 麻酔経過サマリー

### ＜麻酔導入時＞

- レミフェンタニル（0.5 μg/kg/min）の投与開始⇒2分後，プロポフォール（120 mg）を投与
- 就眠後，セボフルラン（1.0％）の吸入開始⇒ベクロニウム（10 mg）の投与⇒気管挿管（レミフェンタニル投与開始10分後）
- 挿管終了後，レミフェンタニル（0.2 μg/kg/min）に変更

### ＜麻酔維持期～手術終了＞

- 術中は，レミフェンタニル（0.15～0.25 μg/kg/min），セボフルラン（1.0％）で維持
- 手術終了5分前，レミフェンタニル（0.15 μg/kg/min），セボフルラン（1.0％）の投与終了
- 手術終了7分後，抜管

### ＜術後鎮痛対策＞

- 手術開始前，フルルビプロフェン（50 mg）を投与
- 手術終了150分前から，フェンタニル（300 μg）を分割投与

## コメント

　口腔外科では，硬膜外麻酔を使用できない領域の手術でありながら本症例のように長時間に及ぶ手術も多い．またエアウェイ上の手術のため，手術終了時の覚醒状態も重要である．
　このような長時間手術でレミフェンタニルを使用する場合，transitional opioid の投与量およびタイミングが重要で，2時間以上前からフェンタニルを200～300 μg 使用することで，術後痛やシバリングなどの予防になる．また，手術終了直前までレミフェンタニルを投与していても，良好な覚醒が得られる．術後は，ICU においてもエアウェイトラブルや強い術後痛の訴えもなく良好な経過が得られた．

〈小板橋俊哉〉

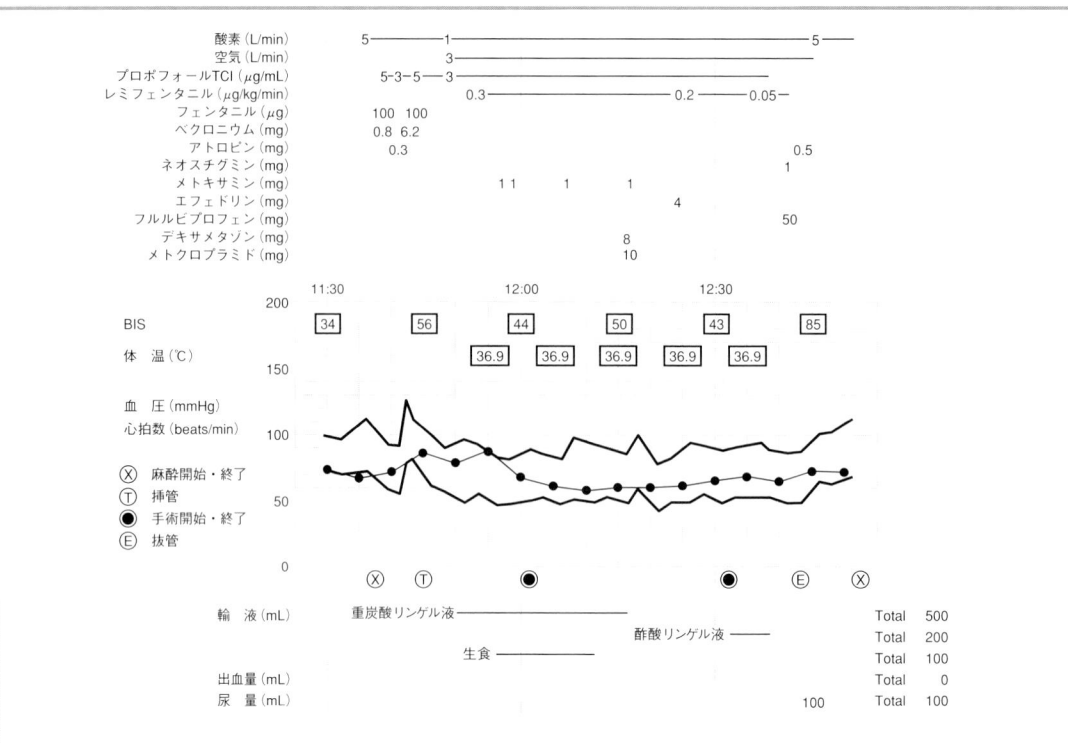

患者背景：女性，51歳，162 cm，53 kg，ASA PS-1　合併症：なし　診断名：舌根部腫瘍
手術名：舌腫瘍摘出術　前投薬：なし　手術／麻酔時間：1時間20分／2時間25分
麻酔方法：空気・酸素＋プロポフォールTCI＋レミフェンタニル
術後鎮痛法：フルルビプロフェン

### 麻酔経過サマリー
＜麻酔導入時＞
・プロポフォールTCI(5.0 μg/mL)の投与開始⇒引き続き，フェンタニル(200 μg)を分割投与
・就眠後，ベクロニウム(7 mg)を投与⇒気管挿管
・挿管終了後，プロポフォールTCI(3.0 μg/mL)に変更

＜麻酔維持期～手術終了＞
・皮膚切開10分前，レミフェンタニル(0.3 μg/kg/min)の投与開始
・術中は，レミフェンタニル(0.2～0.3 μg/kg/min)，プロポフォール(3.0 μg/mL)で維持
・手術終了10分後，プロポフォール(3.0 μg/mL)の投与終了
・手術終了15分後，レミフェンタニル(0.05 μg/kg/min)の投与終了
・手術終了20分後，抜管

＜術後鎮痛対策＞
・手術終了後，フルルビプロフェン(50 mg)を投与

### コメント
　フェンタニルで麻酔導入後，皮膚切開前からレミフェンタニルを投与開始した症例である。
　麻酔導入時からレミフェンタニルを使用していれば，気管挿管に伴う血圧上昇は避けられたかもしれない。
　それに反して，術中はやや血圧低下気味のためメトキサミンを数回ボーラス投与している。

(稲垣喜三，持田晋輔)

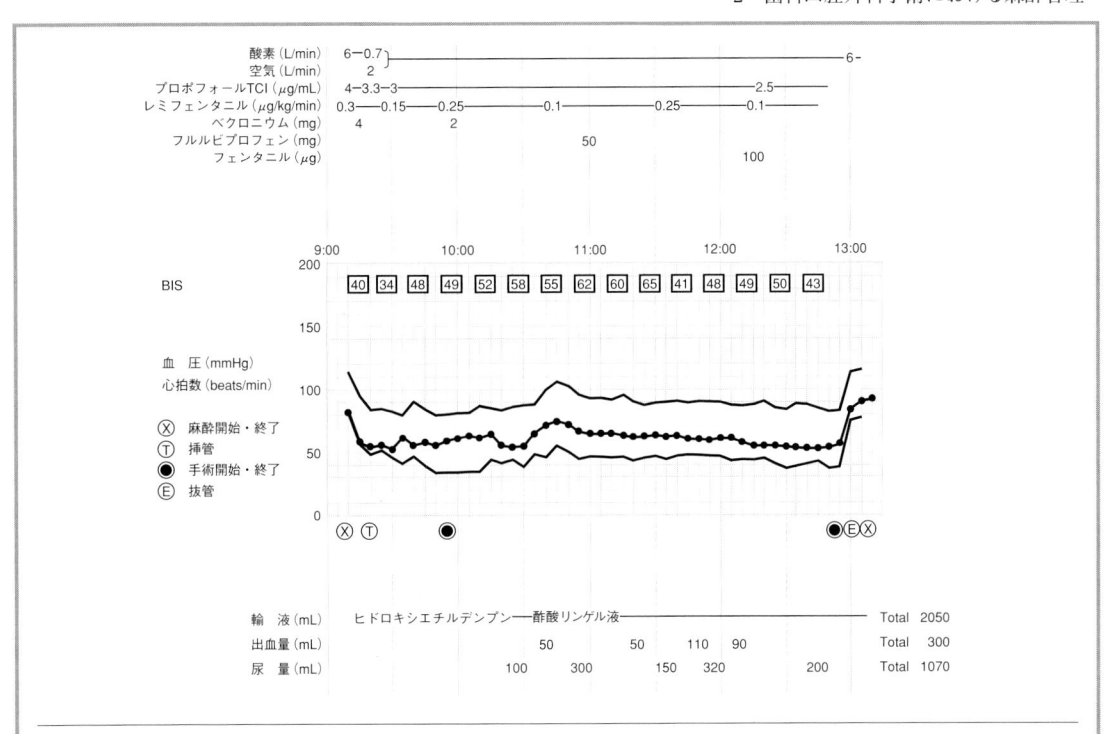

## 2 歯科口腔外科手術における麻酔管理

| 酸素 (L/min) | 6—0.7 ——————————————————— 6— |
|---|---|
| 空気 (L/min) | 2 |
| プロポフォール TCI (μg/mL) | 4—3.3—3 ————————— 2.5 |
| レミフェンタニル (μg/kg/min) | 0.3— 0.15— 0.25— 0.1— 0.25— 0.1 |
| ベクロニウム (mg) | 4 2 |
| フルルビプロフェン (mg) | 50 |
| フェンタニル (μg) | 100 |

時刻：9:00　10:00　11:00　12:00　13:00

BIS：40　34　48　49　52　58　55　62　60　65　41　48　49　50　43

血圧 (mmHg) / 心拍数 (beats/min)

Ⓧ 麻酔開始・終了
Ⓣ 挿管
● 手術開始・終了
Ⓔ 抜管

輸液 (mL)：ヒドロキシエチルデンプン——酢酸リンゲル液———— Total 2050
出血量 (mL)：50　50　110　90　　Total 300
尿量 (mL)：100　300　150　320　200　Total 1070

---

**患者背景**：女性，36歳，153 cm，40 kg，ASA PS-1　**合併症**：なし　**診断名**：顎変形症
**手術名**：Le Fort I，下顎枝矢状分割術　**前投薬**：ラニチジン
**手術／麻酔時間**：2時間57分／3時間56分
**麻酔方法**：空気・酸素＋プロポフォール TCI ＋レミフェンタニル
**術後鎮痛法**：フルルビプロフェン，フェンタニル，フェンタニル IV-PCA

**麻酔経過サマリー**

＜麻酔導入時＞
・レミフェンタニル (0.3 μg/kg/min) の投与開始⇒引き続き，プロポフォール TCI (4.0 μg/mL) の投与開始
・就眠後，ベクロニウム (4 mg) を投与⇒気管挿管 (レミフェンタニル投与開始12分後)
・挿管終了後，レミフェンタニル (0.15 μg/kg/min)，プロポフォール TCI (3.3 μg/mL⇒3.0 μg/mL) に変更

＜麻酔維持期～手術終了＞
・執刀時，レミフェンタニル (0.25 μg/kg/min) に変更
・術中は，レミフェンタニル (0.1～0.25 μg/kg/min)，プロポフォール (3.0 μg/mL) で維持
・手術終了7分前，レミフェンタニル (0.1 μg/kg/min)，手術終了3分前，プロポフォール (2.5 μg/mL) の投与終了
・手術終了5分後，抜管

＜術後鎮痛対策＞
・手術終了112分前，フルルビプロフェン (50 mg) を投与
・手術終了37分前，フェンタニル (100 μg) を投与
・抜管と同時にフェンタニル IV-PCA (ベース：なし，PCA：20 μg／1回，ロックアウトタイム：10分間) を開始

**コメント**

　顎変形症手術は術後痛が比較的高度な手術であるが，フルルビプロフェンの術中からの投与と transitional opioid としてのフェンタニルを，手術終了時の効果部位濃度1～1.5 ng/mL を目標に投与することで，覚醒遅延もなく術後の鎮痛のコントロールが容易に行えた。術後24時間でのIV-PCAのフェンタニル使用量は180 μg であった。

(小板橋俊哉)

```
酸素 (L/min)            6   1
空気 (L/min)            2
プロポフォールTCI (μg/mL) 1·3·2.5         3        2.5           2  1.8
レミフェンタニル (μg/kg/min) 0.5·0.2    0.25   0.3   0.4·0.2·0.3·0.25   0.2   0.15·0.1
ベクロニウム (mg)        7     3   3        1        6   4        2
フルルビプロフェン (mg)  100                        50             50
フェンタニル (μg)                            100  100         100 100 100
```

BIS: 41 45 50 56 52 59 58 47 47 63 59 60 45 45 70

時刻: 12:00 13:00 14:00 15:00 16:00 17:00 18:00 19:00 20:00 21:00

血圧 (mmHg) / 心拍数 (beats/min)

Ⓧ 麻酔開始・終了
Ⓣ 挿管
● 手術開始・終了
Ⓔ 抜管

輸液 (mL) ヒドロキシエチルデンプン―重炭酸リンゲル液 ――― 酢酸リンゲル液 ――― Total 4800
出血量 (mL)                        140                             Total 140
尿量 (mL)    60  60  100  100  70  250  280  350  250  290  Total 1810

---

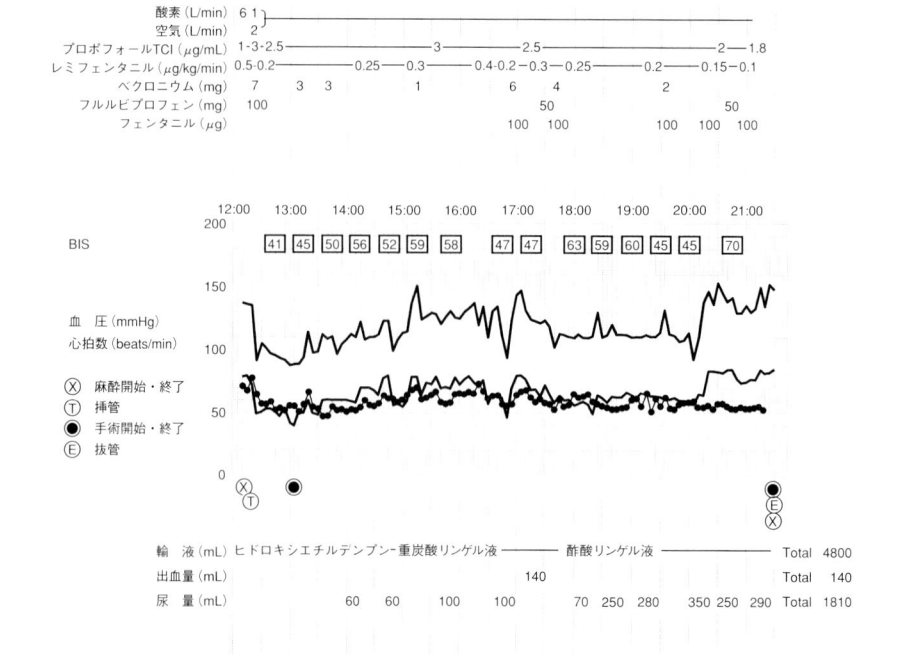

**患者背景**：男性，26歳，176 cm，70 kg，ASA PS-1　合併症：なし
**診断名**：両側上顎骨頬骨複合骨折　**手術名**：観血的整復固定術　**前投薬**：ラニチジン
**手術／麻酔時間**：8時間20分／9時間20分
**麻酔方法**：空気・酸素＋プロポフォールTCI＋レミフェンタニル
**術後鎮痛法**：フルルビプロフェン，フェンタニル，フェンタニルIV-PCA

### 麻酔経過サマリー

＜麻酔導入時＞
・レミフェンタニル(0.5 μg/kg/min)の投与開始⇒引き続き，プロポフォールTCI(1.0 μg/mL)の投与開始
・就眠後，プロポフォールTCI(3.0 μg/mL)に変更⇒ベクロニウム(7 mg)を投与⇒気管挿管(レミフェンタニル投与開始10分後)
・挿管終了後，レミフェンタニル(0.2 μg/kg/min)に変更

＜麻酔維持期～手術終了＞
・術中は，レミフェンタニル(0.1～0.4 μg/kg/min)，プロポフォール(2.0～3.0 μg/mL)で維持
・手術終了5分前，レミフェンタニル(0.05 μg/kg/min)，プロポフォール(1.8 μg/mL)の投与終了
・手術終了3分後，抜管

＜術後鎮痛対策＞
・手術終了42分前，フルルビプロフェン(50 mg)を投与
・手術終了265分前より，フェンタニル(500 μg)を分割投与
・抜管と同時にフェンタニルIV-PCA(ベース：なし，PCA：20 μg／1回，ロックアウトタイム：10分間)を開始

### コメント

　本症例は顔面部の複雑骨折のため開口障害があり，レミフェンタニル＋プロポフォールによる鎮静下に経鼻ファイバー挿管を行った。長時間手術であったが血圧，心拍数を参考にレミフェンタニルを，BISを参考にプロポフォールを調節した。手術中盤からはレミフェンタニルの投与量を適宜減量し，フェンタニルを適宜投与しながら維持した。9時間20分の比較的長い麻酔であったが，レミフェンタニル投与終了8分後に抜管し，ICU入室後もフェンタニル，IV-PCAを用い術後痛の訴えなく経過し，翌日問題なくICUを退室した。

（小板橋俊哉）

# 3

## 眼科・耳鼻科手術における麻酔管理

稲垣 喜三，持田 晋輔（鳥取大学医学部附属病院 麻酔科）

<麻酔管理のポイント>

　　眼科および耳鼻科の手術では，脳神経への直接的な刺激や眼球–心臓反射に代表される迷走神経反射によって，時に思いがけない循環動態の変動を来すことがある。この迷走神経反射と中枢性の副交感神経系を活性化するレミフェンタニルの作用が合わさると極端な徐脈と血圧低下を引き起こすことがあるので，硫酸アトロピンなどの抗ムスカリン作用を有する薬物を準備しておくことを忘れてはならない。

<麻酔方法の選択>

　　眼科手術では，局所麻酔で行われることが多かったが，レミフェンタニルが使用可能になったことから，全身麻酔を選択することが増えている。耳鼻科手術では，気管挿管による全身麻酔が選択されることが多い。

<麻酔の導入>

　　静脈麻酔薬，麻薬性鎮痛薬（レミフェンタニルなど），筋弛緩薬を用いて気管挿管を行う。ただし，耳鼻科手術では，気道に問題を抱えている患者が多く，気道確保が重要になる。換気困難症や挿管困難症の可能性が予見される場合は，difficult airway management の準備を予めしておく。意識下挿管を余儀なくされる場合には，少量の麻薬性鎮痛薬の投与と局所浸潤麻酔を組み合わせて，患者の苦痛を軽減することが重要である。

<麻酔の維持>

　　この領域の手術では手術手技の終了直前まで強い侵襲を伴うことがあるので，覚醒に向けた鎮痛薬の減量は大きな循環動態の変動や体動の出現，BIS値の増加を引き起こす可能性が高くなる。レミフェンタニルの短い半減期は手術手技終了までの持続投与を可能とするため，十分な鎮痛を確保した状態で鎮静薬の投与量を覚醒に向けて減量することが容易となる。速やかな覚醒と鎮静薬や半減期の長い麻薬性鎮痛薬の必要量の減少は，術後に気道開放の必要性の高い閉塞性無呼吸症候群（OAS）の患者や明瞭な覚醒が術後管理に有利に働く口蓋扁桃摘出術や喉頭微細手術を受ける患者にも福音となる。

　　一方，覚醒に向けた鎮静薬の減量は，術中覚醒の危険性を増加させるので注意が必要である。

＜術中管理の特徴＞

　　術中管理の特徴として，脳神経への直接的な刺激や迷走神経反射が起こった場合の循環動態への対応が重要となる。それらの刺激を減弱させるために鎮静薬の投与量を増加させることは，術後の速やかな覚醒が術後管理に有利となる上気道や鼻腔の手術では不利になる。反対に，半減期の長い麻薬性鎮痛薬の投与量を増加させると，OASの患者では術後の上気道閉塞を起こしやすくなる。そのため，レミフェンタニルで安定した鎮痛効果を確保することは，突然の脳神経への刺激の程度を減弱させて循環動態を安定させる最良の方法の一つである。迷走神経反射による循環の虚脱には，アトロピンが第一選択となる。その他に，エフェドリンなど$\beta$受容体を刺激する薬物の投与により心拍数の増加を図ることが肝要である。

＜術後疼痛管理＞

　　眼科手術では，術後疼痛はNSAIDs静注などで対応できることが多い。また，腹臥位による長期安静を強いられることや高齢者が多いこと，嘔気・嘔吐を引き起こしやすいことなどから，呼吸抑制や嘔気を引き起こしやすい麻薬性鎮痛薬は避けるほうがよいかもしれない。耳鼻科手術では，術式により痛みの程度はさまざまであり，麻薬性鎮痛薬やNSAIDs静注を併用することが多い。ただし，OAS患者術後の麻薬性鎮痛薬の使用は，患者の換気応答を損なう危険性が高いので，使用の際には注意が必要である。また，眼科術後と同様に，嘔気・嘔吐を訴える患者の頻度が高いので，制吐薬の使用などの予防や治療が重要である。

patient_background:

```
酸素 (L/min)              5 — 1 —                                         — 5 —
空気 (L/min)              3 —                                                3 —
プロポフォールTCI (μg/mL)  5 - 2.5 —  3 - 3.5 —  4 —  3.5 - 4  4.5 - 5.5 — 3 —
レミフェンタニル (μg/kg/min) 0.5 - 0.3 — 0.15 - 0.1   0.2 - 0.3   0.35   0.5 - 0.6  0.2 - 0.3 - 0.15
フェンタニル (μg)                                                     200
ベクロニウム (mg)         7          2        1    2        2      2
アトロピン (mg)          0.25                                               1
ネオスチグミン (mg)                                                       2.5
エフェドリン (mg)        4  4   4 4  4                             4
フルルビプロフェン (mg)                                              50
メトクロプラミド (mg)                                                10
```

                9:00      10:00     11:00     12:00

BIS    86 62 60 45 65 68 64 64 61 63 61 64 56
体 温 (℃)   36.8  36.5  36.4  36.4  36.4  36.4  36.4

血 圧 (mmHg)
心拍数 (beats/min)

Ⓧ 麻酔開始・終了
Ⓣ 挿管
● 手術開始・終了
Ⓔ 抜管

                        Ⓧ Ⓣ    ●              ● Ⓔ Ⓧ

輸 液 (mL) 酢酸リンゲル液 ──────────────── Total 2000
          生理食塩液                          Total 100
出血量 (mL)           5                        Total 5
尿 量 (mL)      350   350   600  200          Total 1500

---

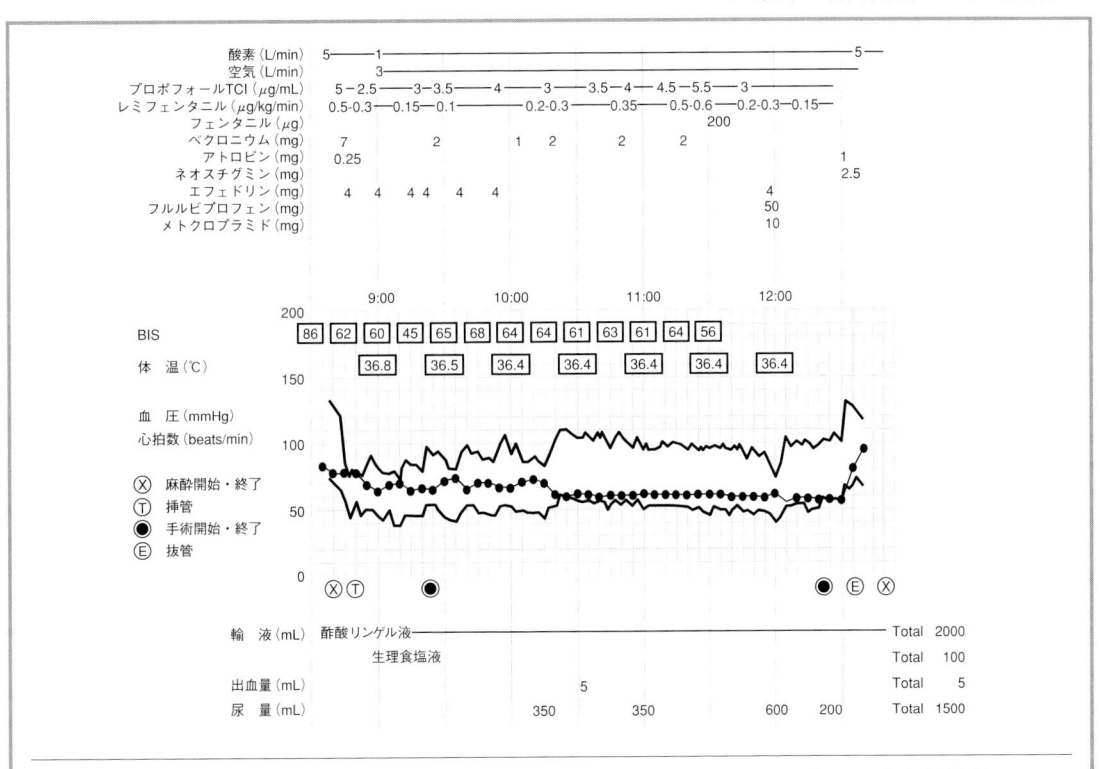

**患者背景**：男性，58歳，167 cm，59 kg，ASA PS-2　合併症：なし　診断名：両感音性難聴
**手術名**：人工内耳埋め込み術，乳突洞開放術　前投薬：なし
**手術／麻酔時間**：3時間00分／4時間10分
**麻酔方法**：空気・酸素＋プロポフォールTCI＋レミフェンタル
**術後鎮痛法**：フェンタニル，フルルビプロフェン

### 麻酔経過サマリー

#### ＜麻酔導入時＞

- レミフェンタニル(0.5 μg/kg/min)の投与開始⇒引き続き，プロポフォールTCI(5.0 μg/mL)の投与開始
- 就眠後，プロポフォールTCI(2.5 μg/mL)に変更⇒ベクロニウム(7 mg)を投与⇒気管挿管(レミフェンタニル投与開始10分後)
- 挿管終了後，レミフェンタニル(0.3 μg/kg/min)に投与速度を変更

#### ＜麻酔維持期～手術終了＞

- 皮膚切開10分前に，レミフェンタニル(0.15 μg/kg/min)に変更
- 術中は，レミフェンタニル(0.1～0.6 μg/kg/min)，プロポフォール(3.0～5.5 μg/mL)で維持
- 手術終了時，レミフェンタニル(0.15 μg/kg/min)，プロポフォール(3.0 μg/mL)の投与終了
- 手術終了15分後，抜管

#### ＜術後鎮痛対策＞

- 手術終了45分前，フェンタニル(200 μg)を投与
- 手術終了25分前，フルルビプロフェン(50 mg)を投与

### コメント

　プロポフォールの就眠濃度が高く投与量が多くなったため，麻酔導入時に血圧低下が認められ，エフェドリンの投与が必要であった。
　BIS値も比較的高めで推移しており，プロポフォール必要量の多い患者であった様子である。
　このような患者の場合は，少し時間をかけて麻酔導入を行うか，レミフェンタニルの投与速度を減量するほうがベターと思われる。

（稲垣喜三，持田晋輔）

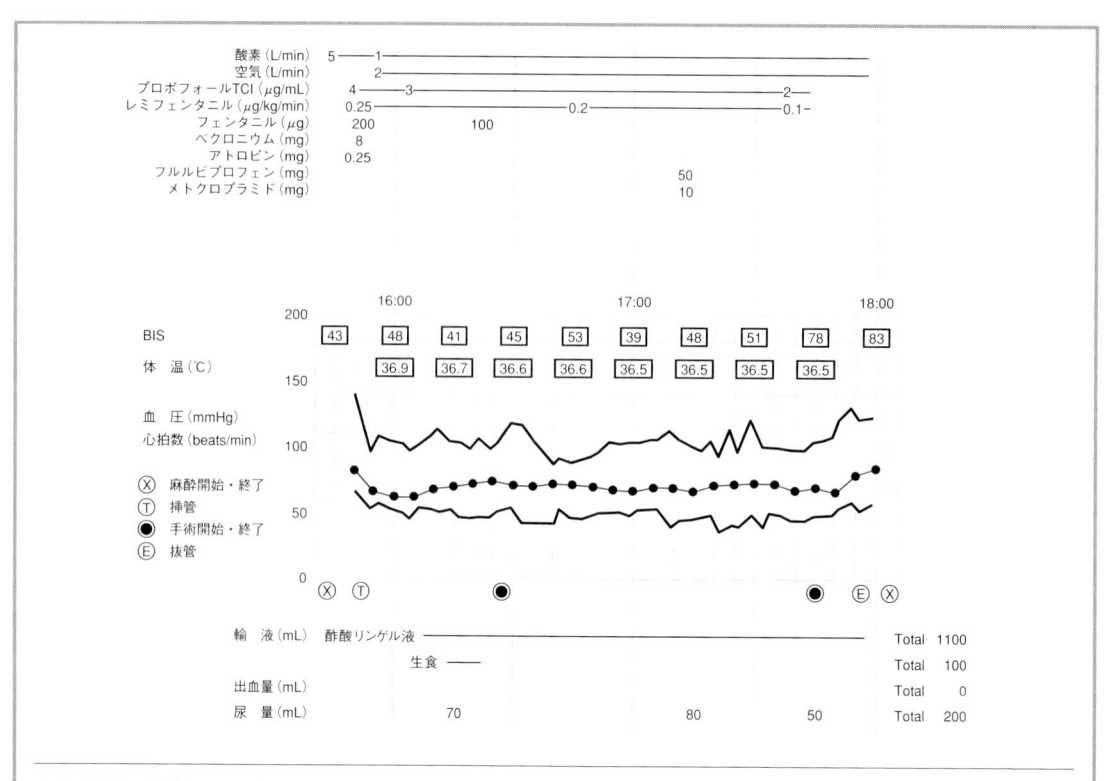

```
酸素 (L/min)          5 ──1─────────────────────────────────────────────
空気 (L/min)                  2─────────────────────────────────────────
プロポフォールTCI (μg/mL)  4 ──3──────────────────────────2─────────────
レミフェンタニル (μg/kg/min) 0.25────────────0.2──────────────0.1─
フェンタニル (μg)     200        100
ベクロニウム (mg)     8
アトロピン (mg)       0.25
フルルビプロフェン (mg)                          50
メトクロプラミド (mg)                            10
```

|  | 16:00 | | | | 17:00 | | | | 18:00 | |
|---|---|---|---|---|---|---|---|---|---|---|
| BIS | 43 | 48 | 41 | 45 | 53 | 39 | 48 | 51 | 78 | 83 |
| 体温(℃) | | 36.9 | 36.7 | 36.6 | 36.6 | 36.5 | 36.5 | 36.5 | 36.5 | |

輸液 (mL)　酢酸リンゲル液　　　　　　　　　　　　　　　　Total 1100
　　　　　　生食　　　　　　　　　　　　　　　　　　　　Total 100
出血量 (mL)　　　　　　　　　　　　　　　　　　　　　　Total 0
尿量 (mL)　　　　70　　　　　　　　80　　　　50　　　　Total 200

患者背景：男性，65歳，159 cm，66 kg，ASA PS-2　合併症：代謝内分泌疾患
診断名：慢性副鼻腔炎　手術名：両側内視鏡的副鼻腔手術　前投薬：なし
手術／麻酔時間：1時間18分／2時間20分
麻酔方法：空気・酸素＋プロポフォールTCI＋レミフェンタニル
術後鎮痛法：フルルビプロフェン

**麻酔経過サマリー**
＜麻酔導入時＞
・レミフェンタニル(0.25 μg/kg/min)の投与開始⇒同時に，プロポフォールTCI(4.0 μg/mL)の投与開始
・就眠前，フェンタニル(200 μg)を投与
・就眠後，ベクロニウム(8 mg)を投与⇒気管挿管(レミフェンタニル投与開始10分後)
・挿管終了後，レミフェンタニル(0.25 μg/kg/min)を継続
＜麻酔維持期〜手術終了＞
・術中は，レミフェンタニル(0.2〜0.25 μg/kg/min)，プロポフォール(3.0 μg/mL)で維持
・手術終了時，レミフェンタニル(0.1 μg/kg/min)，プロポフォール(2.0 μg/mL)の投与終了
・手術終了15分後，抜管
＜術後鎮痛対策＞
・手術終了30分前，フルルビプロフェン(50 mg)を投与

**コメント**
　麻酔導入時，レミフェンタニル0.25 μg/kg/minと少なめの投与速度で開始しているが，フェンタニルを併用投与したため，安定した循環動態となり，麻酔導入時の血圧低下も軽度であった。

(稲垣喜三，持田晋輔)

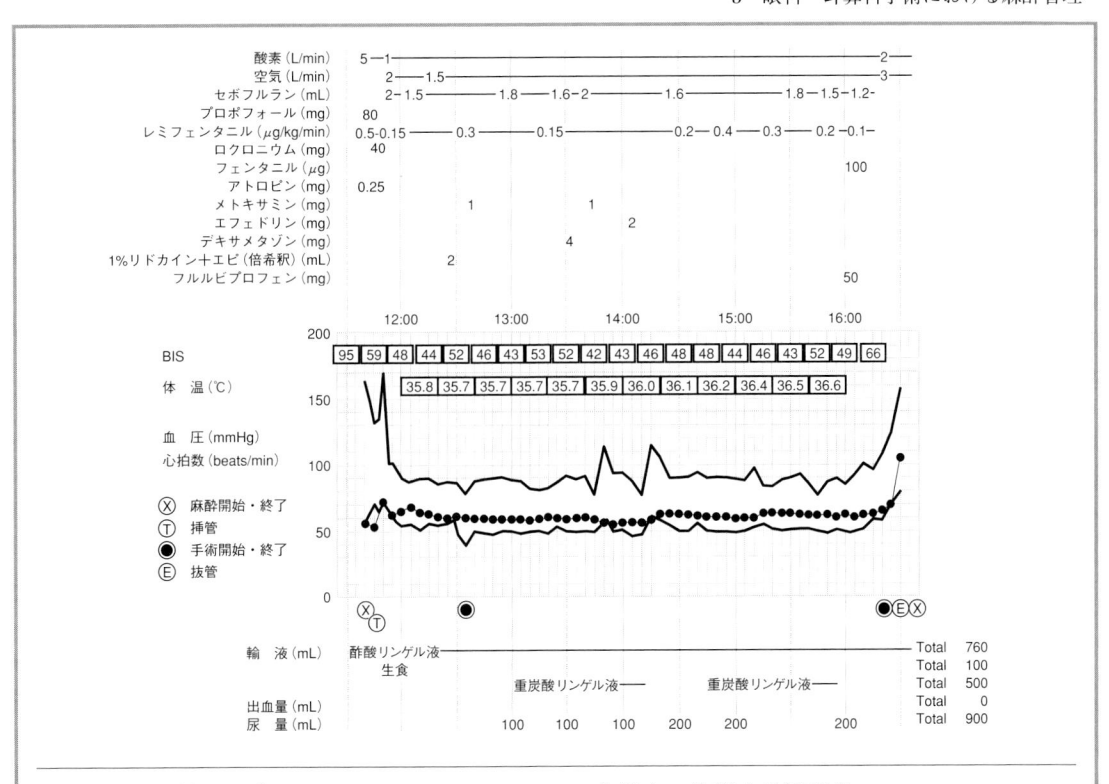

**患者背景**：男性，63歳，155 cm，43 kg，ASA PS-2　合併症：代謝内分泌疾患
**診断名**：右慢性中耳炎　**手術名**：鼓室形成手術　**前投薬**：なし
**手術／麻酔時間**：3時間48分／5時間00分
**麻酔方法**：空気・酸素＋セボフルラン＋レミフェンタニル
**術後鎮痛法**：フルルビプロフェン，フェンタニル

**麻酔経過サマリー**

〈麻酔導入時〉
- レミフェンタニル（0.5 μg/kg/min）の投与開始⇒引き続き，プロポフォール（80 mg）を投与
- 就眠後，セボフルラン（2.0％）で吸入開始⇒ロクロニウム（40 mg）を投与⇒気管挿管（レミフェンタニル投与開始10分後）
- 挿管終了後，レミフェンタニル（0.15 μg/kg/min），セボフルラン（1.5％）に変更

〈麻酔維持期〜手術終了〉
- 皮膚切開5分前に，レミフェンタニル（0.3 μg/kg/min）に変更
- 術中は，レミフェンタニル（0.15〜0.4 μg/kg/min），セボフルラン（1.5〜2.0％）で維持
- 手術終了時にレミフェンタニル（0.1 μg/kg/min），セボフルラン（1.2％）の投与終了
- 手術終了5分後に抜管

〈術後鎮痛対策〉
- 手術終了10分前，フェンタニル（100 μg），フルルビプロフェン（50 mg）を投与

**コメント**

吸入麻酔薬にレミフェンタニルを併用した症例である。
　術前に比較し，術中の血圧がやや低めで推移しており，メトキサミン，エフェドリンを使用している。
　願わくば，もう少し高めでの血圧の維持が望まれるかもしれない。

（稲垣喜三，持田晋輔）

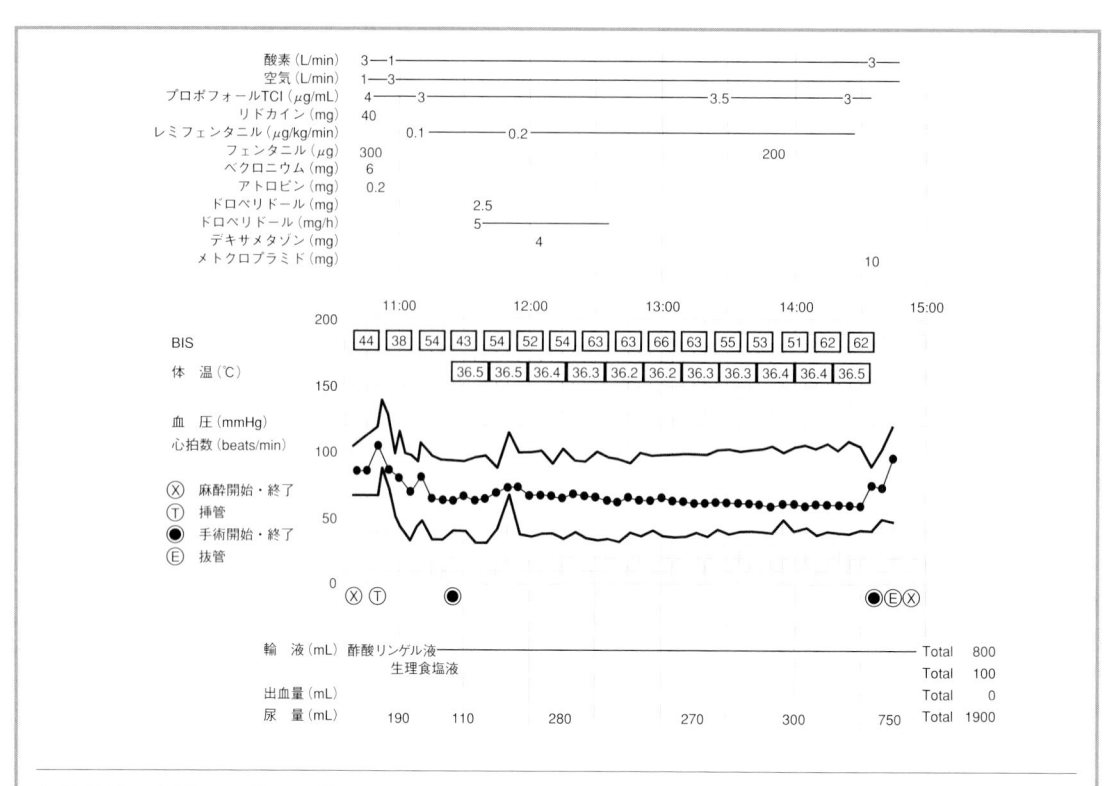

| 酸素 (L/min) | 3—1————————————————————————3— |
| 空気 (L/min) | 1—3————————————————————————— |
| プロポフォールTCI (μg/mL) | 4————3——————————————3.5——3— |
| リドカイン (mg) | 40 |
| レミフェンタニル (μg/kg/min) | 0.1————0.2——————————————— |
| フェンタニル (μg) | 300　　　　　　　　　　　200 |
| ベクロニウム (mg) | 6 |
| アトロピン (mg) | 0.2 |
| ドロペリドール (mg) | 2.5 |
| ドロペリドール (mg/h) | 5———— |
| デキサメタゾン (mg) | 4 |
| メトクロプラミド (mg) | 10 |

BIS: 44 38 54 43 54 52 54 63 63 66 63 55 53 51 62 62
体温(℃): 36.5 36.5 36.4 36.3 36.2 36.2 36.3 36.3 36.4 36.4 36.5

輸液 (mL)　酢酸リンゲル液　　　　　　　　　　　Total 800
　　　　　　生理食塩液　　　　　　　　　　　　 Total 100
出血量 (mL)　　　　　　　　　　　　　　　　　　Total 0
尿量 (mL)　　190　110　280　　270　　300　750　Total 1900

---

**患者背景**：女性，11歳2カ月，153 cm，54 kg，ASA PS-2　合併症：気管支喘息
**診断名**：右耳小骨の先天奇形　**手術名**：鼓室形成手術　**前投薬**：ミダゾラムシロップ(10 mg)
**手術／麻酔時間**：3時間12分／4時間15分
**麻酔方法**：空気・酸素＋プロポフォールTCI＋レミフェンタニル
**術後鎮痛法**：フェンタニル

### 麻酔経過サマリー

<麻酔導入時>
・フェンタニル(300 μg)を投与⇒引き続き，リドカイン(40 mg)を投与後，プロポフォールTCI (4.0 μg/mL)の投与開始
・就眠後，ベクロニウム(6 mg)を投与⇒気管挿管
・挿管終了後，プロポフォールTCI(3.0 μg/mL)に変更

<麻酔維持期～手術終了>
・皮膚切開20分前に，レミフェンタニル(0.1 μg/kg/min)の投与開始
・術中は，レミフェンタニル(0.1～0.2 μg/kg/min)，プロポフォール(3.0～3.5 μg/mL)で維持
・手術終了時，レミフェンタニル(0.2 μg/kg/min)，プロポフォール(3.0 μg/mL)の投与終了
・手術終了10分後，抜管

<術後鎮痛対策>
・手術終了40分前，フェンタニル(200 μg)を投与

### コメント

　11歳という若年であることもあり，麻酔導入時はフェンタニル300 μgとやや多い量を使用している。
　それにもかかわらず，挿管刺激で血圧上昇を来しているので，麻酔導入時からレミフェンタニルを使用すべきであった。

(稲垣喜三，持田晋輔)

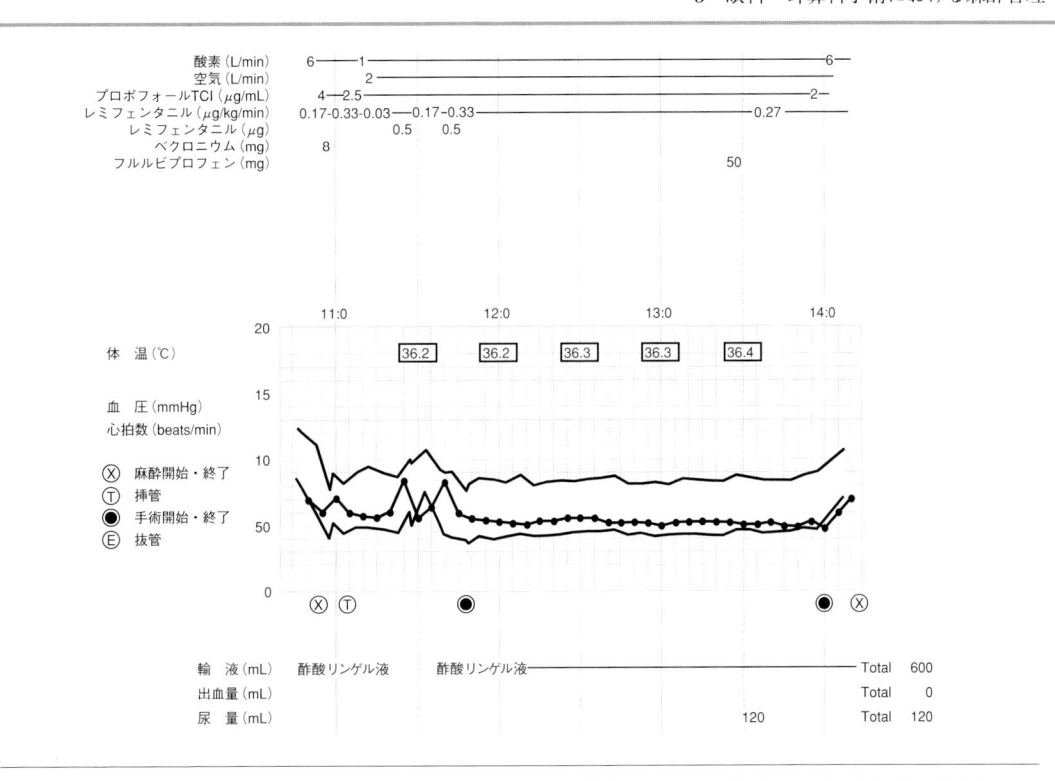

## 3 眼科・耳鼻科手術における麻酔管理

**患者背景**：男性，17歳，165 cm，50 kg，ASA PS-1　合併症：なし　診断名：右耳介瘢痕拘縮
**手術名**：耳介形成術　前投薬：なし　手術／麻酔時間：2時間15分／3時間20分
**麻酔方法**：空気・酸素＋プロポフォールTCI＋レミフェンタニル
**術後鎮痛法**：フルルビプロフェン

### 麻酔経過サマリー

**＜麻酔導入時＞**
- レミフェンタニル(0.17 μg/kg/min⇒0.33 μg/kg/min)⇒引き続き，プロポフォールTCI(4.0 μg/mL)で投与開始
- 就眠後，プロポフォールTCI(2.5 μg/mL)に変更⇒ベクロニウム(8 mg)を投与⇒気管挿管(レミフェンタニル投与開始10分後)
- 挿管終了後，レミフェンタニル(0.03 μg/kg/min)に変更

**＜麻酔維持期～手術終了＞**
- 皮膚切開10分前に，レミフェンタニル(0.17 μg/kg/min⇒0.33 μg/kg/min)に変更
- 術中は，レミフェンタニル(0.33 μg/kg/min)，プロポフォールTCI(2.5 μg/mL)で維持
- 手術終了5分後，プロポフォールTCI(2.0 μg/mL)の投与終了
- 手術終了10分後，レミフェンタニル(0.27 μg/kg/min)の投与終了
- 手術終了5分後，抜管

**＜術後鎮痛対策＞**
- 手術終了30分前，フルルビプロフェン(50 mg)を投与

### コメント

形成外科の手術においてもレミフェンタニルは有用なツールとなりうる。
健康な若年者においては，それほどレミフェンタニルによる循環抑制を懸念する必要はない。
術前の急な体位変換(頭部移動)に対して，レミフェンタニルのボーラス投与も可能である。

(山蔭道明，澤田敦史)

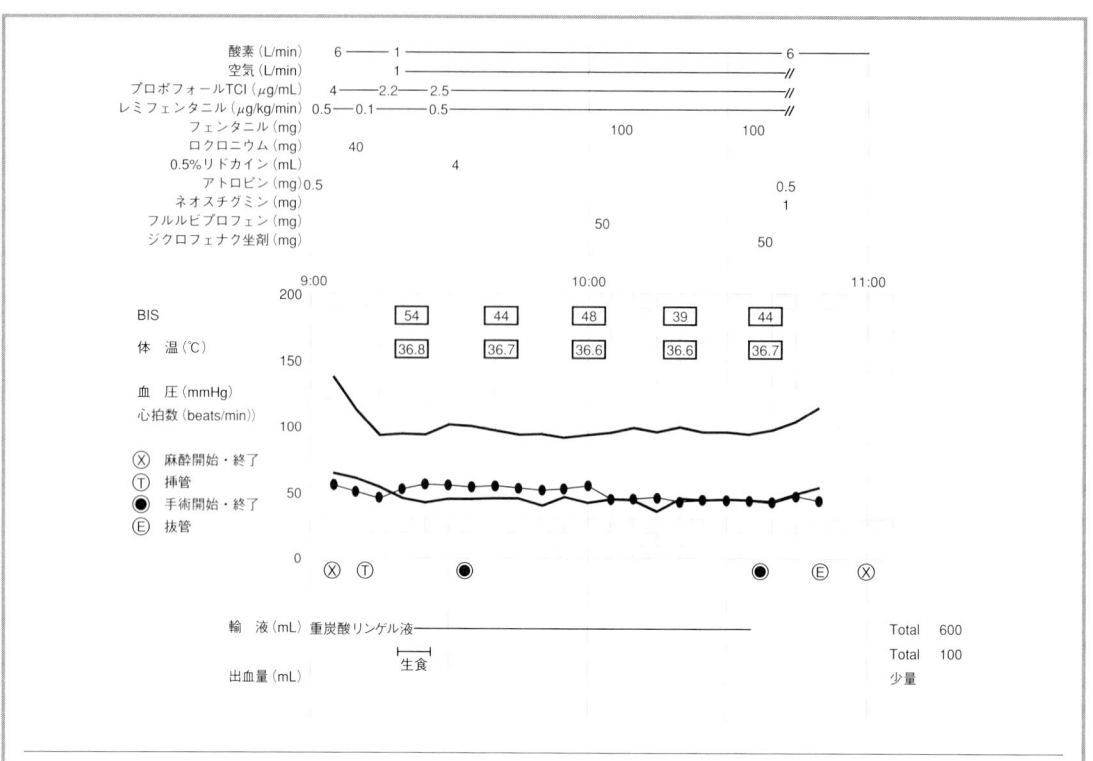

患者背景：男性，30歳，173 cm，75 kg，ASA PS-1　合併症：なし　診断名：両側口蓋扁桃炎
手術名：両側口蓋扁桃摘出術　前投薬：なし　手術／麻酔時間：1時間07分／1時間55分
麻酔方法：空気・酸素＋プロポフォールTCI＋レミフェンタニル
術後鎮痛法：フェンタニル，フルルビプロフェン，ジクロフェナク坐剤

## 麻酔経過サマリー

### ＜麻酔導入時＞
- アトロピン(0.5 mg)を投与⇒引き続き，レミフェンタニル(0.5 μg/kg/min)の投与開始
- 3分後，プロポフォールTCI(4.0 μg/mL)の投与開始
- 就眠後，プロポフォールTCI(2.2 μg/mL)に変更⇒ロクロニウム(40 mg)を投与⇒気管挿管(レミフェンタニル投与開始5分後)
- 挿管終了後，レミフェンタニル(0.1 μg/kg/min)に変更

### ＜麻酔維持期～手術終了＞
- 皮膚切開5分前，レミフェンタニル(0.5 μg/kg/min)，プロポフォールTCI(2.5 μg/mL)に変更
- 術中，レミフェンタニル(0.5 μg/kg/min)，プロポフォール(2.5 μg/mL)で維持
- 手術終了時，レミフェンタニル(0.5 μg/kg/min)，プロポフォール(2.5 μg/mL)の投与終了
- 手術終了15分後，抜管

### ＜術後鎮痛対策＞
- 手術終了35分前，フルルビプロフェン(50 mg)を投与
- 手術終了30分前より，フェンタニル(200 μg)を分割投与
- 手術終了後，ジクロフェナク坐剤(50 mg)を投与

## コメント

　扁桃摘出術は手術侵襲が強いうえ，水分摂取だけでも創部の刺激となるため術後痛対策が重要である。術中管理はレミフェンタニル(0.5 μg/kg/min)により十分な鎮痛が確保できる。術後の疼痛対策として，術野からの局所麻酔とともに，NSAIDsの投与，さらにはフェンタニルの分割投与を行った。本症例では問題とならなかったが，オピオイドにより嘔気・嘔吐が惹起されやすい若年者や女性については，嘔気・嘔吐の対策が必要となる。

（長田　理）

| 酸素 (L/min) | 4 | 1 | | | 6 | |
| 空気 (L/min) | | 1 | | | | |
| プロポフォールTCI (μg/mL) | 4 | 2 | | 2.5 | 2.3 | // |
| レミフェンタニル (μg/kg/min) | 0.5 | 0.1 | 1.0 | 0.6 | 0.5 | // |
| ロクロニウム (mg) | | 40 | | | | |
| アトロピン (mg) | | 0.5 | | | 1 | |
| ネオスチグミン (mg) | | | | | 2 | |

|  | 11:30 | 12:00 | 12:30 |
|---|---|---|---|
| BIS | 59 | 41 | 46 |
| 体温 (℃) | 36.5 | 36.2 | 36.2 |

血圧 (mmHg)
心拍数 (beats/min)

Ⓧ 麻酔開始・終了
Ⓣ 挿管
● 手術開始・終了
Ⓔ 抜管

輸液 (mL)：酢酸リンゲル液 ―― 重炭酸リンゲル液  Total 540
　　　　　　　　　生食　　　　　　　　　　　　　Total 100
出血量 (mL)：少量
尿量 (mL)：測定せず

---

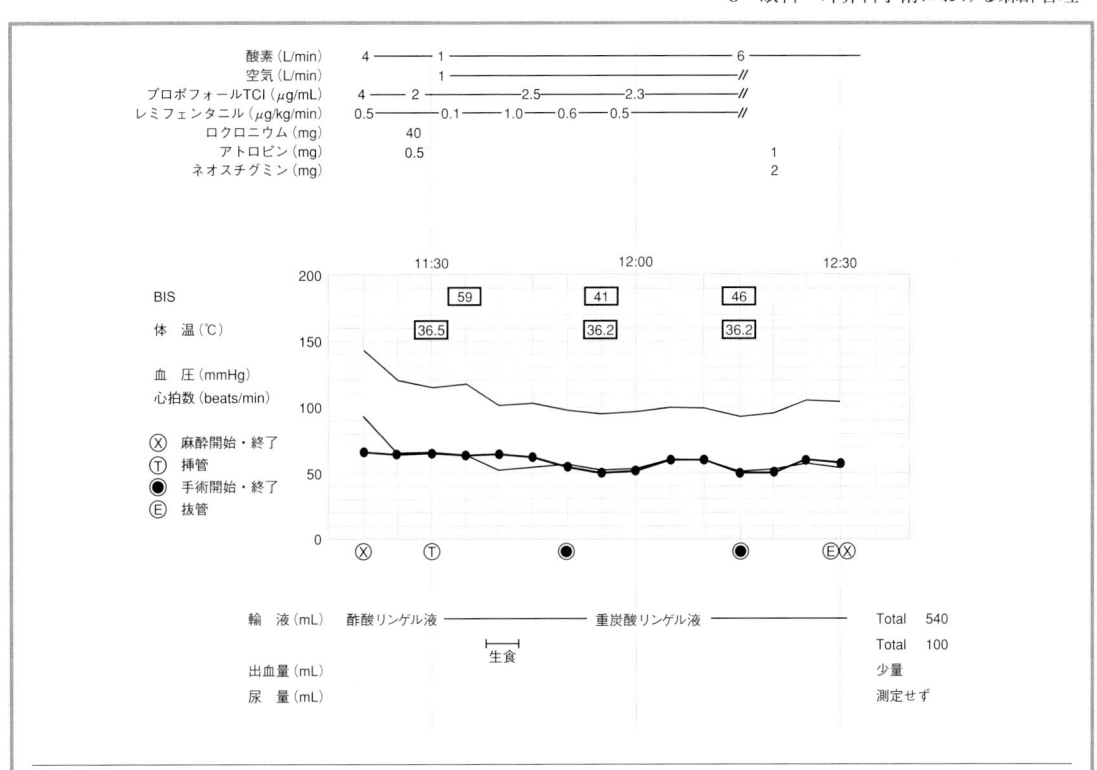

患者背景：男性，38歳，175 cm，65 kg，ASA PS-1　合併症：なし　診断名：両側ポリープ様声帯
手術名：両側喉頭微細手術　前投薬：なし　手術／麻酔時間：2時間10分／2時間55分
麻酔方法：空気・酸素＋プロポフォールTCI＋レミフェンタニル　術後鎮痛法：なし

### 麻酔経過サマリー

＜麻酔導入時＞
・レミフェンタニル(0.5 μg/kg/min)の投与開始⇒引き続き，プロポフォールTCI(4.0 μg/mL)の投与開始
・就眠後，プロポフォールTCI(2.0 μg/mL)に変更⇒ロクロニウム(40 mg)，アトロピン(0.5 mg)を投与⇒気管挿管(レミフェンタニル投与開始10分後)
・挿管終了後，レミフェンタニル(0.1 μg/kg/min)に変更

＜麻酔維持期～手術終了＞
・硬性喉頭鏡挿入10分前，レミフェンタニル(1.0 μg/kg/min)，プロポフォールTCI(2.5 μg/mL)に変更
・術中，レミフェンタニル(0.5～0.6 μg/kg/min)，プロポフォール(2.3～2.5 μg/mL)で維持
・手術終了時，レミフェンタニル(0.5 μg/kg/min)，プロポフォール(2.3 μg/mL)の投与終了
・手術終了15分後，抜管

＜術後鎮痛対策＞
・なし

### コメント

　喉頭微細手術(ラリンゴマイクロサージェリー)では，手術自体が短時間で終了するものの，挿管が必要なうえ硬性喉頭鏡挿入時の強い侵襲に対する循環変動が生じるため，麻酔科医にとっては管理に難渋する手術の一つである。
　本症例では，硬性喉頭鏡挿入に先立ってレミフェンタニル(1.0 μg/kg/min)に変更することで血圧上昇・頻脈を認めることなく手術が終了し，投与終了後は速やかに覚醒し抜管された。
　術後疼痛対策の必要性が低い本術式の麻酔管理では，レミフェンタニルの特徴が最大限に利用可能である。

（長田　理）

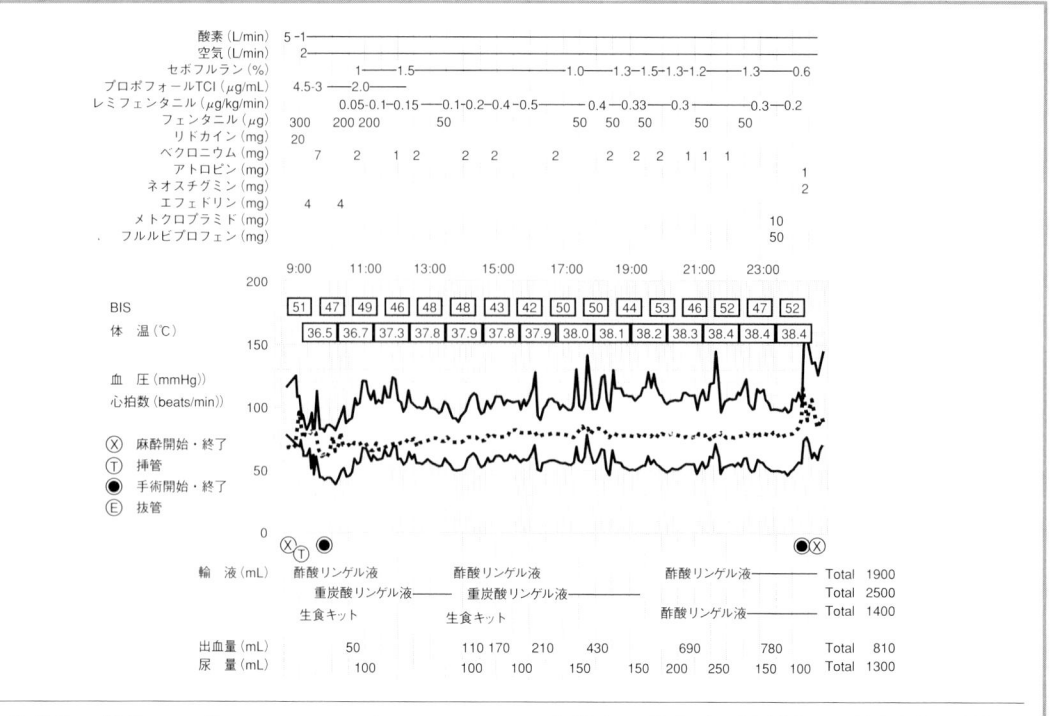

患者背景：男性，61歳，157 cm，50 kg，ASA PS-2　合併症：高血圧　診断名：下咽頭癌，頸部リンパ節転移　手術名：咽頭悪性腫瘍摘出術，遊離空腸吻合術　前投薬：なし　手術／麻酔時間：14時間25分／16時間00分　麻酔方法：空気・酸素＋（プロポフォールTCI⇒セボフルラン）＋セボフルラン　術後鎮痛法：フェンタニル，フルルビプロフェン

**麻酔経過サマリー**

＜麻酔導入時＞
・フェンタニル（300 μg）を投与⇒引き続き，リドカイン（20 mg）を投与後，プロポフォールTCI（4.5 μg/mL）の投与開始
・就眠後，ベクロニウム（7 mg）を投与⇒気管挿管
・挿管終了後，プロポフォール（3 μg/mL）に変更

＜麻酔維持期〜手術終了＞
・皮膚切開10分前，フェンタニル（200 μg）を投与
・皮膚切開50分後，レミフェンタニル（0.1 μg/kg/min）の投与開始，引き続き，セボフルラン（1%）の吸入を開始
・術中は，レミフェンタニル（0.1〜0.5 μg/kg/min），プロポフォールからセボフルラン（1.0〜1.5%）に切り替えて維持
・手術終了10分前，レミフェンタニル（0.2 μg/kg/min）の投与終了
・手術終了時，セボフルラン（0.6%）の投与終了
・人工呼吸を維持し，退室

＜術後鎮痛対策＞
・手術後半から，フェンタニル（250 μg）を分割投与
・手術終了45分前，フルルビプロフェン（50 mg）を投与

**コメント**

　長時間の頭頸部手術症例である。術後は気道のことを考慮して挿管帰室としている。皮弁作製のため，腹部の操作を行っているので，異なる部位の処置に移行するときに循環変動を来しているが，レミフェンタニル増量とフェンタニルボーラス投与で対処している。全体的に見ると，術中は安定した循環動態を示した。

（稲垣喜三，持田晋輔）

```
酸素 (L/min)              5 ——1————————————————————————————
空気 (L/min)              3
プロポフォールTCI (μg/mL)   4——2.8———————————————2.5————
レミフェンタニル (μg/kg/min) 0.5——0.2——————————————————————
ベクロニウム (mg)          8
アトロピン (mg)           0.5                                    1
ネオスチグミン (mg)                                               2
フルルビプロフェン (mg)                                50
```

体温(℃): 36.2 36.0 35.9 35.8 35.8 35.7 35.8 35.8

（血圧・心拍数グラフ 13:00〜15:00）

輸液 (mL) 酢酸リンゲル液 ——————————— Total 1000
出血量 (mL) ——————————————————————— Total 0
尿量 (mL) ———————————————— 300 ——— Total 300

---

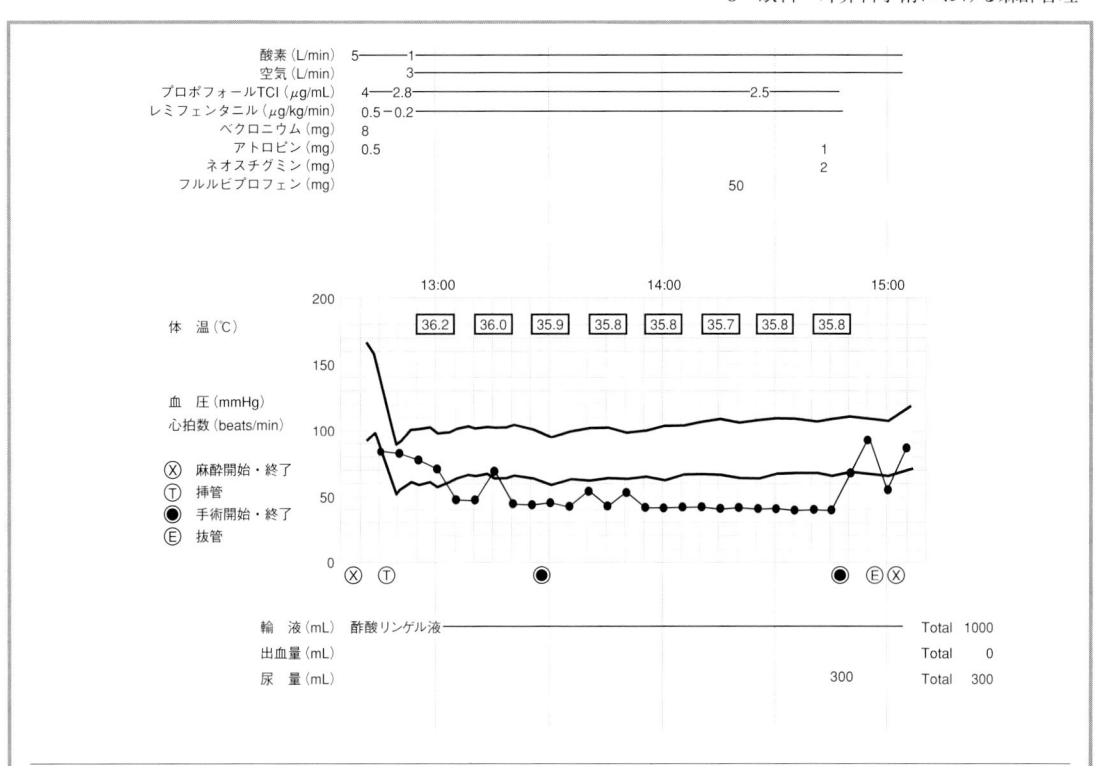

患者背景：男性，59歳，160 cm，65 kg，ASA PS-1　合併症：なし
診断名：左水疱性角膜症　手術名：角膜移植(左)　前投薬：なし
手術／麻酔時間：1時間20分／2時間25分
麻酔方法：空気・酸素＋プロポフォールTCI＋レミフェンタニル
術後鎮痛法：フルルビプロフェン

**麻酔経過サマリー**

＜麻酔導入時＞
・レミフェンタニル(0.5 μg/kg/min)の投与開始⇒引き続き，アトロピン(0.5 mg)を投与し，プロポフォールTCI(4.0 μg/mL)の投与開始
・就眠後，ベクロニウム(8 mg)を投与⇒気管挿管(レミフェンタニル投与開始10分後)
・挿管終了後，プロポフォールTCI(2.8 μg/mL)，レミフェンタニル(0.2 μg/kg/min)に変更

＜麻酔維持期〜手術終了＞
・術中は，レミフェンタニル(0.2 μg/kg/min)，プロポフォール(2.5〜2.8 μg/mL)で維持
・手術終了時，レミフェンタニル(0.2 μg/kg/min)，プロポフォール(2.5 μg/mL)の投与終了
・手術終了10分後，抜管

＜術後鎮痛対策＞
・手術終了25分前，フルルビプロフェン(50 mg)を投与

**コメント**
　あまり侵襲の大きくない手術ではあるが，安定した循環動態が維持できた症例である。
　術中の血圧は，麻酔導入前と比較してやや低めであった。

(稲垣喜三，持田晋輔)

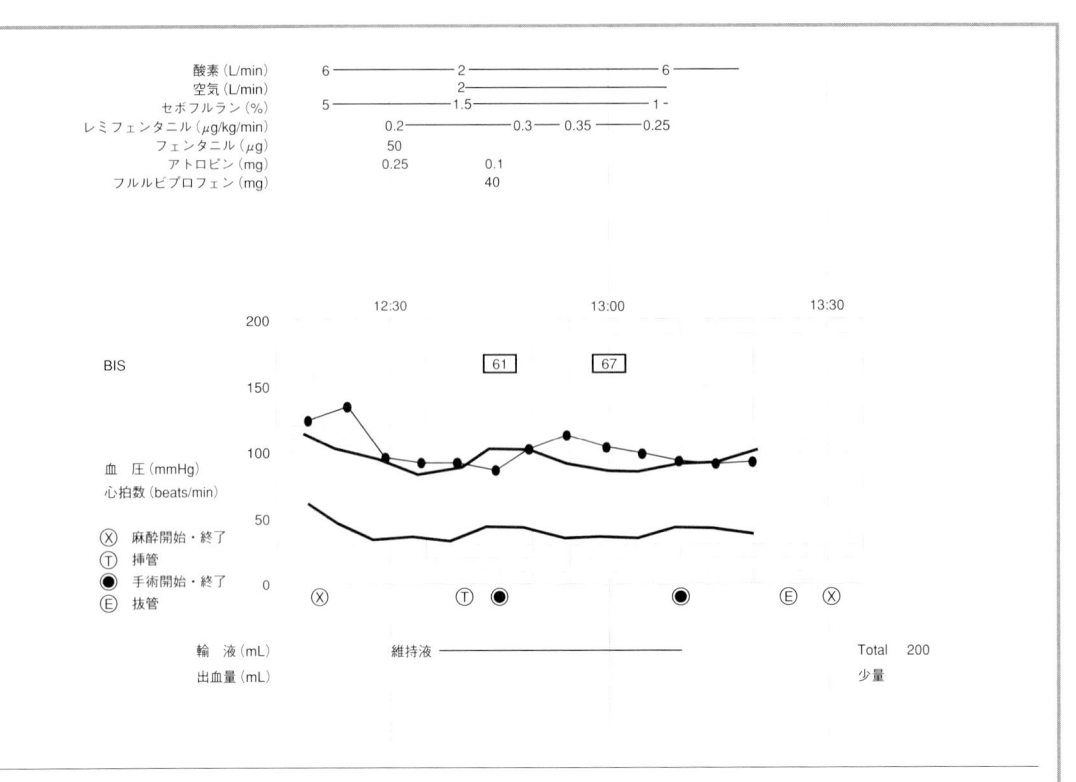

```
酸素 (L/min)            6 ─────── 2 ─────────── 6 ──
空気 (L/min)                       2 ──────────────
セボフルラン (%)        5 ── 1.5 ──────────── 1 ──
レミフェンタニル (μg/kg/min)  0.2 ─── 0.3 ── 0.35 ── 0.25
フェンタニル (μg)          50
アトロピン (mg)           0.25      0.1
フルルビプロフェン (mg)            40
```

患者背景：女性，10歳，146 cm，35 kg，ASA PS-1　合併症：なし　診断名：左眼上斜筋麻痺
手術名：斜視手術　前投薬：なし　手術／麻酔時間：0時間25分／1時間10分
麻酔方法：空気・酸素＋セボフルラン＋レミフェンタル
術後鎮痛法：フルルビプロフェン

**麻酔経過サマリー**

＜麻酔導入時＞
・セボフルラン(5.0％)の吸入開始
・就眠後，フェンタニル(50 μg)の投与⇒引き続き，レミフェンタニル(0.2 μg/kg/min)の投与開始
・その後，ラリンジアルマスクを挿入(レミフェンタニル投与開始10分後)
・挿管終了後，セボフルラン(1.5％)に変更

＜麻酔維持期〜手術終了＞
・術中は，レミフェンタニル(0.2〜0.35 μg/kg/min)，セボフルラン(1.5％)で維持
・手術終了時，レミフェンタニル(0.25 μg/kg/min)，セボフルラン(1.0％)の投与終了
・手術終了15分後，ラリンジアルマスクを抜去

＜術後鎮痛対策＞
・手術開始時，フルルビプロフェン(40 mg)を投与

**コメント**

　セボフルランの吸入による就眠後，末梢点滴路を確保した。また，ラリンジアルマスクは筋弛緩薬を使用せず挿入した。
　フェンタニルのみでは不十分となりがちな術中鎮痛も，レミフェンタニルにより良好な麻酔管理が可能であった。
　覚醒時もラリンジアルマスクの利点が活かせ，挿管した場合に見られるバッキングなどもなくスムーズな覚醒が得られ，ラリンジアルマスクを抜去後，手術室退室が可能であった。　　　（佐藤健治）

# 4

## 脳神経外科手術における麻酔管理

長田　理（自治医科大学附属さいたま医療センター　麻酔科）

### <麻酔管理のポイント>

脳神経外科手術における麻酔管理上の特徴は，①脳血流の適切な調節，②各種の手術体位への対応，③電気生理学的検査への対応，④術後神経学的所見が確認できる良好な覚醒を得る，ことが要求される点である。

### <麻酔方法の選択>

開頭操作時など頭蓋骨をドリルで削る際には大きな音と振動が発生すること，顕微鏡下での手術操作の際には体動によって組織を破壊する危険性があることから，脳神経外科手術のほとんどは全身麻酔で行われている。一方で開頭血腫除去術や脳室−腹腔シャント（V−Pシャント）造設術など一部の手術は局所麻酔下に行われるほか，最近では切除範囲を決定するために一時的に患者を覚醒させることで意識状態を確認しながら手術操作を行う意識下開頭手術も行われている。

### <麻酔の導入>

気管挿管による気道確保で行われる待機手術の場合には，静脈麻酔薬，麻薬性鎮痛薬，筋弛緩薬を用いて気管挿管する。特に脳動脈瘤手術など血圧変動を避ける必要のある場合には，挿管操作による刺激を確実に遮断できるよう，麻薬性鎮痛薬を十分に使用する。

緊急手術の場合には誤嚥を防ぐために胃管を挿入して内容物を除去するほか，迅速導入法の利用を検討する。脳神経外科（特に緊急）手術では挿管・鎮静下に手術室に搬送されることもあるが，手術中にトラブルが生じないよう気管チューブの状況（チューブ径，挿入長，ねじれや固定の状態）を確認し，しっかりと気管チューブを固定する。手術体位によっては気管チューブの交換が必要となることもある。

意識下開頭手術の場合，気道確保はラリンジアルマスク（LMA）を使用するとともに，覚醒後の嘔気・嘔吐を考慮して胃管は挿入しない。麻酔薬としては，作用消失が速やかなプロポフォール・レミフェンタニルを選択し，フェンタニルを使用する場合には必要最小限となるよう少量ずつ投与する。

### <麻酔の維持>

麻酔の維持においては，吸入麻酔薬と麻薬性鎮痛薬，静脈麻酔薬（プロポフォール）と

麻薬性鎮痛薬のどちらの組み合わせも使用されている。亜酸化窒素は頭蓋内圧を上昇させるとともに術後の嘔気・嘔吐の危険性が高まるため，脳外科手術で使用されることは少なくなった。十分な鎮痛薬の投与により術中の筋弛緩薬の必要量が減少するものの，各種検査のために筋弛緩薬の投与を控える必要がある場合を除き，顕微鏡下操作時など体動を防ぐ必要がある場合には筋弛緩薬を適切に使用することが望ましい。

## ＜術中管理の特徴＞

術中管理の特徴として，①脳血流の適切な調節，②各種の手術体位への対応，③電気生理学的検査への対応，④術後神経学的所見が確認できる良好な覚醒，が挙げられる。

### ①脳血流の適切な調節

脳血流は一般に血圧，二酸化炭素分圧，頭蓋内圧によって変動するため，脳神経外科手術で脳圧を低下させるために従来は過換気を利用していた。近年では全身麻酔薬の影響についても検討されており，プロポフォールを用いた全身麻酔時には脳血流の低下が見込まれるため過換気を避け正常範囲で管理することが望ましい。

### ②各種の手術体位への対応

手術部位へのアプローチが多様な脳外科手術では，仰臥位，側臥位，腹臥位，坐位など手術体位もさまざまであり，気管チューブ固定など気道確保の安全性を確保するとともに，体位に伴う神経障害，圧迫などに十分な配慮が必要である。また，全身麻酔を導入してからの手術体位へ，そして手術が終了して仰臥位へと変換する際には十分な鎮痛・鎮静が必要であるため，麻酔薬の中止・減量は体位変換後に行う。

### ③電気生理学的検査への対応

亜酸化窒素やハロゲン化合物（セボフルラン，イソフルランなど）は，体性感覚誘発電位（SSEPまたはSEP），運動誘発電位（MEP）を抑制することが知られている。術中にこのような検査を行う場合には，吸入麻酔薬の影響を除外するため全静脈麻酔を利用することが望ましい。また，顔面神経の同定など神経刺激に応じて誘発される筋電図電位をモニターする場合には，挿管時のみ筋弛緩薬を使用して，その後は追加投与を行わずに全身麻酔を管理する。

### ④術後神経学的所見が確認できる良好な覚醒

手術操作による術後意識障害の遷延と全身麻酔からの覚醒遅延，術後鎮痛による鎮静状態を鑑別することが困難であるため，フェンタニル・モルヒネの使用は必要最小限にとどめられることが多い。覚醒の速やかな全身麻酔を実現するには，高用量のレミフェンタニル持続投与により併用する全身麻酔薬（プロポフォール・セボフルランなど）を低濃度で維持することが有用である。

## ＜術後疼痛管理＞

脳神経外科手術では一般に手術侵襲が小さいとされているが，術後早期の神経学的評価のために確実な覚醒を得ようとすると，手術部位の疼痛を訴えることが多い。このため，全身性の術後疼痛対策とともに，局所性の疼痛対策が効果的である。

全身性の疼痛対策としては，意識状態に影響を及ぼす麻薬性鎮痛薬（モルヒネ・フェンタニル）の単回投与および持続投与よりも，意識状態に影響を与えない全身性鎮痛薬である非ステロイド性鎮痛薬が便利である。また局所性の疼痛対策としては，意識下開頭手術などにおいて局所麻酔薬の創部浸潤ブロック，すなわちロピバカイン（0.5～0.75％）溶液を頭部固定用ピンの刺入予定部位に注入したり，創部に直接散布ないしガーゼに浸潤させたうえで創部に接触させることで侵害刺激の伝達を抑制する方法が用いられる。この方法は手術中から施行することもあれば，術後疼痛対策として閉創時に使用することも可能である。この方法を利用することでオピオイド要求量が大幅に減少するため，最近では痛みのない明瞭な覚醒を術直後から得られるようになった。

| 酸素 (L/min) | 6 — 1 — 6 — 1 — — — — — — — — — 6 — |
|---|---|
| 空気 (L/min) | 3 — 4 — |
| プロポフォールTCI (μg/mL) | 4 — 2 — // |
| レミフェンタニル (μg/kg/min) | 0.5 — 0.25 — 0.5 — — — — 0.75 — 0.5 — 0.75 — // |
| ロクロニウム (mg) | 50 |
| フェニレフリン (mg) | 0.05 × 2 |
| フルルビプロフェン (mg) | 50 |
| 0.75%ロピバカイン (mL) | 8 |

| 時刻 | 9:00 | 10:00 | 11:00 | 12:00 | 13:00 | 14:00 | 15:00 | 16:00 | 17:00 | 18:00 | 19:00 |
|---|---|---|---|---|---|---|---|---|---|---|---|
| BIS | 34 | 43 | 44 | 43 | 38 | 43 | 46 | 45 | 39 | 45 | 61 |
| 体温 (℃) |  | 35.9 | 35.6 | 35.9 | 36.2 | 36.4 | 36.6 | 36.8 | 37.0 | 37.1 | 37.1 |

輸液 (mL) 重炭酸リンゲル液 —————————— Total 1700
生食 Total 200
マンニトール Total 400
出血量 (mL) 490 Total 490
尿量 (mL) 60 260 600 750 1000 1250 Total 1370

---

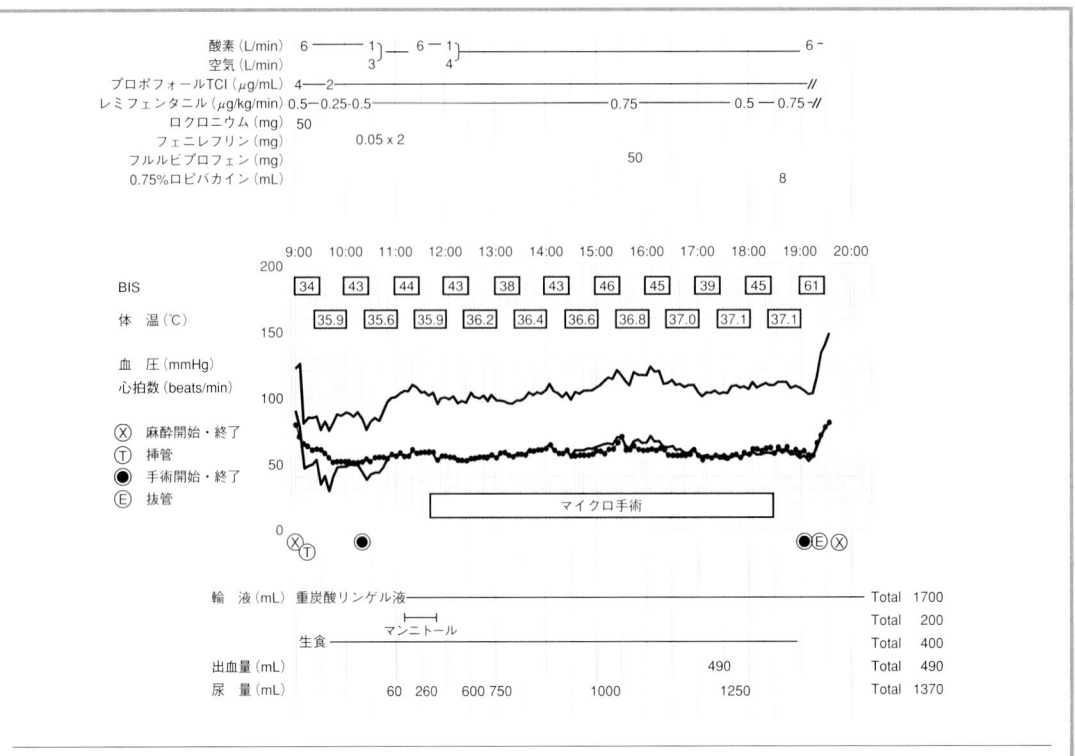

患者背景：男性，49歳，171 cm，79 kg，ASA PS-2　合併症：喫煙　診断名：右聴神経腫瘍
手術名：開頭腫瘍摘出術　前投薬：なし　手術／麻酔時間：8時間45分／10時間35分
麻酔方法：空気・酸素＋プロポフォールTCI＋レミフェンタニル
術後鎮痛法：創部浸潤麻酔（ロピバカイン），フルルビプロフェン

**麻酔経過サマリー**

＜麻酔導入時＞
・レミフェンタニル(0.5 μg/kg/min)の投与開始⇒引き続き，プロポフォールTCI(4.0 μg/mL)の投与開始
・就眠後，ロクロニウム(50 mg)を投与⇒気管挿管(レミフェンタニル投与開始10分後)
・挿管終了後，プロポフォールTCI(2.0 μg/mL)に変更⇒その後，レミフェンタニル(0.25 μg/kg/min)に変更

＜麻酔維持期～手術終了＞
・皮膚切開10分前，レミフェンタニル(0.5 μg/kg/min)に変更
・術中，レミフェンタニル(0.5～0.75 μg/kg/min)，プロポフォール(2.0 μg/mL)で維持
・手術終了時，レミフェンタニル(0.75 μg/kg/min)，プロポフォール(2.0 μg/mL)の投与終了
・手術終了15分後，抜管

＜術後鎮痛対策＞
・手術終了3時間前，フルルビプロフェン(50 mg)を投与
・閉創前，0.75%ロピバカイン(8 mL)を創部に投与(数分間，薬液を浸潤させてから閉創)

**コメント**
　脳幹部に近い部位を操作する聴神経腫瘍摘出術の場合，顔面神経同定のために電気刺激による誘発筋電図モニターを行うことがあり，手術中に筋弛緩薬を投与することなく体動を来さない麻酔管理が要求される。
　本症例でも，レミフェンタニル(0.5～0.75 μg/kg/min)により術中に十分な鎮痛を確保しながら，術後はフェンタニルを使用せずにNSAIDsおよび局所麻酔により鎮痛を得ることで，速やかで確実な覚醒が得られ，術後の神経症状を覚醒直後から評価できた。

（長田　理）

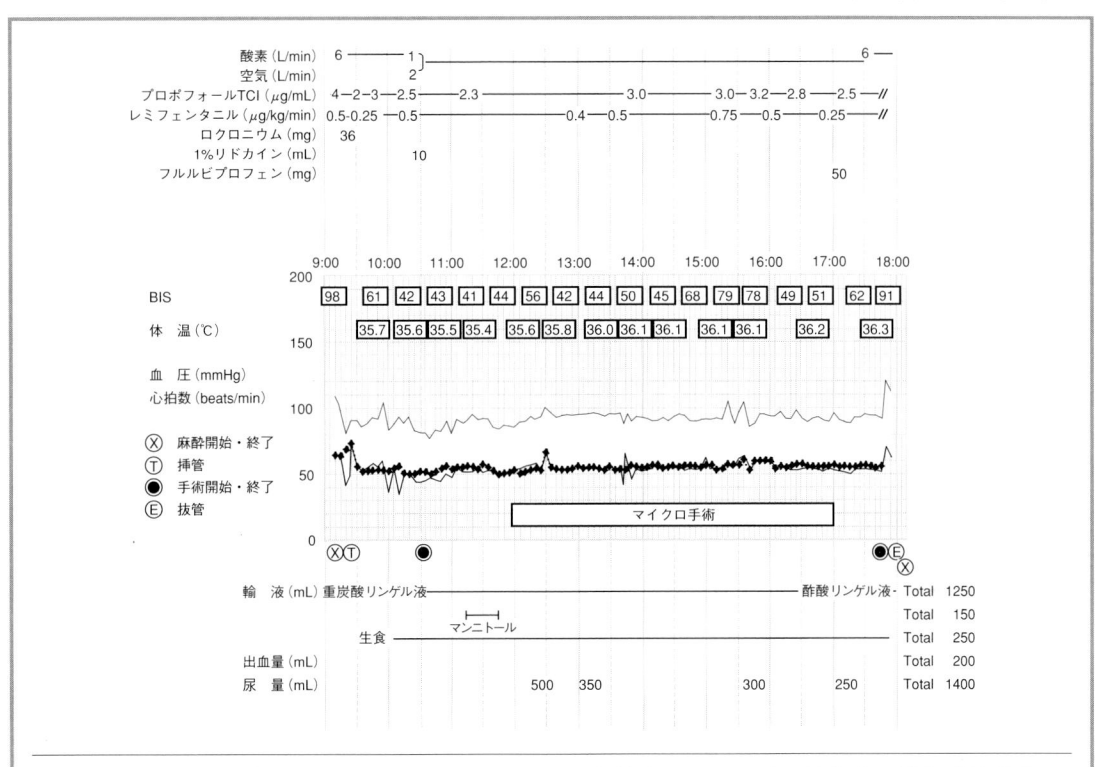

患者背景：女性，45歳，168 cm，60 kg，ASA PS-2　合併症：アレルギー性鼻炎，鉄欠乏性貧血
診断名：左小脳橋角部骨髄腫瘍　手術名：開頭腫瘍摘出術　前投薬：なし
手術／麻酔時間：7時間10分／8時間55分
麻酔方法：空気・酸素＋プロポフォールTCI＋レミフェンタニル
術後鎮痛法：フルルビプロフェン

### 麻酔経過サマリー

＜麻酔導入時＞
- レミフェンタニル(0.5 μg/kg/min)の投与開始⇒引き続き，プロポフォールTCI(4.0 μg/mL)の投与開始
- 就眠後，ロクロニウム(36 mg)を投与⇒気管挿管(レミフェンタニル投与開始10分後)
- 挿管終了後，レミフェンタニル(0.25 μg/kg/min)，プロポフォールTCI(2.0 μg/mL)に変更

＜麻酔維持期～手術終了＞
- 皮膚切開10分前，レミフェンタニル(0.5 μg/kg/min)，プロポフォールTCI(2.5 μg/mL)に変更
- 術中，レミフェンタニル(0.25～0.75 μg/kg/min)，プロポフォール(2.5～3.2 μg/mL)で維持
- 手術終了時，レミフェンタニル(0.25 μg/kg/min)，プロポフォール(2.5 μg/mL)の投与終了
- 手術終了10分後，抜管

＜術後鎮痛対策＞
- 手術終了40分前，フルルビプロフェン(50 mg)を投与

### コメント

　このような術式では，術後覚醒不良の際には気管挿管のままICU帰室となるため，麻酔薬の効果が残存することは患者のみならず医療従事者にも大きな負担となる。そこで本症例では，鎮痛効果とともに呼吸抑制が問題となるフェンタニルを使用せず，意識に影響を与えないNSAIDsを使用することで術後疼痛対策を行った。この結果，良好な覚醒が得られるようになり，手術が原因の不具合を早期発見することが可能となった。しかしながら，術直後より創痛を訴えるため，覚醒を確認したのち他の鎮痛法を併用する必要がある。

〔長田　理〕

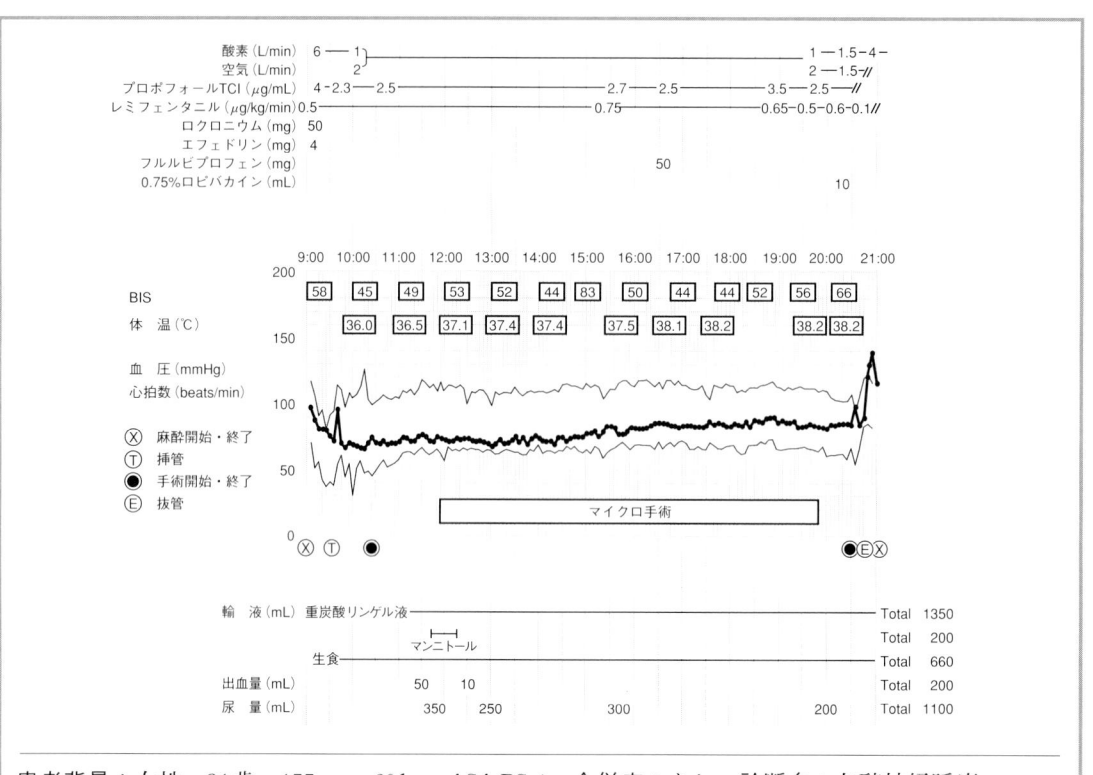

```
酸素 (L/min)              6 — 1 ─────────────────────────────── 1 — 1.5 - 4 —
空気 (L/min)                  2 — 1 ─────────────────────────────── 2 — 1.5 -//
プロポフォールTCI (μg/mL)   4 - 2.3 - 2.5 ─────────────── 2.7 - 2.5 ───── 3.5 - 2.5 -//
レミフェンタニル (μg/kg/min) 0.5 ──────────── 0.75 ────── 0.65 - 0.5 - 0.6 - 0.1 -
ロクロニウム (mg)            50
エフェドリン (mg)             4
フルルビプロフェン (mg)                                        50
0.75%ロピバカイン (mL)                                                        10
```

患者背景：女性，31歳，155 cm，60 kg，ASA PS-1　合併症：なし　診断名：左聴神経腫瘍
手術名：後頭下開頭腫瘍摘出術　前投薬：なし　手術／麻酔時間：10時間08分／12時間00分
麻酔方法：空気・酸素＋プロポフォールTCI＋レミフェンタニル
術後鎮痛法：フルルビプロフェン，創部浸潤麻酔（ロピバカイン）

## 麻酔経過サマリー

### ＜麻酔導入時＞
・レミフェンタニル（0.5 μg/kg/min）の投与開始⇒引き続き，プロポフォールTCI（4.0 μg/mL）の投与開始
・就眠後，プロポフォールTCI（4.0⇒2.5）として，ロクロニウム（50 mg）を投与⇒気管挿管（レミフェンタニル投与開始5分後）
・挿管終了後，プロポフォールTCI（2.5 μg/mL⇒2.3 μg/mL）に変更

### ＜麻酔維持期〜手術終了＞
・術中，レミフェンタニル（0.5〜0.75 μg/kg/min），プロポフォール（2.5〜3.5 μg/mL）で維持
・手術終了時，プロポフォール（2.5 μg/mL）の投与終了
・手術終了5分後，レミフェンタニル（0.1 μg/kg/min）の投与終了
・手術終了15分後，抜管

### ＜術後鎮痛対策＞
・手術終了4時間前，フルルビプロフェン（50 mg）を投与
・閉創前，0.75％ロピバカイン（10 mL）を創部に投与（数分間，薬液を浸潤させてから閉創）

## コメント

　全身状態良好な若年女性であり，定型的な全身麻酔導入に続いてレミフェンタニル（0.5〜0.75 μg/kg/min）で十分な鎮痛を確保した．プロポフォール投与調節はBISを指標に調節を行ったが，若年のためか十分な鎮痛状態にもかかわらず意識消失に必要なプロポフォール濃度が比較的高かった．術中は筋弛緩薬の追加投与を行わなかったが，体動を起こさなかった．術後疼痛対策としてNSAIDsと局所浸潤ブロックを用いることで，良好な覚醒のため抜管直後からの神経学的評価が可能であった．

（長田　理）

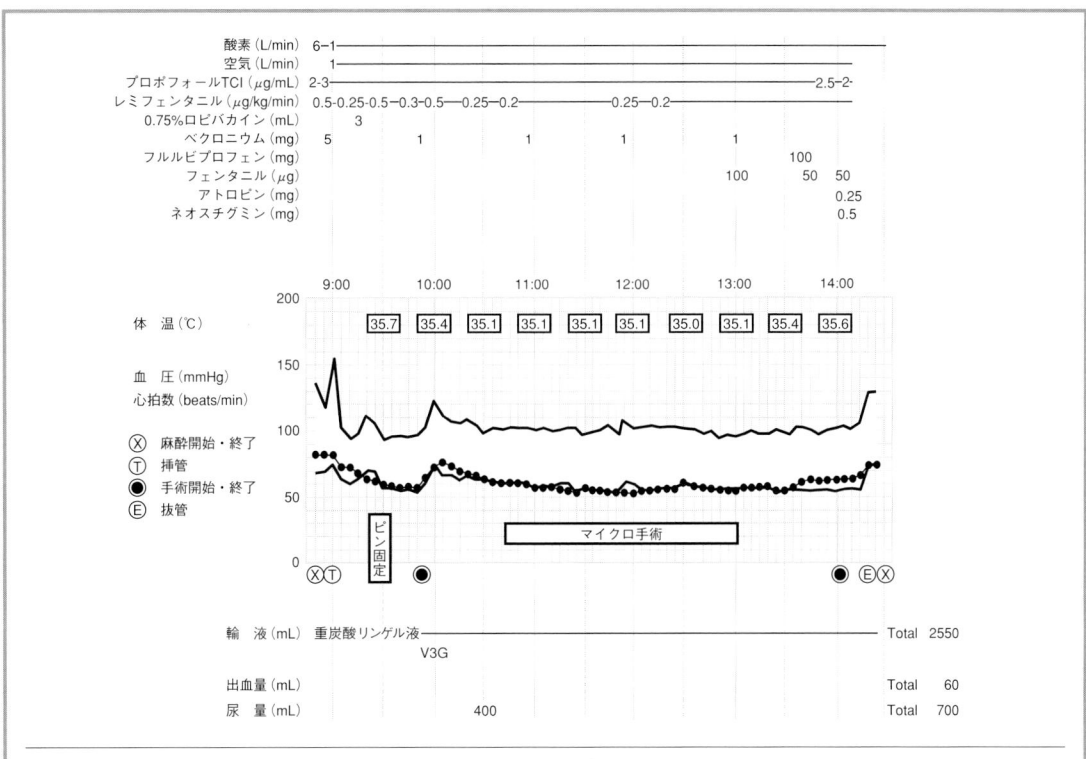

患者背景：女性，60歳，147 cm，43 kg，ASA PS-2　合併症：HT　診断名：左前大脳動脈瘤
手術名：開頭クリッピング術　前投薬：なし　手術／麻酔時間：4時間08分／4時間20分
麻酔方法：空気・酸素＋プロポフォールTCI＋レミフェンタニル
術後鎮痛法：フルルビプロフェン，フェンタニル

## 麻酔経過サマリー

＜麻酔導入時＞
- プロポフォールTCI(2.0 µg/mL⇒3.0 µg/mL)の投与開始
- 就眠後，レミフェンタニル(0.5 µg/kg/min)の投与開始⇒引き続き，ベクロニウム(5 mg)を投与⇒気管挿管(レミフェンタニル投与開始3分後)
- 挿管終了後，レミフェンタニル(0.25 µg/kg/min)に変更
- 両眼窩上神経ブロック(0.75％ロピバカイン1.5 mL×2)を実施

＜麻酔維持期～手術終了＞
- 皮膚切開10分前，レミフェンタニル(0.3 µg/kg/min)に変更
- 術中，レミフェンタニル(0.2～0.5 µg/kg/min)，プロポフォール(3.0 µg/mL)で維持
- 手術終了時，レミフェンタニル(0.2 µg/kg/min)，プロポフォール(2.0 µg/mL)の投与終了
- 手術終了10分後に抜管

＜術後鎮痛対策＞
- 手術終了50分前より，フェンタニルIV(200 µg)を分割投与
- 手術終了20分前に，フルルビプロフェン(100 mg)を投与

## コメント

　未破裂脳動脈瘤に対する開頭クリッピング術を行った症例．
　レミフェンタニルにより気管挿管，ピン固定時，手術中の循環変動がなく管理できた．
　眼窩上神経ブロックは術中の鎮痛補助と術後疼痛対策を目的として行った．
　術中は軽度低体温としたが，覚醒時のシバリングは見られず速やかに覚醒した．
　術後疼痛対策としてフェンタニル(200 µg)をマイクロ手術終了後分割投与し，フルルビプロフェン(100 mg)を併用した．

(森本康裕)

```
酸素 (L/min)                    6-1 ─── 0.5 ──────────────── 3 ──
空気 (L/min)                       1 ─── 0.5 ──────────────────
プロポフォールTCI (μg/mL)     1-2 ──────────────── 1.8 ── 1.5 ──
レミフェンタニル (μg/kg/min) 0.25-0.05-0.2 ── 0.15 ──── 0.2 ─────
ベクロニウム (mg)                 4 2      2              1
エフェドリン (mg)                         44 4    4
ニカルジピン (mg)                      1
アトロピン (mg)                                              0.25
ネオスチグミン (mg)                                          0.5
```

体温 (℃): 36.2 35.8 35.7 35.4 35.3 35.2 35.2

血圧 (mmHg)
心拍数 (beats/min)
Ⓧ 麻酔開始・終了
Ⓣ 挿管
● 手術開始・終了
Ⓔ 抜管

輸液 (mL)  生食 重炭酸リンゲル液 ──── Total 2150
出血量 (mL)                               Total  0
尿量 (mL)                  30            Total 500

---

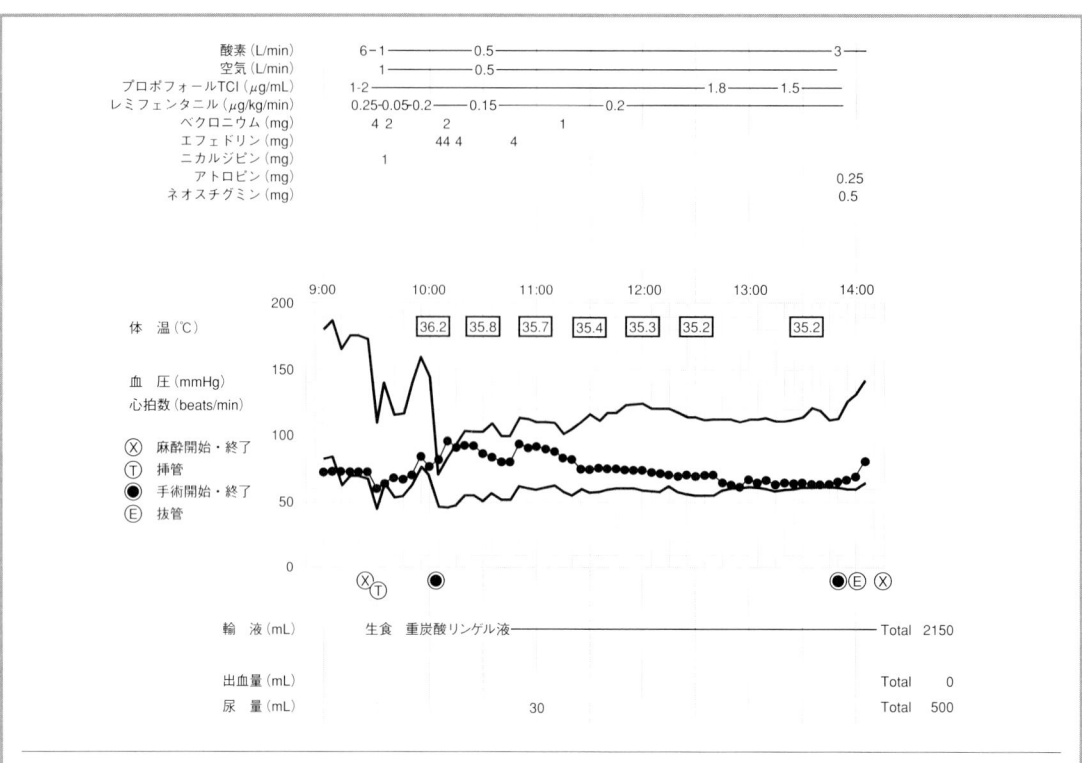

患者背景：女性，91歳，149 cm，42 kg，ASA PS-3　合併症：HT，子宮筋腫
診断名：左内頸動脈瘤　手術名：脳血管内手術　前投薬：なし
手術／麻酔時間：3時間50分／4時間30分
麻酔方法：空気・酸素＋プロポフォールTCI＋レミフェンタニル
術後鎮痛法：なし

**麻酔経過サマリー**

＜麻酔導入時＞
・プロポフォールTCI(1.0 μg/mL⇒2.0 μg/mL)の投与開始
・就眠後，レミフェンタニル(0.25 μg/kg/min)の投与開始⇒ベクロニウム(4 mg)を投与⇒気管挿管(レミフェンタニル投与開始3分後)
・挿管終了後，レミフェンタニル(0.05 μg/kg/min)に変更

＜麻酔維持期～手術終了＞
・皮膚切開10分前，レミフェンタニル(0.2 μg/kg/min)に変更
・術中，レミフェンタニル(0.15～0.2 μg/kg/min)，プロポフォール(1.5～2.0 μg/mL)で維持
・手術終了時，レミフェンタニル(0.2 μg/kg/min)，プロポフォール(1.5 μg/mL)の投与終了
・手術終了10分後に抜管

＜術後鎮痛対策＞
・なし

**コメント**
　超高齢者をTIVAで管理した症例。
　気管挿管時は，レミフェンタニルにニカルジピンを併用して高血圧を避けることができた。
　手術開始時に低血圧となりエフェドリンを使用した。
　患者就眠時のプロポフォール効果部位濃度は1.2 μg/mLであり，手術中の目標血中濃度を2 μg/mLで維持した。
　超高齢者であっても，速やかに作用が消失するレミフェンタニルを併用することで，TIVAで問題なく管理することができた。

（森本康裕）

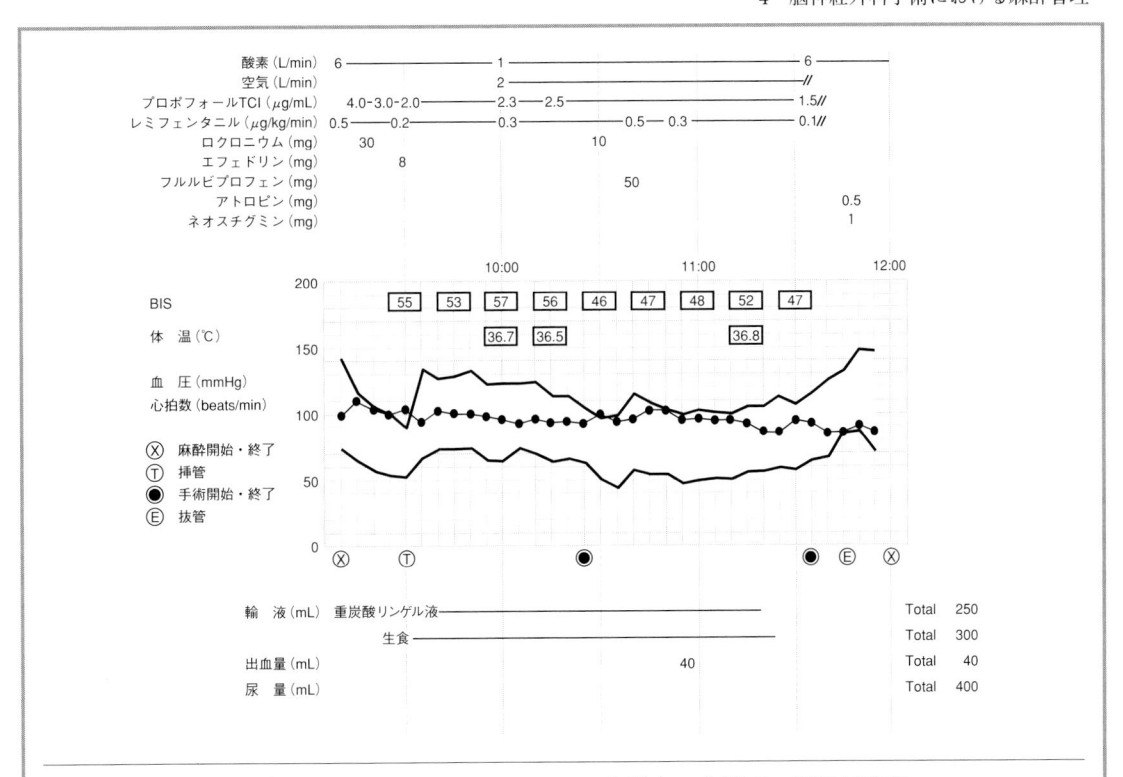

## 4 脳神経外科手術における麻酔管理

**患者背景**：女性，28歳，145 cm，43 kg，ASA PS-3　**合併症**：水頭症，下肢対麻痺
**診断名**：水頭症（くも膜下出血手術後）　**手術名**：脳室-腹腔(V-P)シャント手術　**前投薬**：なし
**手術／麻酔時間**：1時間10分／2時間50分
**麻酔方法**：空気・酸素＋プロポフォールTCI＋レミフェンタニル
**術後鎮痛法**：フルルビプロフェン

### 麻酔経過サマリー

＜麻酔導入時＞
- レミフェンタニル(0.5 μg/kg/min)⇒5分後，プロポフォールTCI(4.0 μg/mL)で投与開始
- 就眠後，プロポフォールTCI(3.0 μg/mL)に変更⇒ロクロニウム(30 mg)を投与⇒気管挿管(レミフェンタニル投与開始20分後)
- 挿管終了後，レミフェンタニル(0.2 μg/kg/min)，プロポフォールTCI(2.0 μg/mL)に変更

＜麻酔維持期〜手術終了＞
- 皮膚切開20分前，レミフェンタニル(0.3 μg/kg/min)，プロポフォールTCI(2.3 μg/mL)に変更
- 術中，レミフェンタニル(0.3〜0.5 μg/kg/min)，プロポフォール(2.5 μg/mL)で維持
- 手術終了時，レミフェンタニル(0.1 μg/kg/min)，プロポフォール(1.5 μg/mL)の投与終了
- 手術終了10分後，抜管

＜術後鎮痛対策＞
- 手術終了55分前，フルルビプロフェン(50 mg)を投与

### コメント

　脊髄動静脈奇形の手術後に両下肢対麻痺となった患者で，複数回のくも膜下出血の手術を経験している．
　このような患者では循環動態の変動(特に急激な上昇)を避け，確実な覚醒を得ることが重要である．
　レミフェンタニル持続投与により，挿管時の血圧上昇を十分に抑制することが可能であり，十分な鎮痛により低いプロポフォール維持濃度であったため，速やかな覚醒が得られた．
　なお本症例でも，術後の意識状態を確認するためにフェンタニルを使用していない． 　　　　（長田　理）

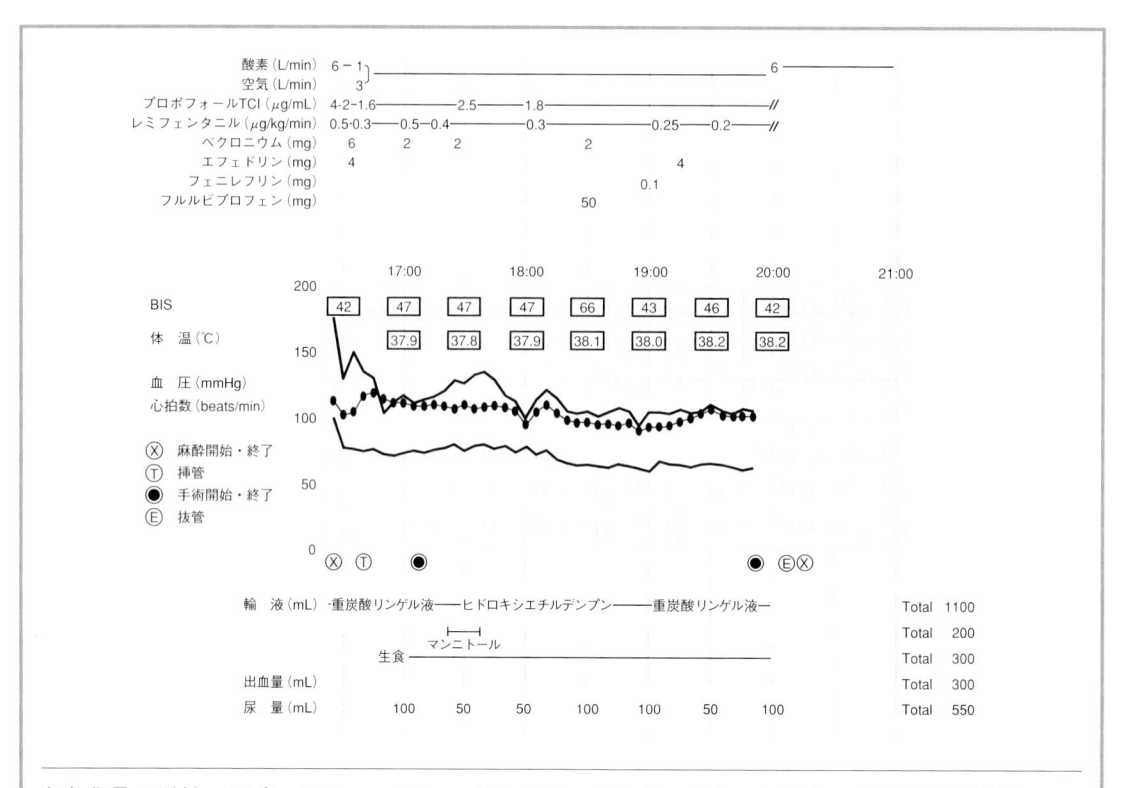

|  |  |
|---|---|
| 酸素 (L/min) | 6-1 ———————————— 6 ——— |
| 空気 (L/min) | 3 |
| プロポフォールTCI (μg/mL) | 4-2-1.6 ——— 2.5 — 1.8 ———————— // |
| レミフェンタニル (μg/kg/min) | 0.5-0.3 — 0.5-0.4 — 0.3 ——— 0.25 — 0.2 // |
| ベクロニウム (mg) | 6   2   2   2 |
| エフェドリン (mg) | 4           4 |
| フェニレフリン (mg) | 0.1 |
| フルルビプロフェン (mg) | 50 |

| 時刻 | 17:00 | | | 18:00 | | 19:00 | | 20:00 | 21:00 |
|---|---|---|---|---|---|---|---|---|---|
| BIS | 42 | 47 | 47 | 47 | 66 | 43 | 46 | 42 | |
| 体温 (℃) | 37.9 | 37.8 | 37.9 | 38.1 | 38.0 | 38.2 | 38.2 | | |

輸液 (mL)：重炭酸リンゲル液 ——— ヒドロキシエチルデンプン ——— 重炭酸リンゲル液　　Total 1100
　　　　　　生食　　マンニトール　　　　　　　　　　　　　　　　　　　　　　　　　　Total 200
　　　　　　　　　　　　　　　　　　　　　　　　　　　　　　　　　　　　　　　　　　Total 300
出血量 (mL)　　　　　　　　　　　　　　　　　　　　　　　　　　　　　　　　　　　　Total 300
尿量 (mL)　100  50  50  100  100  50  50  100　　　　　　　　　　　　　　　　　　　 Total 550

患者背景：男性，66歳，160 cm，55 kg，ASA PS-1　合併症：なし　診断名：急性硬膜下血腫
手術名：開頭血腫除去術　前投薬：なし　手術／麻酔時間：2時間39分／3時間03分
麻酔方法：空気・酸素＋プロポフォールTCI＋レミフェンタニル
術後鎮痛法：フルルビプロフェン

**麻酔経過サマリー**

＜麻酔導入時＞
・レミフェンタニル(0.5 μg/kg/min)の投与開始⇒引き続き，プロポフォールTCI(4.0 μg/mL)の投与開始
・就眠後，プロポフォールTCI(2.0 μg/mL)に変更⇒ベクロニウム(6 mg)を投与⇒気管挿管(レミフェンタニル投与開始5分後)
・挿管終了後，レミフェンタニル(0.3 μg/kg/min)，プロポフォールTCI(1.6 μg/mL)に変更

＜麻酔維持期〜手術終了＞
・皮膚切開5分前，レミフェンタニル(0.5 μg/kg/min)に変更
・術中，レミフェンタニル(0.25〜0.5 μg/kg/min)，プロポフォール(1.6〜2.5 μg/mL)で維持
・手術終了10分後，レミフェンタニル(0.2 μg/kg/min)，プロポフォール(1.8 μg/mL)の投与終了
・手術終了18分後，抜管

＜術後鎮痛対策＞
・手術終了80分前，フルルビプロフェン(50 mg)を投与

**コメント**

　全身性合併症はないものの，手術対象疾患に伴い術前から意識レベルの低下が認められていた。緊急手術でもあり，血圧変動を避けるとともに誤嚥を来さないよう迅速導入が行われた。
　導入時には十分な鎮痛と鎮静となるようレミフェンタニル・プロポフォールを投与したが，手術終了後の意識状態の確認および早期抜管を目標として，プロポフォールの維持濃度を(BISを指標に)最小限にとどめ，術後疼痛対策にはオピオイドを使用しなかった。

(長田　理)

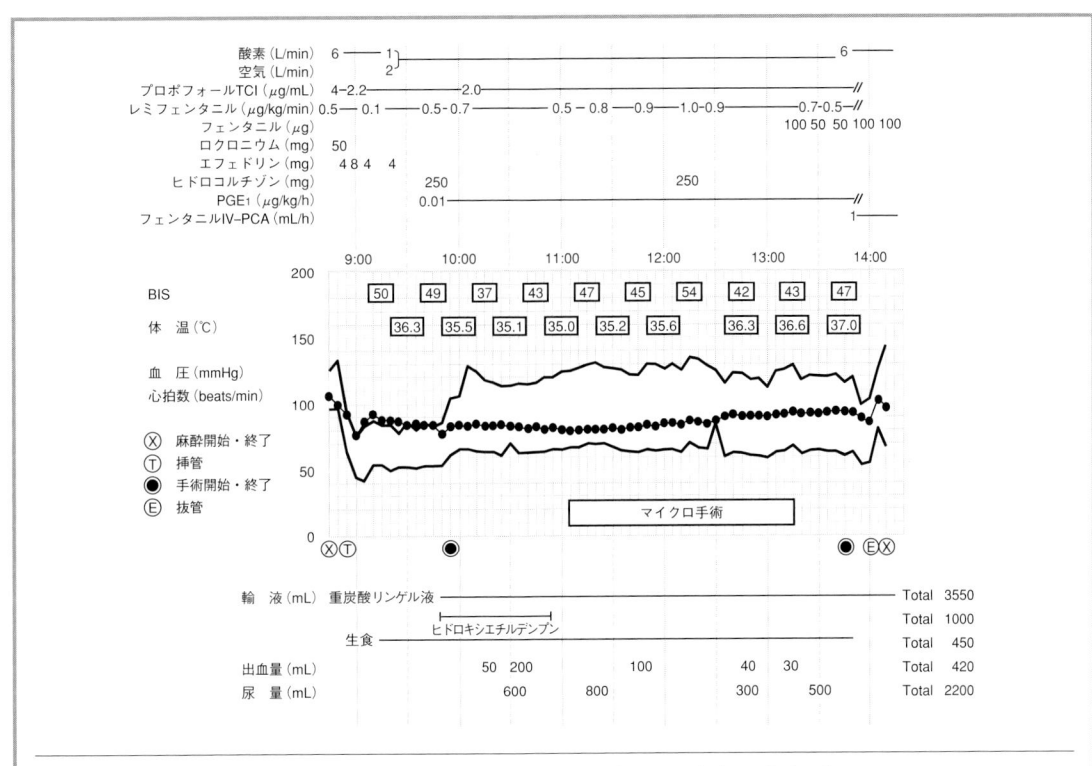

患者背景：男性，53歳，169 cm，71 kg，ASA PS-3　合併症：喘息，高血圧
診断名：胸髄腫瘍(神経鞘腫疑い)　手術名：腫瘍切除，脊髄腫瘍摘出術
前投薬：吸入(サルブタモール，ブデソニド)　手術／麻酔時間：3時間55分／4時間25分
麻酔方法：空気・酸素＋プロポフォールTCI＋レミフェンタニル
術後鎮痛法：フェンタニル，IV-PCA(フェンタニル)

**麻酔経過サマリー**

＜麻酔導入時＞
・レミフェンタニル(0.5 μg/kg/min)の投与開始⇒引き続き，プロポフォールTCI(4.0 μg/mL)の投与開始
・就眠後，ロクロニウム(50 mg)を投与⇒気管挿管(レミフェンタニル投与開始10分後)
・挿管終了後，レミフェンタニル(0.1 μg/kg/min)，プロポフォールTCI(2.2 μg/mL)に変更

＜麻酔維持期〜手術終了＞
・皮膚切開10分前，レミフェンタニル(0.5 μg/kg/min)に変更
・術中，レミフェンタニル(0.5〜1.0 μg/kg/min)，プロポフォール(2.0 μg/mL)で維持
・手術終了時，レミフェンタニル(0.5 μg/kg/min)，プロポフォール(2.0 μg/mL)の投与終了
・手術終了15分後，抜管

＜術後鎮痛対策＞
・手術終了25分前から，フェンタニル(400 μg)を分割投与
・手術終了後，IV-PCA(フェンタニル500 μg＋生食15 mL，1 mL/h，PCA：1 mL/1回，ロックアウトタイム：10分間)の投与開始

**コメント**

　本症例は週2回程度の発作を起こす喘息と高血圧を合併しており，吸入療法が手術直前まで継続されていたため，全身麻酔導入後にステロイド(ヒドロコルチゾン)を投与した．また，術中の血圧調節のためにPGE₁を併用した．顕微鏡下手術が終了した後，術後疼痛対策としてフェンタニルの反復投与および持続投与(IV-PCA)を開始した．なお，本症例では喘息を考慮してNSAIDsを使用しなかった．

(長田　理)

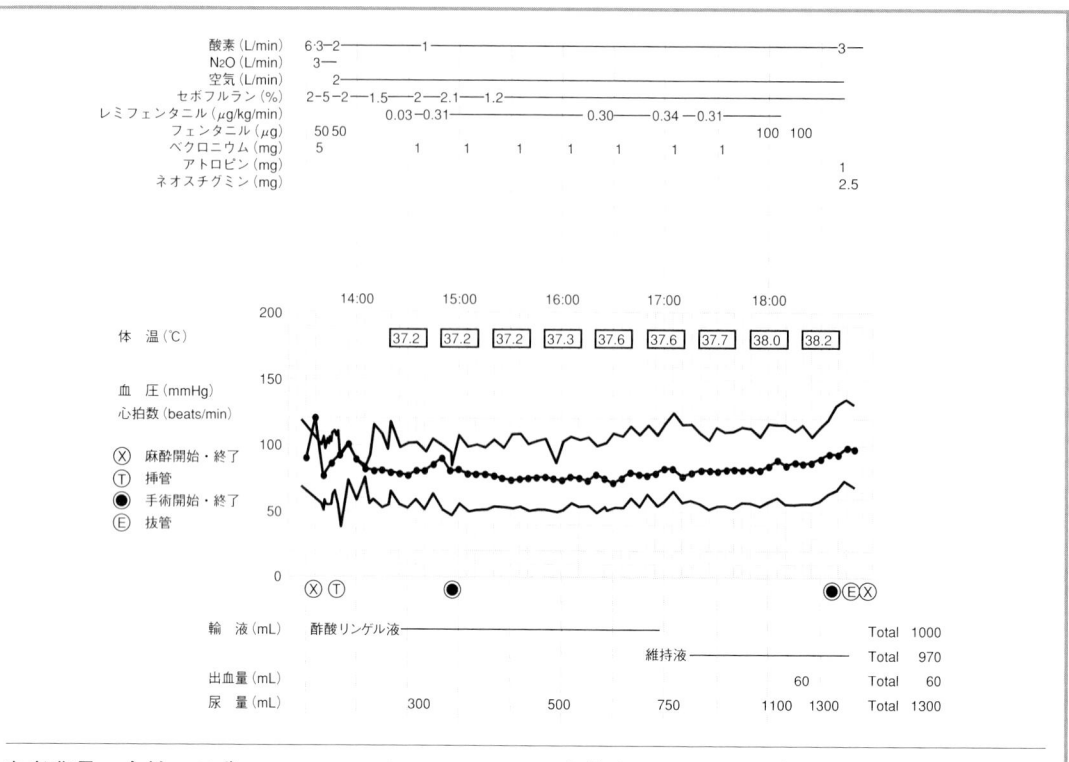

| | | | | | | | | | |
|---|---|---|---|---|---|---|---|---|---|
| 酸素 (L/min) | 6-3-2 | | 1 | | | | | 3 | |
| N₂O (L/min) | 3 | | | | | | | | |
| 空気 (L/min) | | 2 | | | | | | | |
| セボフルラン (%) | 2-5-2 | 1.5 | 2 | 2.1 | 1.2 | | | | |
| レミフェンタニル (μg/kg/min) | | 0.03 | 0.31 | | 0.30 | 0.34 | 0.31 | | |
| フェンタニル (μg) | 50 50 | | | | | | | 100 100 | |
| ベクロニウム (mg) | 5 | 1 | 1 | 1 | 1 | 1 | 1 | | 1 |
| アトロピン (mg) | | | | | | | | | 1 |
| ネオスチグミン (mg) | | | | | | | | | 2.5 |

時刻: 14:00　15:00　16:00　17:00　18:00

体温 (℃): 37.2　37.2　37.2　37.3　37.6　37.6　37.7　38.0　38.2

輸液: 酢酸リンゲル液　Total 1000
維持液　Total 970
出血量 (mL): 60　Total 60
尿量 (mL): 300　500　750　1100　1300　Total 1300

患者背景：女性，13歳，147 cm，49 kg，ASA PS-1　合併症：なし　診断名：神経線維腫症2型
手術名：脊髄腫瘍摘出術　前投薬：なし　手術／麻酔時間：3時間44分／5時間16分
麻酔方法：空気・酸素＋セボフルラン＋レミフェンタニル
術後鎮痛法：フェンタニル

**麻酔経過サマリー**

＜麻酔導入時＞
・セボフルラン(5%)を吸入開始，入眠後，静脈路を確保した。
・その後，フェンタニル(50 μg)，ベクロニウム(5 mg)を投与
・挿管2分前にフェンタニル(50 μg)を追加投与⇒気管挿管
・挿管終了後，セボフルラン(2%)に変更

＜麻酔維持期～手術終了＞
・皮膚切開30分前，レミフェンタニル(0.03 μg/kg/min)を投与開始
・皮膚切開10分前，レミフェンタニル(0.31 μg/kg/min)に変更
・術中は，レミフェンタニル(0.30～0.34 μg/kg/min)，セボフルラン(1.2～2.1%)で維持
・手術終了30分前，レミフェンタニル(0.31 μg/kg/min)の投与終了
・手術終了時，セボフルラン(1.2%)を投与終了
・手術終了10分後，抜管

＜術後鎮痛対策＞
・手術終了30分前，フェンタニル(200 μg)を分割投与

**コメント**

13歳の少女であったが，静脈路確保を拒否したため，マスクによる緩徐導入を施行し，入眠後静脈路を確保した。

レミフェンタニルによる血圧低下を懸念し，セボフルランとフェンタニルによって麻酔を導入した。体位変換後，レミフェンタニルの投与を低用量から開始した。レミフェンタニルによる血圧低下を懸念した場合，このような麻酔導入法も考えられる。

術後痛に対しては，麻酔終了前のフェンタニルで対応が可能であった。

（山蔭道明，澤田敦史）

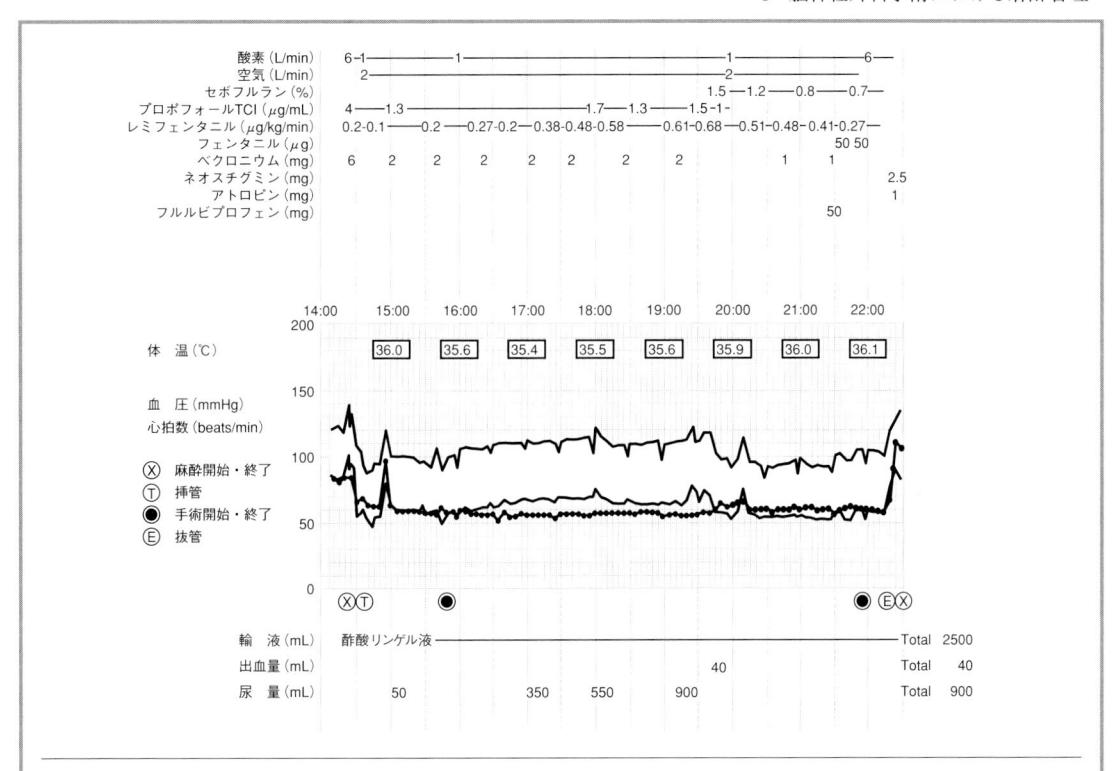

患者背景：女性，26歳，152cm，49kg，ASA PS-2　合併症：てんかん　診断名：脊髄腫瘍
手術名：脊髄腫瘍摘出術　前投薬：なし　手術／麻酔時間：6時間11分／8時間00分
麻酔方法：空気・酸素＋(プロポフォールTCI⇒セボフルラン)＋レミフェンタニル
術後鎮痛法：フェンタニル，フルルビプロフェン

### 麻酔経過サマリー

**＜麻酔導入時＞**

- レミフェンタニル(0.2 μg/kg/min)⇒引き続き，プロポフォールTCI(4 μg/mL)を投与開始
- 就眠後，ベクロニウム(6 mg)を投与⇒気管挿管(レミフェンタニル投与開始5分後)
- 挿管終了後，レミフェンタニル(0.1 μg/kg/min)，プロポフォールTCI(4.0⇒1.3 μg/mL)に変更

**＜麻酔維持期～手術終了＞**

- 皮膚切開10分前，レミフェンタニル(0.2 μg/kg/min)に変更
- 術中は，レミフェンタニル(0.2～0.68 μg/kg/min)，プロポフォールTCI(1.0～1.7 μg/mL)で維持
- 手術終了120分前，プロポフォールTCI(1.0 μg/mL)より，セボフルラン(1.5％)に切り替え
- 手術終了10分後，レミフェンタニル(0.27 μg/kg/min)の投与終了
- 手術終了20分後，セボフルラン(0.7％)の投与終了
- 手術終了25分後，抜管

**＜術後鎮痛対策＞**

- 手術終了30分前，フルルビプロフェン(50 mg)を投与
- 手術終了15分前，フェンタニル(100 μg)を分割投与

### コメント

　長時間手術が予想され，プロポフォールとレミフェンタニルによる全静脈麻酔法で麻酔導入・維持を行った。

　長時間麻酔時にときどき見られる現象であるが，レミフェンタニルやプロポフォールの投与量を増加させても血圧上昇が見られた。

　プロポフォールを陰性変力作用のあるセボフルランに変更することにより，血圧を低下させレミフェンタニルの投与量を適正化することが可能と考えられた。

(山蔭道明，澤田敦史)

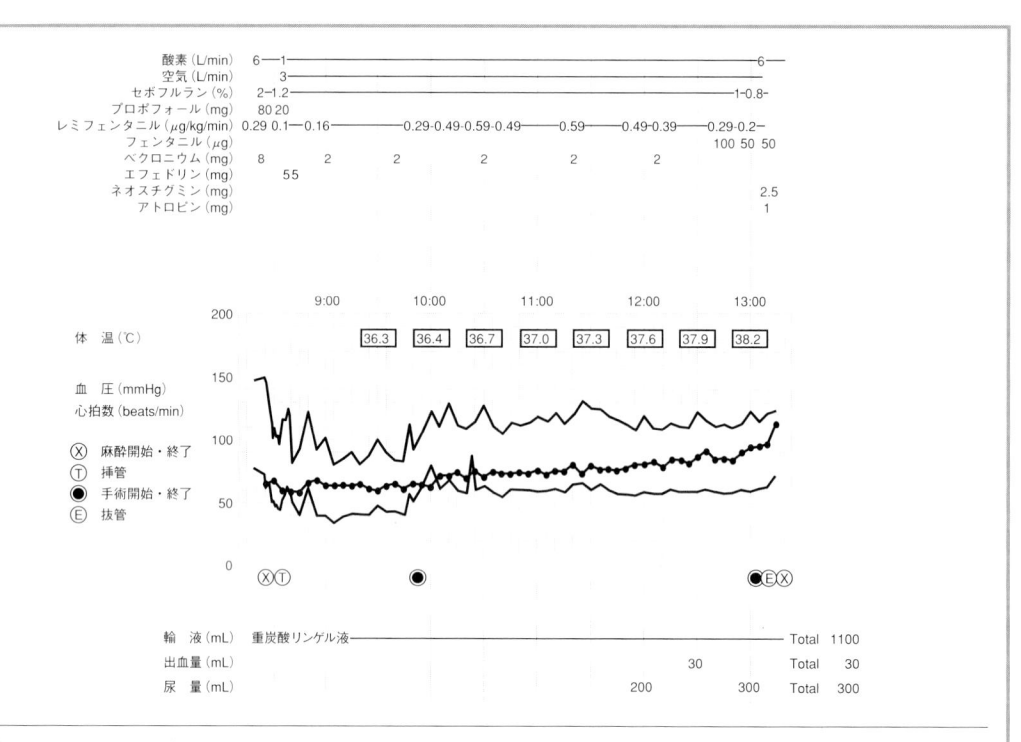

患者背景：男性，30歳，180 cm，85 kg，ASA PS-1　合併症：なし　診断名：下垂体腺腫
手術名：経鼻的下垂体腫瘍摘出術　前投薬：なし　手術／麻酔時間：3時間16分／4時間52分
麻酔方法：空気・酸素＋セボフルラン＋レミフェンタニル
術後鎮痛法：フェンタニル

**麻酔経過サマリー**

＜麻酔導入時＞
- レミフェンタニル(0.29 μg/kg/min)を投与開始
- 2分後，プロポフォール(80 mg＋20 mg)をボーラス投与
- 就眠後，セボフルラン(2.0%)を吸入開始⇒ベクロニウム(8 mg)を投与⇒気管挿管(レミフェンタニル投与開始20分後)
- 挿管終了後，レミフェンタニル(0.1 μg/kg/min)，セボフルラン(1.2%)に変更

＜麻酔維持期〜手術終了＞
- 皮膚切開時，レミフェンタニル(0.29 μg/kg/min)に変更
- 術中は，レミフェンタニル(0.29〜0.59 μg/kg/min)，セボフルラン(1.2%)で維持
- 手術終了時，レミフェンタニル(0.2 μg/kg/min)の投与終了
- 手術終了5分後，セボフルラン(0.8%)を投与終了
- 手術終了9分後，抜管

＜術後鎮痛対策＞
- 手術終了15分前より，フェンタニル(200 μg)を分割投与

**コメント**

　本症例では，比較的高用量のレミフェンタニル投与を必要とし，術中，徐々に血圧上昇および脈拍の増加が見られた。

　このような症例では，術後シバリングを経験することが多く，患者の体温保持と十分な鎮痛を心がける必要がある。

　また，$Mg^{2+}$含有輸液剤で，$Mg^{2+}$を正常に保つことも有用である。

　本症例では，麻酔導入時$Mg^{2+}$濃度は0.32 mmol/Lであったが，手術終了時0.48 mmol/Lであり，術後のシバリングは認めなかった。

（山蔭道明，澤田敦史）

# 5 整形外科（四肢，骨折，人工関節置換など）手術における麻酔管理

森本　康裕（宇部興産中央病院 麻酔科）

## <麻酔管理のポイント>

整形外科四肢手術における麻酔管理上の特徴は，①気道確保（ラリンジアルマスクの使用），②ターニケットペインへの対応，③区域麻酔（硬膜外麻酔，末梢神経ブロック）の併用による術後疼痛対策，④術後深部静脈血栓症への対応などが挙げられる。

## <麻酔法の選択>

四肢の短時間の手術では区域麻酔単独で行われることも多い。区域麻酔の利点と患者の鎮静，気道確保を重視すれば，区域麻酔併用の全身麻酔は有用であり術後痛対策も行うことができる。大きな外傷に対する手術，皮弁を用いた再建術，腫瘍に対する手術は全身麻酔で行われる。

## <麻酔の導入>

仰臥位の短時間の手術ではラリンジアルマスクが使用されることが多い。長時間の手術や体位によっては気管挿管で気道を確保する。

## <麻酔の維持>

麻酔維持の麻酔薬は，オピオイドと吸入麻酔薬，オピオイドとプロポフォールの組み合わせのいずれでも可能である。十分なオピオイド，あるいは神経ブロックを併用すれば気管挿管時以外は，筋弛緩薬をほとんど必要としない。

## <術中管理の特徴>

術中管理の特徴として，①気道確保（ラリンジアルマスクの使用），②ターニケットペインへの対応，③区域麻酔の併用による術後疼痛対策，④術後深部静脈血栓症への対応などが挙げられる。

### ①気道確保（ラリンジアルマスクの使用）

短時間の整形外科手術ではラリンジアルマスクで気道を確保されることも多い。レミフェンタニルは筋弛緩薬を使用しなくても，ラリンジアルマスクの挿入と維持を容易にする。しかし，レミフェンタニルで十分な鎮痛を得ると，呼吸抑制により自発呼吸が消失するため調節呼吸で維持する必要がある。またオピオイドの使用は筋硬直や声門閉鎖を起こ

して換気を困難にすることがある。この場合は少量の筋弛緩薬（ロクロニウム5〜10 mg，あるいはベクロニウム1 mg）の使用が有効である。

② **ターニケットペインへの対応**

　ターニケットを使用する症例では，駆血時間が1時間を超えるとレミフェンタニルを高用量にしても頻脈，高血圧を抑制することができないことがある。また，高用量のレミフェンタニルを用いると駆血解除時の血圧低下も問題となる。区域麻酔を併用するか，駆血開始時より高用量のレミフェンタニルを使用する。

③ **区域麻酔の併用による術後疼痛対策**

　上肢手術では腕神経叢ブロック，下肢手術では硬膜外麻酔や大腿神経ブロック・坐骨神経ブロックを併用すると，術中の鎮痛補助と術後痛対策に有用である。

④ **術後深部静脈血栓症への対応**

　深部静脈血栓症は股関節や膝関節の置換術や下肢の骨折手術で発生頻度が高い。レミフェンタニルを使用した麻酔は早期覚醒が可能であり，術後の早期離床を可能にすることで深部静脈血栓症の予防に有効である可能性がある。深部静脈血栓症対策のために術後は抗凝固薬が使用される頻度が高くなってきたため，硬膜外鎮痛ではカテーテルの管理が問題となる。このため，末梢神経ブロックやオピオイドの全身投与による術後疼痛管理が多くなってきた。

## ＜術後疼痛管理＞

　術式により痛みの程度はさまざまである。骨内異物除去術など低侵襲の手術であれば，創部の局所浸潤麻酔とNSAIDsで十分なことが多い。局所浸潤麻酔は手術開始前にはリドカイン（エピネフリン入り可）を使用し，さらに閉創時に長時間作用性のロピバカインかブピバカインを使用するとよい。NSAIDsとしては手術終了前にフルルビプロフェンアキセチルを，術後は坐剤あるいは内服で対応する。痛みの強い手術では，手術終了前にオピオイドをtransitional opioidとして投与し，必要に応じて持続静注やIV-PCAを行う。下肢の手術であれば硬膜外鎮痛や大腿神経ブロック・坐骨神経ブロックなどの末梢神経ブロック，上肢の手術では腕神経叢ブロックも有用である。肩関節の手術や人工関節置換術などでは特に痛みが強く，持続神経ブロックを行うか，単回の神経ブロックとオピオイドのIV-PCAを併用する。

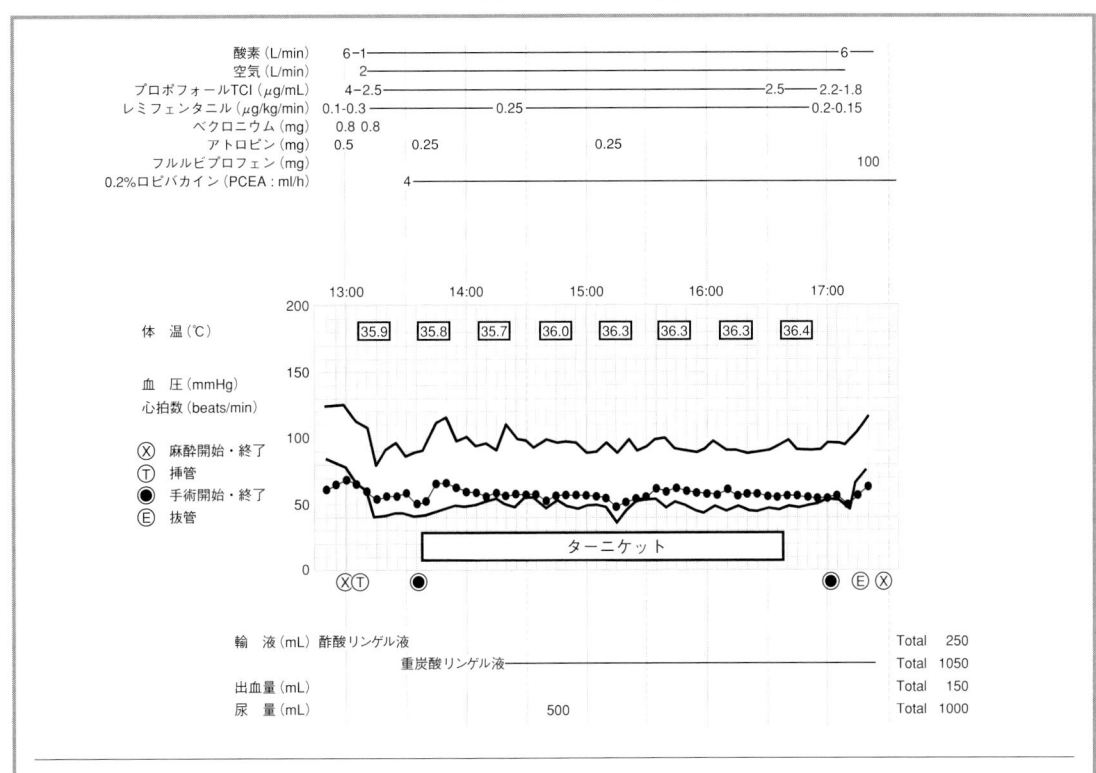

患者背景:男性,20歳,178 cm,60 kg,ASA PS-1　合併症:なし　診断名:右前十字靱帯断裂
手術名:関接鏡下靱帯再建術　前投薬:なし　手術/麻酔時間:3時間25分/4時間25分
麻酔方法:空気・酸素+プロポフォールTCI+レミフェンタル
術後鎮痛法:PCEA(0.2%ロピバカイン)

**麻酔経過サマリー**
<麻酔導入時>
・レミフェンタニル(0.1 μg/kg/min)の投与開始⇒レミフェンタニル投与下で硬膜外カテーテルを留置
・カテーテル留置後,レミフェンタニル(0.3 μg/kg/min)に変更⇒引き続き,プロポフォールTCI(4.0 μg/mL)の投与開始
・就眠後,プロポフォールTCI(2.5 μg/mL)に変更⇒ベクロニウム(0.8 mg+0.8 mg)を投与⇒ラリンジアルマスクを挿入(レミフェンタニル投与開始5分後)
・挿管終了後,レミフェンタニル(0.2 μg/kg/min)に変更
<麻酔維持期~手術終了>
・皮膚切開5分前,レミフェンタニル(0.3 μg/kg/min),プロポフォールTCI(2.5 μg/mL)に変更
・術中は,レミフェンタニル(0.15~0.25 μg/kg/min),プロポフォール(1.8~2.5 μg/mL)で維持
・手術終了時,レミフェンタニル(0.15 μg/kg/min),プロポフォール(1.8 μg/mL)の投与終了
・手術終了20分後に抜管
<術後鎮痛対策>
・手術開始時より,PCEA(0.2%ロピバカイン200 mL,4 mL/h)を開始

**コメント**
　若年者の膝手術を硬膜外併用の全身麻酔で行った症例。硬膜外カテーテル穿刺痛を緩和するため,レミフェンタニル少量(0.1 μg/kg/min)を持続投与下でカテーテルを留置した。手術中は,レミフェンタニルに加えて,手術開始時よりPCEAを開始し,術中の鎮痛補助とした。ターニケットペインは,駆血時間が長時間になると高用量のレミフェンタニルを必要とすることがあるが,本症例のように硬膜外麻酔を併用することで管理は容易になる。
(森本康裕)

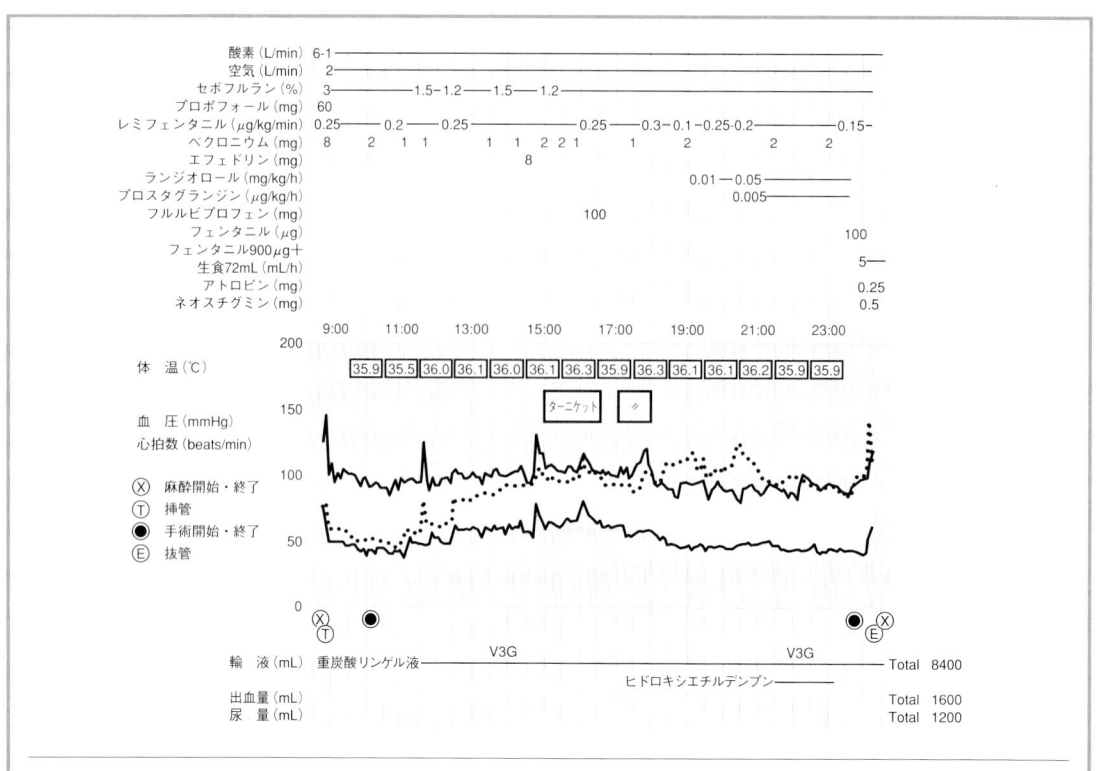

患者背景：男性，28歳，167 cm，60 kg，ASA PS-1　合併症：なし　診断名：右大腿骨開放性骨折
手術名：血管柄付腓骨移植術　前投薬：なし　手術／麻酔時間：13時間35分／15時間25分
麻酔方法：空気・酸素＋セボフルラン＋レミフェンタニル
術後鎮痛法：フルルビプロフェン，フェンタニル，持続IV（フェンタニル）

## 麻酔経過サマリー

### ＜麻酔導入時＞
・レミフェンタニル（0.25 µg/kg/min）の投与開始⇒引き続き，プロポフォール（60 mg）をボーラス投与
・就眠後，セボフルラン（3％）の吸入開始⇒ベクロニウム（8 mg）を投与⇒気管挿管（レミフェンタニル投与開始5分後）
・挿管終了後，レミフェンタニル（0.1 µg/kg/min），セボフルラン（1.2％）に変更

### ＜麻酔維持期～手術終了＞
・皮膚切開35分前，レミフェンタニル（0.2 µg/kg/min）に変更
・術中，レミフェンタニル（0.2～0.3 µg/kg/min），セボフルラン（1.2～1.5％）で維持
・手術終了30分後，レミフェンタニル（0.15 µg/kg/min），セボフルラン（1.2％）の投与終了
・手術終了35分後に抜管

### ＜術後鎮痛対策＞
・術中にフルルビプロフェン（100 mg）を投与
・手術終了時，フェンタニル（100 µg）を投与し，引き続き，持続IV（フェンタニル50 µg/h）を開始

## コメント

　若年者の長時間の整形外科の症例。
　両下肢に及ぶ侵襲の強い手術となり，駆血帯を間欠的に使用したがレミフェンタニルの投与で安定した循環動態を得ることができた。
　手術時間は13時間を超えたが，低濃度のセボフルランで維持可能であり，覚醒は良好であった。
　術後疼痛対策は，フルルビプロフェンに加えて，フェンタニルの持続静注（50 µg/h）を行い良好に管理できた。

（森本康裕）

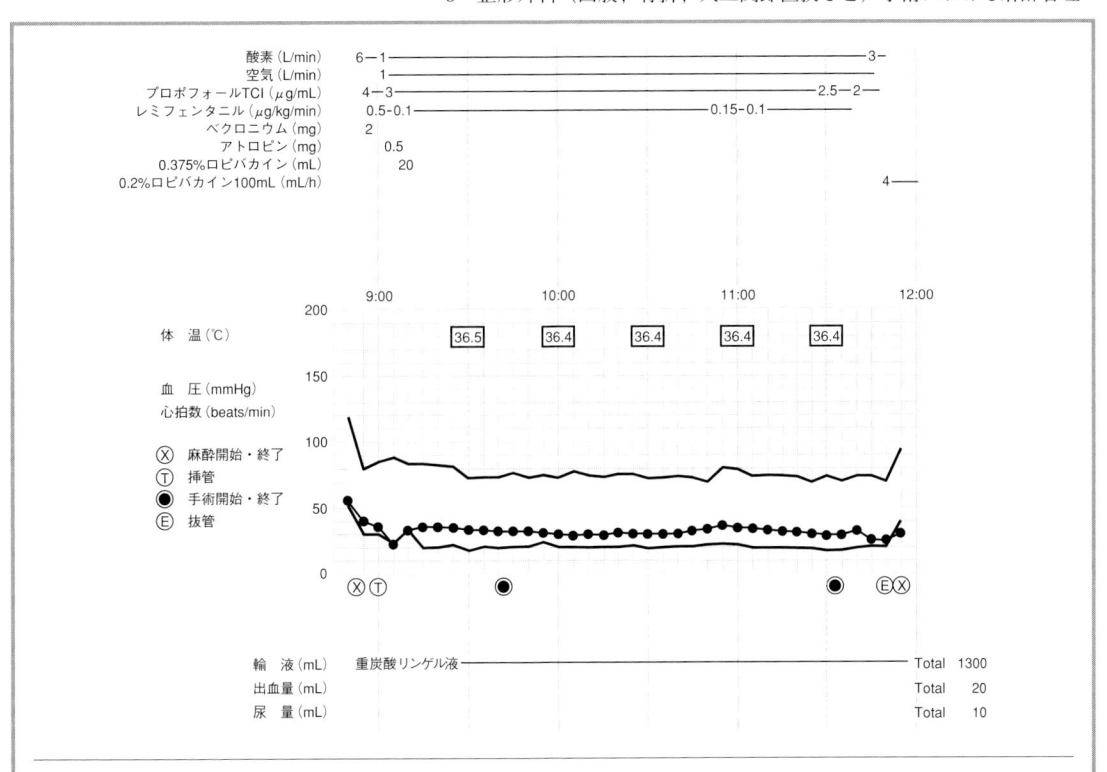

| 酸素 (L/min) | 6-1 —————————————————————— 3- |
| 空気 (L/min) | 1 |
| プロポフォールTCI (μg/mL) | 4-3 ———————————————— 2.5-2 |
| レミフェンタニル (μg/kg/min) | 0.5-0.1 ————————— 0.15-0.1 |
| ベクロニウム (mg) | 2 |
| アトロピン (mg) | 0.5 |
| 0.375%ロピバカイン (mL) | 20 |
| 0.2%ロピバカイン100mL (mL/h) | 4— |

体温（℃）：9:00〜12:00 36.5, 36.4, 36.4, 36.4, 36.4

血圧（mmHg）
心拍数（beats/min）
Ⓧ 麻酔開始・終了
Ⓣ 挿管
● 手術開始・終了
Ⓔ 抜管

輸液 (mL)：重炭酸リンゲル液　Total 1300
出血量 (mL)　Total 20
尿量 (mL)　Total 10

**患者背景**：男性，35歳，177 cm，80 kg，ASA PS-1　**合併症**：なし　**診断名**：右肩鎖関節脱臼
**手術名**：観血的整復術　**前投薬**：なし　**手術／麻酔時間**：1時間45分／2時間55分
**麻酔方法**：空気・酸素＋プロポフォールTCI＋レミフェンタニル
**術後鎮痛法**：持続右腕神経叢ブロック（0.2％ロピバカイン）

### 麻酔経過サマリー

**＜麻酔導入時＞**
- レミフェンタニル（0.5 μg/kg/min）の投与開始⇒引き続き，プロポフォールTCI（4.0 μg/mL）の投与開始
- 就眠後，ベクロニウム（2 mg）を投与⇒ラリンジアルマスク挿入（レミフェンタニル投与開始5分後）
- 挿管終了後，レミフェンタニル（0.1 μg/kg/min），プロポフォールTCI（3.0 μg/mL）に変更
- 右腕神経叢ブロック（斜角筋間法）を実施（0.375％ロピバカイン20mL⇒カテーテルを留置）

**＜麻酔維持期〜手術終了＞**
- 術中，レミフェンタニル（0.1〜0.15 μg/kg/min），プロポフォール（2.5〜3.0 μg/mL）で維持
- 手術終了5分後，レミフェンタニル（0.1 μg/kg/min）の投与終了
- 手術終了13分後プロポフォール（2.0 μg/mL）の投与終了
- 手術終了15分後に抜管

**＜術後鎮痛対策＞**
- 手術終了後，持続腕神経叢ブロック法を開始（0.2％ロピバカイン100 mL，4 mL/h）

### コメント

整形外科での持続腕神経叢ブロック施行例．本症例のような肩手術では術後痛が強く，持続腕神経叢ブロックが有効である．麻酔導入後に斜角筋間法により腕神経叢ブロックを行い，局所麻酔薬を注入後にカテーテルを留置した（神経ブロックと，カテーテルの留置は，麻酔導入前に施行することを推奨する）．手術中は，神経ブロックにより十分な鎮痛が図られており，低用量のレミフェンタニルを併用し，部位によりブロックの効果が不十分と考えられるときは，レミフェンタニルの増量で対応した．麻酔覚醒後，十分な鎮痛が得られていることを確認してから，0.2％ロピバカインによる持続腕神経叢ブロックを開始した．

（森本康裕）

| 酸素 (L/min) | 5 — 2 ———————————————————— 5 |
| 空気 (L/min) | ——————————————————————— 0 |
| プロポフォールTCI (μg/mL) | 5 — 2.5 — 4 — 3.5 — 3 — 4 — 3.5 —— 3 — 2.5 — // |
| レミフェンタニル (μg/kg/min) | 0.5 — 0.25 ————— 0.3 ————————————— // |
| フェンタニル (μg) | 50 50 50 50 |
| フルルビプロフェン (mg) | 50 |
| 0.75%ロピバカイン (mL) | 4 |
| ジクロフェナク坐剤 (mg) | 50 |

BIS: 98, 39, 41, 40, 34
体温 (℃): 37.1, 36.6, 36.7, 37.1

---

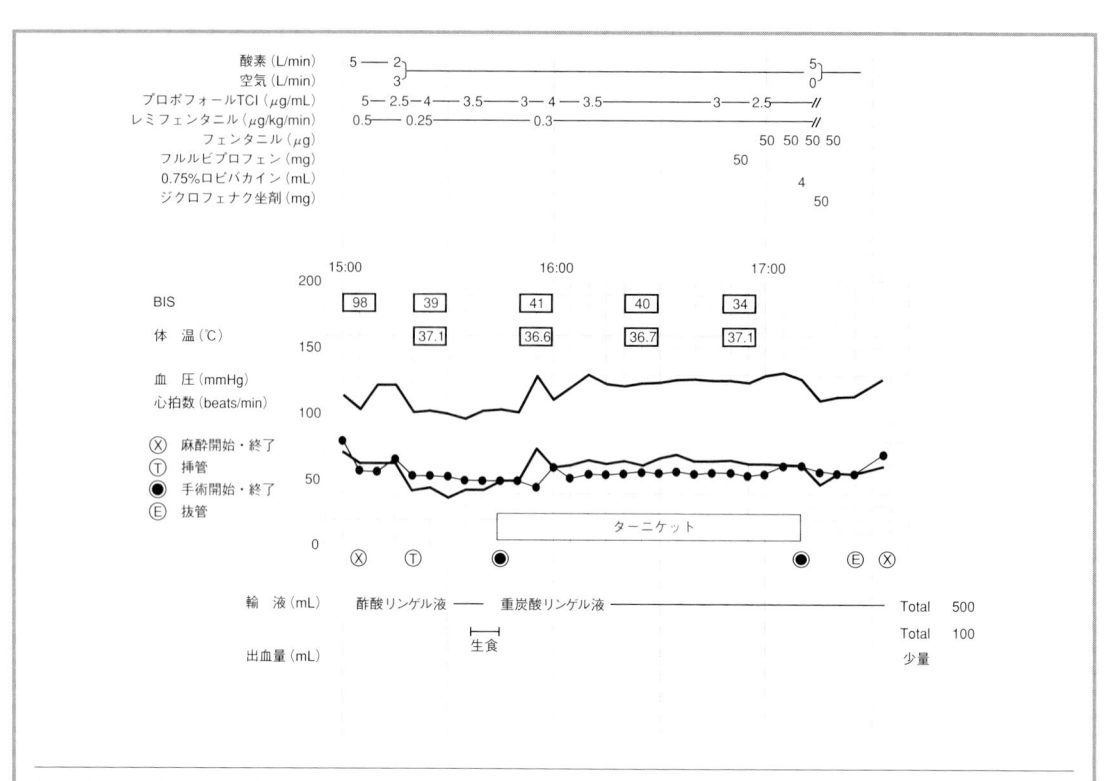

**患者背景**：女性，34歳，158 cm，50 kg，ASA PS-1　合併症：なし　診断名：左橈骨遠位端骨折
**手術名**：内固定プレート抜去術　**前投薬**：なし　**手術／麻酔時間**：1時間25分／2時間30分
**麻酔方法**：空気・酸素＋プロポフォールTCI＋レミフェンタニル
**術後鎮痛法**：フェンタニル，創部浸潤麻酔(ロピバカイン)，フルルビプロフェン，ジクロフェナク坐剤

### 麻酔経過サマリー

**＜麻酔導入時＞**
・レミフェンタニル(0.5 μg/kg/min)の投与開始⇒引き続き，プロポフォールTCI(5.0 μg/mL)の投与開始
・就眠後，プロポフォールTCI(2.5 μg/mL)に変更⇒気管挿管(レミフェンタニル投与開始10分後)
・挿管終了後，レミフェンタニル(0.25 μg/kg/min)に変更

**＜麻酔維持期〜手術終了＞**
・皮膚切開25分前，レミフェンタニル(0.25 μg/kg/min)，プロポフォールTCI(4.0〜3.5 μg/mL)に変更
・術中，レミフェンタニル(0.25〜0.3 μg/kg/min)，プロポフォール(2.5〜4 μg/mL)で維持
・手術終了時，レミフェンタニル(0.3 μg/kg/min)，プロポフォール(2.5 μg/mL)の投与終了
・手術終了10分後，抜管

**＜術後鎮痛対策＞**
・手術終了20分前，フルルビプロフェン(50 mg)を投与
・手術終了10分前より，フェンタニル(200 μg)を分割投与
・閉創前，0.75%ロピバカイン(4 mL)を創部に投与(局所注射)
・手術終了後，ジクロフェナク坐剤(50 mg)を投与

### コメント

　全身麻酔中はレミフェンタニルにより十分な鎮痛を得るとともに，術後疼痛対策としてNSAIDs投与とフェンタニル・モルヒネの分割投与により全身性の鎮痛を図る．整形外科手術の術後疼痛対策としては，皮膚切開部位・骨折部位から生じる体性痛の管理が中心であるため，局所麻酔薬を併用することで全身性鎮痛薬の必要量が減少する．本症例でも，手術創部にロピバカインを局所注射することで，覚醒時の疼痛を減弱させることが可能であった．

（長田　理）

## 5 整形外科（四肢，骨折，人工関節置換など）手術における麻酔管理

| 時刻 | 9:00 | | | 10:00 | | | | 11:00 | | | 12:00 | | | 13:00 |
|---|---|---|---|---|---|---|---|---|---|---|---|---|---|---|
| 酸素 (L/min) | 5—1 |||||||||||||2|
| 空気 (L/min) | 2 — 1.5 ||||||||||||| 3 |
| プロポフォールTCI (µg/mg) | 4—3 — 2.5 ||||||||||||| 2 |
| レミフェンタニル (µg/kg/min) | 0.5—0.25 — 0.5 — 0.75 — 0.5—0.75-1.0 — 1.2-1.4-1.0-0.75 ||||||||||| 2 | | 0.1 |
| ベクロニウム (mg) | 6 | | | 2 |||||||| 2 |||
| アトロピン (mg) | 0.25 | | | | | 0.25 |||||||| 0.5 |
| モルヒネ (mg) | | | | | | | | | | 10 ||||
| ネオスチグミン (mg) | | | | | | | | | | | | | | 1.0 |
| フルルビプロフェン (mg) | | | | | | | | | | | | | | 50 |

| BIS | 98 | 98 | 52 | 46 | 49 | 48 | 40 | 37 | 45 | 45 | 54 | 56 | 46 | 48 | 50 | 60 | 64 | 98 |
| 体温 (℃) | | 35.9 | | 35.5 | | 35.4 | | 35.3 | | 35.4 | | 35.5 | | 35.6 | | 35.8 | | 35.9 |

輸液 (mL)
ヒドロキシエチルデンプン—酢酸リンゲル液 ——— Total 1300
アミノ酸輸液 ——— Total 200
生理食塩液 ——— Total 100
出血量 (mL) Total 0
尿量 (mL) Total 1300

---

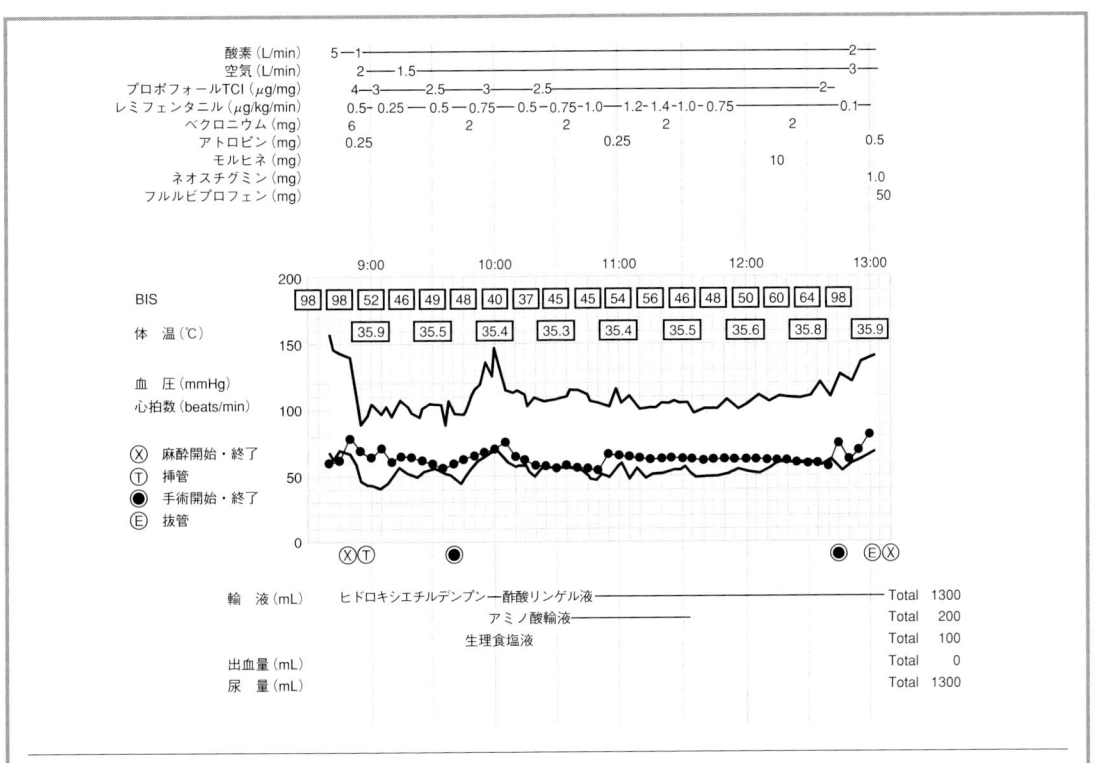

**患者背景**：男性，27歳，身長 172 cm，体重 67 kg，ASA PS-1　合併症：なし
**診断名**：右肩腱板損傷　**手術名**：関節形成手術，腱板縫合術　**前投薬**：なし
**手術／麻酔時間**：3時間5分／4時間20分
**麻酔方法**：空気・酸素＋プロポフォールTCI＋レミフェンタニル
**術後鎮痛法**：モルヒネ，フルルビプロフェン

### 麻酔経過サマリー
＜麻酔導入時＞
・レミフェンタニル（0.5 µg/kg/min）の投与開始⇒アトロピン（0.25 mg）を投与⇒プロポフォールTCI（4.0 µg/mL）の投与開始
・就眠後，プロポフォールTCI（3.0 µg/mL）に変更⇒ベクロニウム（6 mg）を投与⇒気管挿管（レミフェンタニル投与開始10分後）
・挿管終了後，レミフェンタニル（0.25 µg/kg/min）に変更

＜麻酔維持期～手術終了＞
・皮膚切開10分前，レミフェンタニル（0.5 µg/kg/min），プロポフォールTCI（2.5 µg/mL）に変更
・術中は，レミフェンタニル（0.5～1.4 µg/kg/min），プロポフォール（2.5～3.0 µg/mL）で維持
・手術終了時，レミフェンタニル（0.75 µg/kg/min），プロポフォール（2.0 µg/mL）の投与終了
・手術終了15分後，抜管

＜術後鎮痛対策＞
・手術終了30分前，モルヒネ（10 mg）を投与
・手術終了後，フルルビプロフェン（50 mg）を投与

### コメント
　肩腱板断裂の手術には従来から腕神経叢ブロックを併用した全身麻酔が用いられてきたが，手術の侵襲に対する鎮痛効果にはムラがあり，術中管理に難渋することがある。
　本症例では，レミフェンタニルの安定した高い鎮痛効果により術中管理は容易であった。
　また，術後疼痛対策として手術中からモルヒネ 10 mg を使用して，速やかな覚醒と良好な術後鎮痛を得た。

（稲垣喜三，持田晋輔）

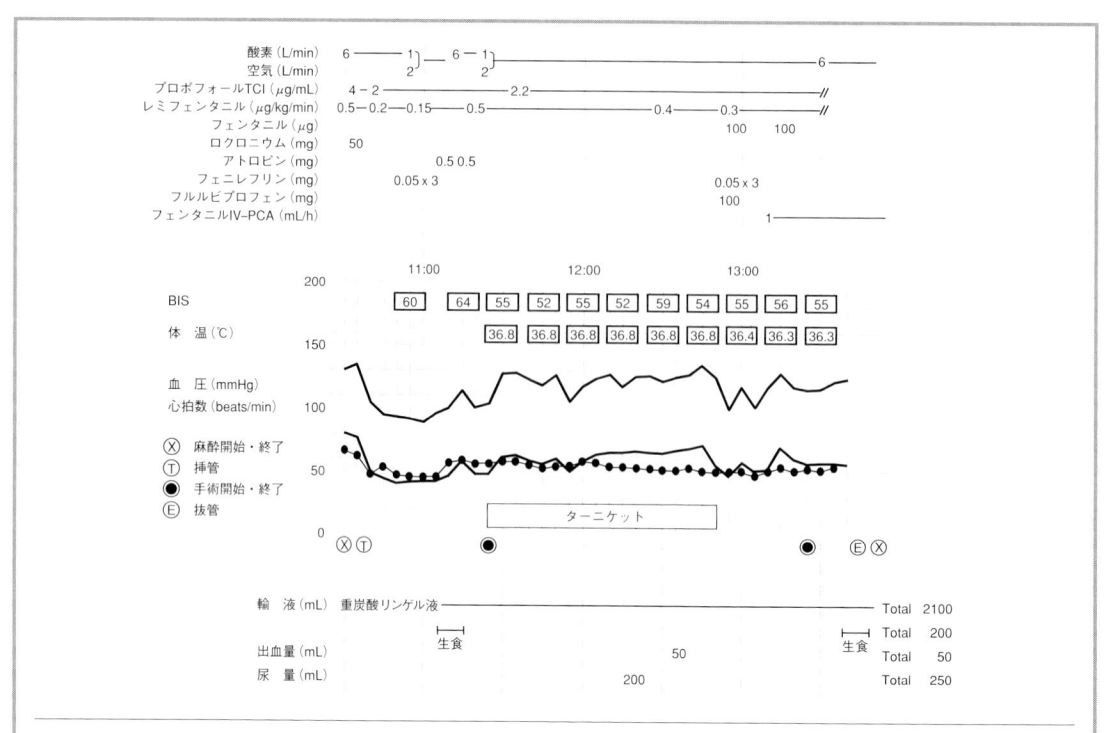

| 酸素 (L/min) | 6 ——— 1 —— 6 — 1 ——————————————— 6 |
| | ———— 2 ——— 2 ———————————— |
| 空気 (L/min) | |
| プロポフォールTCI (μg/mL) | 4 - 2 ———— 2.2 ———————————— // |
| レミフェンタニル (μg/kg/min) | 0.5 - 0.2 — 0.15 — 0.5 ————— 0.4 — 0.3 — // |
| フェンタニル (μg) | 100  100 |
| ロクロニウム (mg) | 50 |
| アトロピン (mg) | |
| フェニレフリン (mg) | 0.5 0.5 |
| | 0.05 × 3    0.05 × 3 |
| フルルビプロフェン (mg) | 100 |
| フェンタニルIV-PCA (mL/h) | 1 ——— |

BIS: 60 64 55 52 55 52 59 54 55 56 55
体温 (℃): 36.8 36.8 36.8 36.8 36.8 36.8 36.8 36.4 36.3 36.3

ターニケット

輸液 (mL) 重炭酸リンゲル液 —————————————— Total 2100
生食                                    生食       Total 200
出血量 (mL)              50                        Total 50
尿量 (mL)              200                        Total 250

**患者背景**：男性，55歳，166 cm，79 kg，ASA PS-3
**合併症**：僧帽弁閉鎖不全，慢性関節リウマチ　**診断名**：右変形性膝関節症
**手術名**：右人工関節置換術　**前投薬**：なし　**手術／麻酔時間**：2時間01分／3時間20分
**麻酔方法**：空気・酸素＋プロポフォールTCI＋レミフェンタニル
**術後鎮痛法**：フェンタニル，IV-PCA(フェンタニル)，フルルビプロフェン

## 麻酔経過サマリー

### ＜麻酔導入時＞
・レミフェンタニル(0.5 μg/kg/min)の投与開始⇒引き続き，プロポフォールTCI(4.0 μg/mL)の投与開始
・就眠後，ロクロニウム(50 mg)を投与⇒気管挿管(レミフェンタニル投与開始5分後)
・挿管終了後，レミフェンタニル(0.2 μg/kg/min)，プロポフォールTCI(2.0 μg/mL)に変更

### ＜麻酔維持期〜手術終了＞
・皮膚切開10分前，レミフェンタニル(0.5 μg/kg/min)に変更
・術中，レミフェンタニル(0.3〜0.5 μg/kg/min)，プロポフォール(2.0〜2.2 μg/mL)で維持
・手術終了時，レミフェンタニル(0.3 μg/kg/min)，プロポフォール(2.2 μg/mL)の投与終了
・手術終了10分後，抜管

### ＜術後鎮痛対策＞
・手術終了30分前，フルルビプロフェン(100 mg)を投与
・手術終了35分前より，フェンタニル(200 μg)を分割投与
・手術終了15分前，IV-PCA(フェンタニル500 μg＋生食15 mL，1 mL/h，PCA：1 mL/1回，ロックアウトタイム：10分間)の投与開始

## コメント

　本症例は，心不全治療歴のある僧帽弁閉鎖不全を合併しており，抗凝固療法が行われていた患者である。硬膜外麻酔を併用せずプロポフォールとレミフェンタニルを用いたTIVAにて管理された。術中は十分な鎮痛により心拍変動を回避するとともに，血圧低下に対してはフェニレフリン少量反復投与で対応した。術後疼痛対策として，NSAIDsとフェンタニル反復投与および持続投与(IV-PCA)を併用した。術後疼痛が強い術式であるため，局所麻酔の併用も考慮すべきであった。

(長田　理)

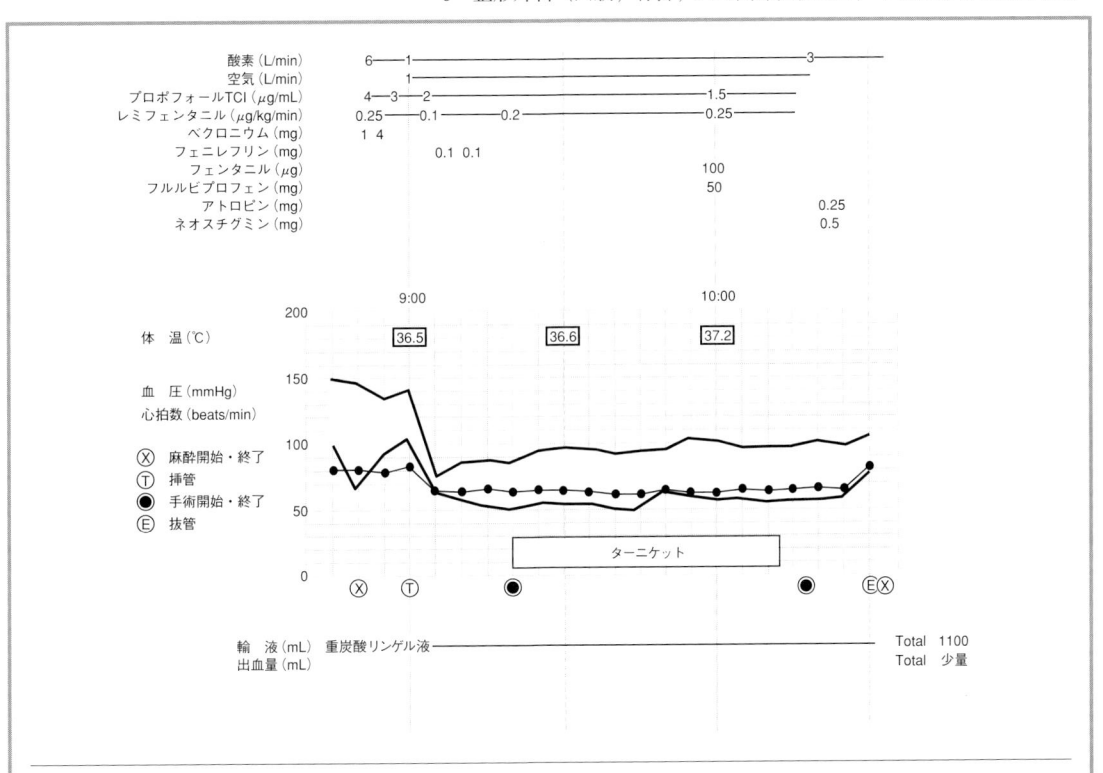

## 5 整形外科（四肢，骨折，人工関節置換など）手術における麻酔管理

| 酸素 (L/min) | 6—1————————————————————3———— |
| 空気 (L/min) | 1————————————————————————— |
| プロポフォールTCI (μg/mL) | 4—3—2———————1.5—————————— |
| レミフェンタニル (μg/kg/min) | 0.25——0.1——0.2————0.25———— |
| ベクロニウム (mg) | 1 4 |
| フェニレフリン (mg) | 0.1 0.1 |
| フェンタニル (μg) | 100 |
| フルルビプロフェン (mg) | 50 |
| アトロピン (mg) | 0.25 |
| ネオスチグミン (mg) | 0.5 |

**患者背景：** 女性，64歳，159 cm，53 kg，ASA PS-1　合併症：なし　診断名：右上腕骨近位端骨折
**手術名：** 骨内異物除去術　前投薬：なし　手術／麻酔時間：0時間55分／1時間25分
**麻酔方法：** 空気・酸素＋プロポフォールTCI＋レミフェンタニル
**術後鎮痛法：** フェンタニル，フルルビプロフェン

### 麻酔経過サマリー

**＜麻酔導入時＞**
・レミフェンタニル(0.25 μg/kg/min)の投与開始⇒引き続き，プロポフォールTCI(4.0 μg/mL)の投与開始
・就眠後，ベクロニウム(4 mg)を投与⇒プロポフォールTCI(3 μg/mL)に変更⇒気管挿管(レミフェンタニル投与開始5分後)
・挿管終了後，レミフェンタニル(0.1 μg/kg/min)，プロポフォールTCI(2.0 μg/mL)に変更

**＜麻酔維持期～手術終了＞**
・皮膚切開時，レミフェンタニル(0.2 μg/kg/min)に変更
・術中，レミフェンタニル(0.2～0.25 μg/kg/min)，プロポフォール(1.5～2.0 μg/mL)で維持
・手術終了時，レミフェンタニル(0.25 μg/kg/min)，プロポフォール(1.5 μg/mL)の投与終了
・手術終了15分後に抜管

**＜術後鎮痛対策＞**
・手術終了20分前にフェンタニル(100 μg)，フルルビプロフェン(50 mg)を投与

### コメント

　上肢の抜釘術を全身麻酔で行った症例。
　駆血帯(ターニケット)を約1時間使用したが，レミフェンタニル(0.2～0.25 μg/kg/min)により血圧の変動なく管理できた。
　低侵襲の手術であり，術後痛はtransitional opioidとしてのフェンタニル(100 μg)とフルルビプロフェン(50 mg)で対応が可能であった。

（森本康裕）

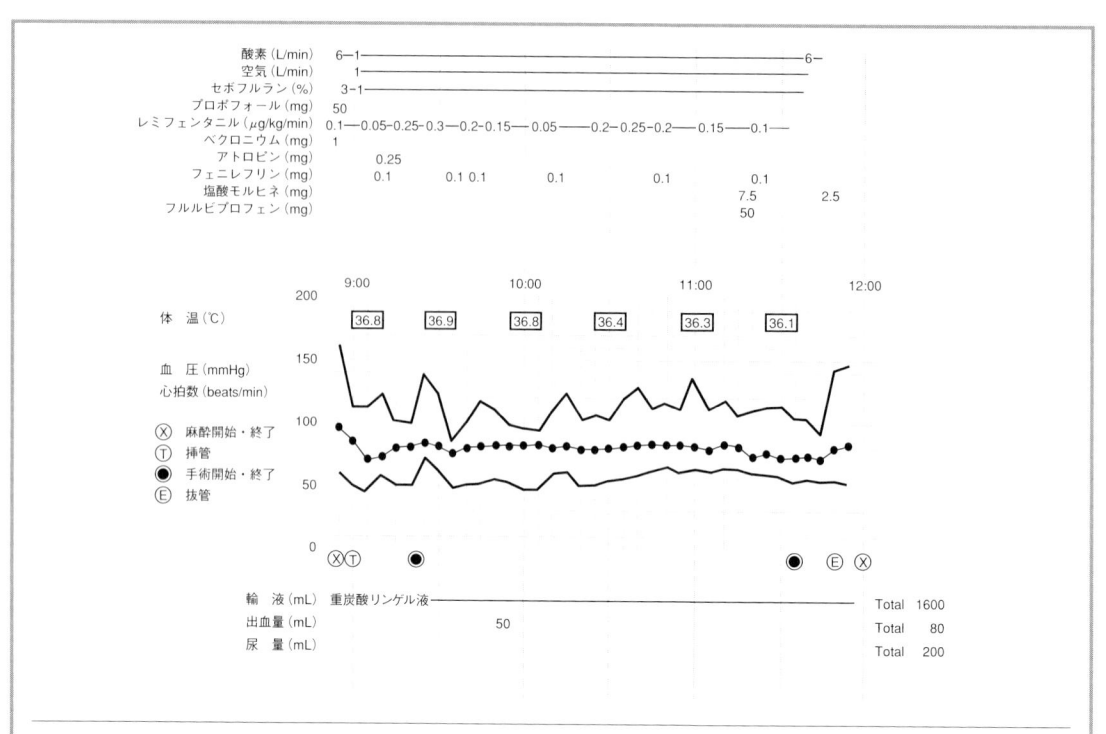

患者背景：女性，82歳，150 cm，64 kg，ASA PS-2　合併症：肥満
診断名：左上腕骨大結節骨折，左大腿骨転子部骨折　手術名：骨接合術　前投薬：なし
手術／麻酔時間：2時間15分／3時間00分
麻酔方法：空気・酸素＋セボフルラン＋レミフェンタニル
術後鎮痛法：塩酸モルヒネ，フルルビプロフェン

**麻酔経過サマリー**

＜麻酔導入時＞
・レミフェンタニル(0.1 μg/kg/min)の投与開始⇒引き続き，プロポフォール(50 mg)をボーラス投与⇒セボフルラン(3.0%)の吸入開始
・就眠後，セボフルラン(1.0%)に変更⇒ベクロニウム(1 mg)を投与⇒ラリンジアルマスクを挿入(レミフェンタニル投与開始10分後)
・挿管終了後，レミフェンタニル(0.05 μg/kg/min)に変更

＜麻酔維持期〜手術終了＞
・皮膚切開5分前，レミフェンタニル(0.25 μg/kg/min)に変更
・術中，レミフェンタニル(0.1〜0.3 μg/kg/min)，セボフルラン(1.0%)で維持
・手術終了時，レミフェンタニル(0.1 μg/kg/min)の投与終了
・手術終了10分後，セボフルラン(1.0%)の投与終了
・手術終了15分後に抜管

＜術後鎮痛対策＞
・手術終了20分前，塩酸モルヒネ(7.5 mg)，フルルビプロフェン(50 mg)を投与
・手術終了時，塩酸モルヒネ(2.5 mg)を投与

**コメント**

　高齢者の上肢の手術をラリンジアルマスク(LMA)を使用した全身麻酔で行った症例。少量のレミフェンタニル(0.1 μg/kg/min)とベクロニウム，プロポフォールによりLMAの挿入は容易であった。上半身を挙上するビーチチェアー位のため血圧が低下傾向であり，手術中は手術侵襲によりレミフェンタニルの量を調節し，血圧低下時にはフェニレフリンで対応した。術後鎮痛対策として，手術終了が予想される20分前に塩酸モルヒネ(7.5 mg)とフルルビプロフェン(50 mg)を投与した。覚醒時に呼吸抑制を認めなかったので，塩酸モルヒネ(2.5 mg)を追加投与した。

〔森本康裕〕

# 6

## 整形外科背部（胸椎，腰椎）手術における麻酔管理

山蔭 道明，澤田 敦史（札幌医科大学医学部附属病院 麻酔科）

### <麻酔管理のポイント>

脊椎手術はもっぱら腹臥位で行われることが多いため，それに伴う体位変換時の対応と腹臥位ならではの合併症の予防が大切となる。また，手術が広範囲に及ぶことがあるため，手術侵襲の変化に対する対応，さらに全身疾患を伴っていることが多いため，その疾患そのものに対する対応が望まれる。術後痛に対しては神経ブロックを応用しづらい部位でもあり，全身性の疼痛管理が必要となる。麻酔法としては，おのずと気管挿管下全身麻酔が選択されることがほとんどであり，このような手術術式においては超短時間作用性オピオイド鎮痛薬レミフェンタニルが有用な麻酔薬の一つとなる。

### <麻酔の導入>

静脈麻酔薬（プロポフォールなど），麻薬性鎮痛薬（レミフェンタニルなど），筋弛緩薬（ロクロニウムなど）を用いて気管挿管を行う。慢性関節リウマチをはじめ全身性の疾患を合併していることがあり，頸椎の可動性を確認しておくことが重要である。頸椎の可動制限があっても，開口が十分でマスク保持が容易であると考えられる場合には，エアウェイスコープや気管支ファイバースコープを用いて全身麻酔下に気管挿管を行う。

### <麻酔の維持>

麻酔維持には，麻薬性鎮痛薬（レミフェンタニルなど）と吸入麻酔薬（セボフルランなど）あるいは静脈麻酔薬（プロポフォールなど）を用いる。吸入麻酔薬か静脈麻酔薬かを選択するかは麻酔科医の好みや慣れにもよるが，静脈麻酔薬を用いる場合，体位の関係で鎮静モニター（BISモニターなど）を装着できないことがあるため，麻酔導入時の鎮静深度から推定して投与量を決定するとよい。鎮痛薬としては，調節性という点でレミフェンタニルが使いやすい。十分な鎮痛下では，血圧が低下し出血量の軽減が期待できるだけでなく，ストレスホルモンの分泌が増加せず，尿量が十分確保できる利点もある。

### <術中管理の特徴>

#### ①体位変換

仰臥位から腹臥位，あるいは腹臥位から仰臥位への体位変換時には，頸椎をはじめ疾患部位に過度な力が入らないように，整形外科医と協力して体位をとる。また，体位変換時

は循環動態が大きく変化するので，そのモニターには注意する．眼部を含め，圧迫による合併症に注意する．

②確実な静脈ラインの確保

プロポフォールやレミフェンタニルを用いて麻酔を維持する場合，確実な静脈ラインの確保は欠かせない．体位変換時に注意するのはもちろん，手術部位によっては静脈路が麻酔科医から遠くなるだけでなく，刺入部の観察が不可能な場合があり，もっとも気をつける点の一つである．

③刺激侵襲の変化

1椎間のヘルニア手術から何椎にも及ぶ側彎症の手術に至るまで背部の整形外科手術は手術侵襲が大きく異なる．そのため，その手術侵襲に見合った鎮痛薬の投与が必要となる．さらに，重要な神経に近接した部位の操作を伴うことがあり，術中の体動は危険である．レミフェンタニルによる十分な鎮痛下ではほとんど体動を経験しないが，確実な不動化を得たい場合には筋弛緩モニター下の筋弛緩薬の持続投与が勧められる．

④術中の神経モニター

術中に体性感覚誘発電位（SEP），運動誘発電位（MEP），さらに覚醒試験（wake up test）を必要とすることがある．このような場合も，レミフェンタニルを用い十分な鎮痛を得ることで筋弛緩薬の使用を避けることができたり，また調節性がよいため，速やかにwake up testを行うことができるなど利点が多い．

## <術後疼痛管理>

術式によって疼痛の程度はさまざまである．術中の鎮痛薬としてレミフェンタニルを用いた場合，術後にその鎮痛効果の残存を期待することはできないため，なんらかの鎮痛を図る必要がある．疼痛が軽度である場合，フルルビプロフェンで対応する．疼痛が中等度である場合，モルヒネあるいはフェンタニルで対応する．患者自身が疼痛時に鎮痛薬を投与できるPCAを用いるのもよい．側彎症手術など術後疼痛が強く，また患者が若年である場合，ブプレノルフィンの持続投与が有効である．いずれの鎮痛薬を用いても嘔気への対応は必要であり，少量のドロペリドールが有効である．

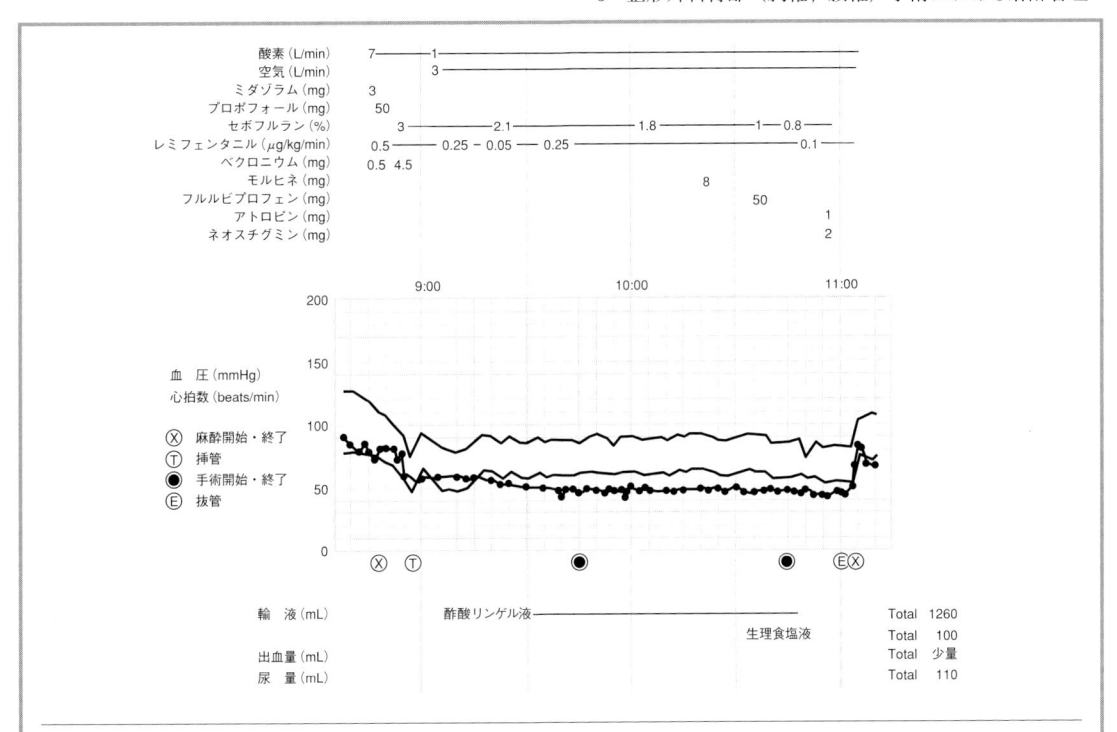

患者背景：女性，35歳，155cm，46kg，ASA PS-2　合併症：高脂血症，アレルギー，心電図変化
診断名：腰椎椎間板ヘルニア　手術名：腰椎椎間板ヘルニア切除術　前投薬：なし
手術／麻酔時間：0時間59分／2時間19分　麻酔方法：空気・酸素＋セボフルラン＋レミフェンタニル
術後鎮痛法：モルヒネ，フルルビプロフェン

## 麻酔経過サマリー
＜麻酔導入時＞
- ミダゾラム（3 mg），ベクロニウム（0.5 mg）を投与
- 1分後，レミフェンタニル（0.5 μg/kg/min）の投与開始，1分後，プロポフォール（50 mg）を投与
- 就眠後，セボフルラン（3.0％）の開始⇒ベクロニウム（4.5 mg）を投与⇒気管挿管（レミフェンタニル投与開始6分後）
- 挿管終了後，レミフェンタニル（0.25 μg/kg/min）に変更，その後，セボフルラン（2.1％）に変更

＜麻酔維持期～手術終了＞
- 術中は，レミフェンタニル（0.25 μg/kg/min），セボフルラン（1.8～2.1％）で維持
- 手術終了12分後，セボフルラン（0.8％）の投与終了
- 手術終了17分後，レミフェンタニル（0.1 μg/kg/min）の投与終了
- 手術終了19分後に抜管

＜術後鎮痛対策＞
- 手術終了20分前，モルヒネ（8 mg）を投与
- 手術終了10分前，フルルビプロフェン（50 mg）を投与

## コメント

　レミフェンタニル投与前に，筋硬直予防のために少量ベクロニウムの先行投与を行った。
　また，挿管後にレミフェンタニルの投与量を減量し，皮膚切開前に，再度，増量を行った。
　この症例では，術後鎮痛にモルヒネのボーラス投与を選択した。モルヒネは作用のピークが投与から1時間後にあるため，そのピークの時間が抜管予定時刻に重なるようにすること（つまり予測される抜管時間の1時間前に投与する）が，術後呼吸抑制を避けるコツであると考えている。今回は，モルヒネ8 mgを選択した。オピオイド過量投与によるPONVを避けるためであるが，このあたりの調節は難しい。本症例ではPONVの訴えは認められなかった。

（坪川恒久）

| 酸素 (L/min) | 6 ―― 2 ―― 6 ―― |
|---|---|
| 空気 (L/min) | 2 ―― |
| プロポフォール TCI (μg/mL) | 3.5 ― 4 ― 2.5 ― 2 ―― 1.5 ―― |
| レミフェンタニル (μg/kg/min) | 0.5 ―― 0.2 ― 0.5 ―― |
| フェンタニル (μg) | 100 |
| エフェドリン (mg) | 4  4 |
| 1%リドカイン (mg) | 1 |
| 0.75%ロピバカイン (mL) | 10 |
| フルルビプロフェン (mg) | 50 |
| ジクロフェナク坐剤 (mg) | 50 |

BIS: 97, 56, 42, 50, 49, 50
体温(℃): 37.3, 37.2, 37.1, 37.1

輸液(mL)：重炭酸リンゲル液 ―― Total 600
　　　　　生食 Total 100
出血量(mL)：少量

---

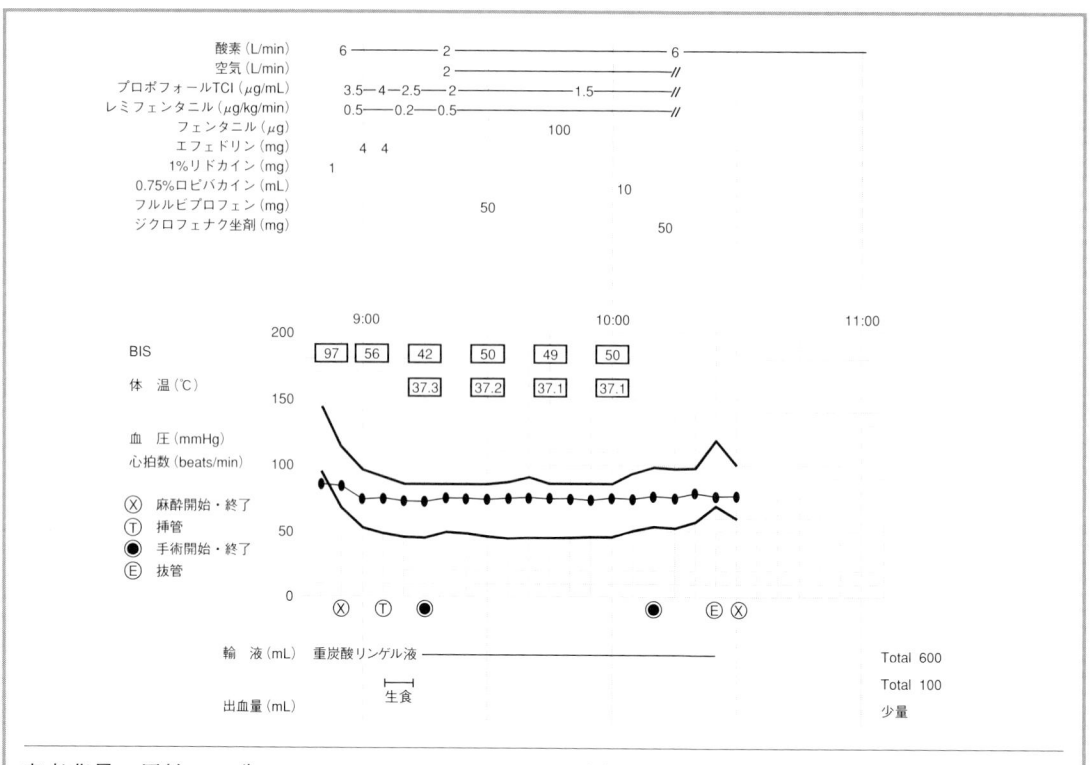

患者背景：男性，46歳，173 cm，84 kg，ASA PS-1　合併症：なし　診断名：左鼠径ヘルニア
手術名：左鼠径ヘルニア根治術　前投薬：なし　手術／麻酔時間：1時間00分／1時間30分
麻酔方法：空気・酸素＋プロポフォールTCI＋レミフェンタニル
術後鎮痛法：フェンタニル，創部浸潤麻酔(ロピバカイン)，フルルビプロフェン，ジクロフェナク坐剤

**麻酔経過サマリー**

＜麻酔導入時＞
・レミフェンタニル(0.5 μg/kg/min)の投与開始⇒引き続き，プロポフォールTCI(3.5～4.0 μg/mL)の投与開始
・就眠後，ラリンジアルマスクを挿入(レミフェンタニル投与開始5分後)
・挿管終了後，レミフェンタニル(0.2 μg/kg/min)，プロポフォールTCI(2.5 μg/mL)に変更

＜麻酔維持期～手術終了＞
・皮膚切開5分後，レミフェンタニル(0.5 μg/kg/min)，プロポフォールTCI(2.0 μg/mL)に変更
・術中，レミフェンタニル(0.5 μg/kg/min)，プロポフォールTCI(1.5～2.0 μg/mL)で維持
・手術終了時，レミフェンタニル(0.5 μg/kg/min)，プロポフォール(1.5 μg/mL)の投与終了
・手術終了15分後，抜管

＜術後鎮痛対策＞
・手術終了40分前，フルルビプロフェン(50 mg)を投与
・手術終了25分前，フェンタニル(100 μg)を投与
・閉創前，0.75%ロピバカイン(10 mL)を創部に投与(数分間，薬液を浸潤させてから閉創)
・手術終了後，ジクロフェナク坐剤(50 mg)を投与

**コメント**

　LMAによる気道確保時にレミフェンタニル持続投与を併用すると換気困難が生じるという意見もあるが，手術中に十分な鎮痛が得られるよう調節呼吸下にレミフェンタニル(0.5 μg/kg/min程度)で投与すると，そのような反応を見かけることはほとんどない。術後疼痛対策として，本症例では閉創時にロピバカインを用いて創部浸潤ブロックを行ったため，全身性鎮痛としてはNSAIDsとフェンタニル少量投与で対応可能であった。

(長田　理)

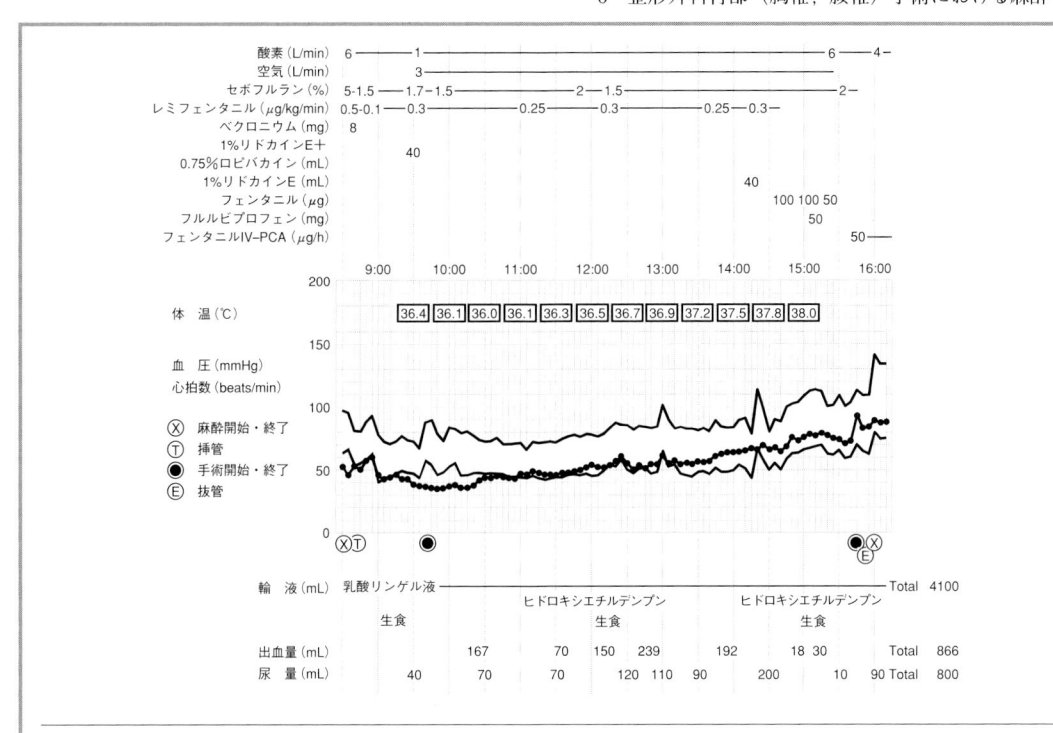

患者背景：男性，44歳，167cm，76kg，ASA PS-2　合併症：高血圧　診断名：胸髄腫瘍
手術名：腫瘍摘出術(T3-11椎弓切除)　前投薬：ミダゾラム(2mg)
手術／麻酔時間：6時間00分／7時間10分
麻酔方法：空気・酸素＋セボフルラン＋レミフェンタニル
術後鎮痛法：フェンタニル，フルルビプロフェン

## 麻酔経過サマリー

### ＜麻酔導入時＞
・セボフルラン(5.0％)の吸入開始⇒引き続き，レミフェンタニル(0.5μg/kg/min)の投与開始
・就眠後，レミフェンタニル(0.3μg/kg/min)，セボフルラン(3.0％)に変更⇒ベクロニウム(8mg)を投与⇒気管挿管(レミフェンタニル投与開始5分後)
・挿管終了後，レミフェンタニル(0.1μg/kg/min)，セボフルラン(1.5％)に変更

### ＜麻酔維持期～手術終了＞
・皮膚切開10分前に，レミフェンタニル(0.3μg/kg/min)，セボフルラン(1.7％)に変更
・術中は，レミフェンタニル(0.25～0.3μg/kg/min)，セボフルラン(1.5～2.0％)で維持
・手術終了60分前，レミフェンタニル(0.3μg/kg/min)の投与終了
・手術終了時，セボフルラン(2.0％)の投与終了
・手術終了10分後，抜管

### ＜術後鎮痛対策＞
・手術終了60分前より，フェンタニル(250μg)分割投与
・手術終了30分前，フルルビプロフェン(50mg)を投与
・手術終了時，フェンタニルIV-PCA (basal：50μg/h，PCA dose：10μg/1回，ロックアウトタイム：15分間)の投与開始

## コメント

　高血圧患者の胸髄腫瘍に対する腫瘍摘出術(T3-11)に対し，セボフルラン・レミフェンタニル全身麻酔管理を行った。術中レミフェンタニルは0.25～0.3μg/kg/minで維持し，循環動態は非常に安定していた。術後のtransitional opioidは，自発呼吸を指標にフェンタニルの間歇投与およびフェンタニルIV-PCAで良好な経過であった。術後疼痛およびシバリングはなかった。

（垣花　学）

```
酸素 (L/min)              6-1─────────────────────────── 1 ──
空気 (L/min)                 2 ─────────────────────────── 2 ──
プロポフォール (mg)         120
プロポフォール (mg/kg/h)  6.5-4.8──── 5.6-6.5──5.6 ────── 4.8-4-2.4
レミフェンタニル (μg/kg/min) 0.4-0.13-0.22──0.32─0.55-0.64-0.55──0.82-0.68──0.94-0.82──0.27
フェンタニル (μg)                                                        100 75 25
ベクロニウム (mg)     1 7        2      1  1    2        3    2  2    2
スキサメトニウム (mg)  100
```

体温(℃): 37.4 37.6 37.6 37.8 38.0 38.0 38.2 38.2 38.4

時間: 16:00〜21:00

血圧(mmHg)／心拍数(beats/min)

Ⓧ 麻酔開始・終了
Ⓣ 挿管
● 手術開始・終了
Ⓔ 抜管

輸液(mL): 重炭酸リンゲル液 Total 2500 / ヒドロキシエチルデンプン Total 500 / 5%アルブミン Total 250
出血量(mL): 300, 800 Total 800
尿量(mL): 150, 300, 400, 550 Total 550

---

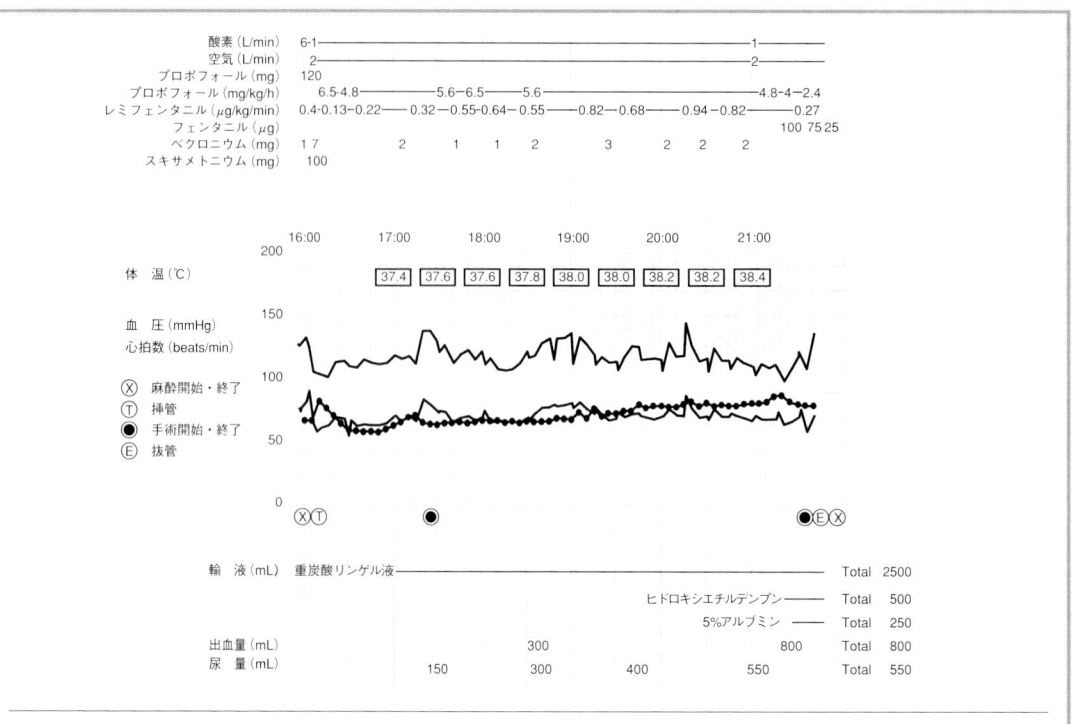

**患者背景**：男性，61歳，163cm，62kg，ASA PS-1　合併症：なし　診断名：脊椎腫瘍
**手術名**：脊椎固定術(後方固定)5椎間　前投薬：なし　手術／麻酔時間：4時間10分／5時間53分
**麻酔方法**：空気・酸素＋プロポフォール＋レミフェンタニル
**術後鎮痛法**：フェンタニル，フェンタニルIV-PCA

**麻酔経過サマリー**

＜麻酔導入時＞
・レミフェンタニル(0.4μg/kg/min)を投与開始，同時にベクロニウム(1mg)を投与
・1分後，プロポフォール(120mg)をボーラス投与
・就眠後，プロポフォール(6.5mg/kg/h)を投与開始⇒スキサメトニウム(100mg)を投与⇒気管挿管(レミフェンタニル投与開始3分後)
・挿管終了後，ベクロニウム(7mg)を追加投与，レミフェンタニル(0.13μg/kg/min)，プロポフォール(4.8mg/kg/h)に変更

＜麻酔維持期〜手術終了＞
・皮膚切開5分前，レミフェンタニル(0.32μg/kg/min)に変更
・術中は，レミフェンタニル(0.32〜0.94μg/kg/min)，プロポフォール(4.0〜6.5mg/kg/h)で維持
・手術終了時，レミフェンタニル(0.27μg/kg/min)，プロポフォール(2.4mg/kg/h)の投与終了
・手術終了3分後，抜管

＜術後鎮痛対策＞
・手術終了10分前に，フェンタニル(100μg)を投与
・抜管後，フェンタニル(75μg，25μg)を投与
・その後，フェンタニルIV-PCAに移行

**コメント**

　他部位癌の脊椎転移の症例。麻痺が急速に進行したため，緊急手術となった。
　フルストマックを前提に迅速導入を施行した。このような麻酔導入法においてもレミフェンタニルの使用は有用である。鎮静薬としてのプロポフォール投与はほぼ一定にし，血圧の変動に応じてレミフェンタニルを調節した。術後鎮痛としてはフェンタニルを使用し，その後，フェンタニルIV-PCAに移行した。

(山蔭道明，澤田敦史)

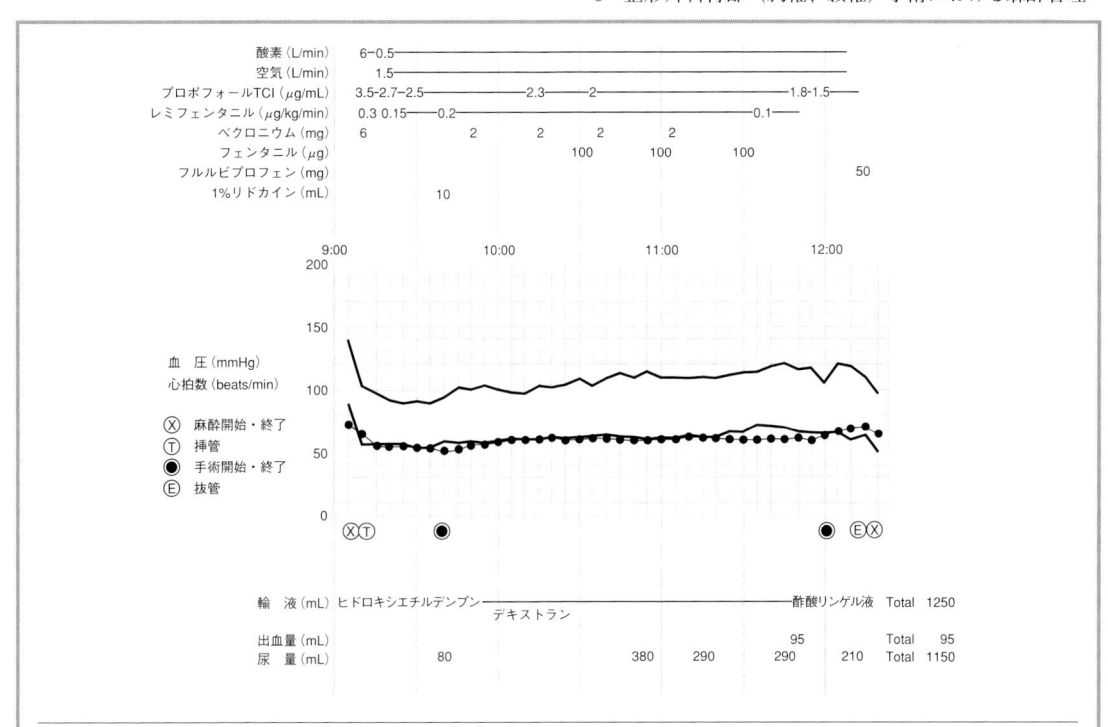

患者背景：女性，72歳，151 cm，59 kg，ASA PS-2　合併症：肥満　診断名：腰部脊柱管狭窄症
手術名：3椎弓形成術　前投薬：ラニチジン　手術／麻酔時間：2時間21分／3時間12分
麻酔方法：空気・酸素＋プロポフォールTCI＋レミフェンタニル
術後鎮痛法：フェンタニル，フルルビプロフェン

## 麻酔経過サマリー

＜麻酔導入時＞
・レミフェンタニル（0.3 μg/kg/min）の投与開始⇒引き続き，プロポフォールTCI（3.5 μg/mL）の投与開始
・就眠後，ベクロニウム（6 mg）を投与⇒気管挿管（レミフェンタニル投与開始4分後）
・挿管終了後，プロポフォールTCI（2.7 μg/mL），レミフェンタニル（0.15 μg/kg/min）に変更

＜麻酔維持期〜手術終了＞
・皮膚切開時，レミフェンタニル（0.2 μg/kg/min）に変更
・執刀16分後，ドロペリドール（2.5 mg）を投与
・術中は，レミフェンタニル（0.2 μg/kg/min），プロポフォール（2.0〜2.5 μg/mL）で維持
・手術終了13分前，レミフェンタニル（0.1 μg/kg/min）の投与終了
・手術終了時，プロポフォール（1.5 μg/mL）の投与終了
・手術終了16分後，抜管

＜術後鎮痛対策＞
・手術終了89分前から，フェンタニル（300 μg）を分割投与
・抜管時，フルルビプロフェン（50 mg）を投与

## コメント

　本症例は高齢者であったため，導入時の循環抑制対策としてレミフェンタニルを減量して開始した。その結果，収縮期血圧の低下は約40 mmHgにとどまった。脊椎手術時には術野に局所浸潤麻酔を施行し，執刀後しばらくは手術侵襲による循環系の賦活はほとんど見られないため，レミフェンタニルは少量投与で構わない。術後痛対策としてフェンタニル（0.5 μg/kg/h）の持続静注を手術終了時から開始し，良好な鎮痛が得られた。また，術後痛対策としてフェンタニルの持続静注を行うにあたり，術後の悪心・嘔吐対策として執刀後にドロペリドールを，手術終了直前にメトクロプラミドを静注しており，約24時間有効であった。

（小板橋俊哉）

| 酸素 (L/min) | 6 1 |
| 空気 (L/min) | 2 |
| プロポフォール (mg) | 80 |
| セボフルラン (%) | 2.0-1.2 |
| レミフェンタニル (μg/kg/min) | 0.5 — 0.3 — 0.4 — 0.3 — 0.25 — 0.2 |
| ベクロニウム (mg) | 5 |
| アトロピン (mg) | 0.5 |
| フェンタニル (μg) | 100 200 |
| フルルビプロフェン (mL) | 50 |

体温 (℃): 36.4 36.4 36.4 36.5 36.6 36.7 36.9 36.9 37.2

輸液 (mL) デキストラン−酢酸リンゲル液 ———— Total 2800
出血量 (mL) 240 Total 240
尿量 (mL) 60 30 40 50 80 175 Total 435

---

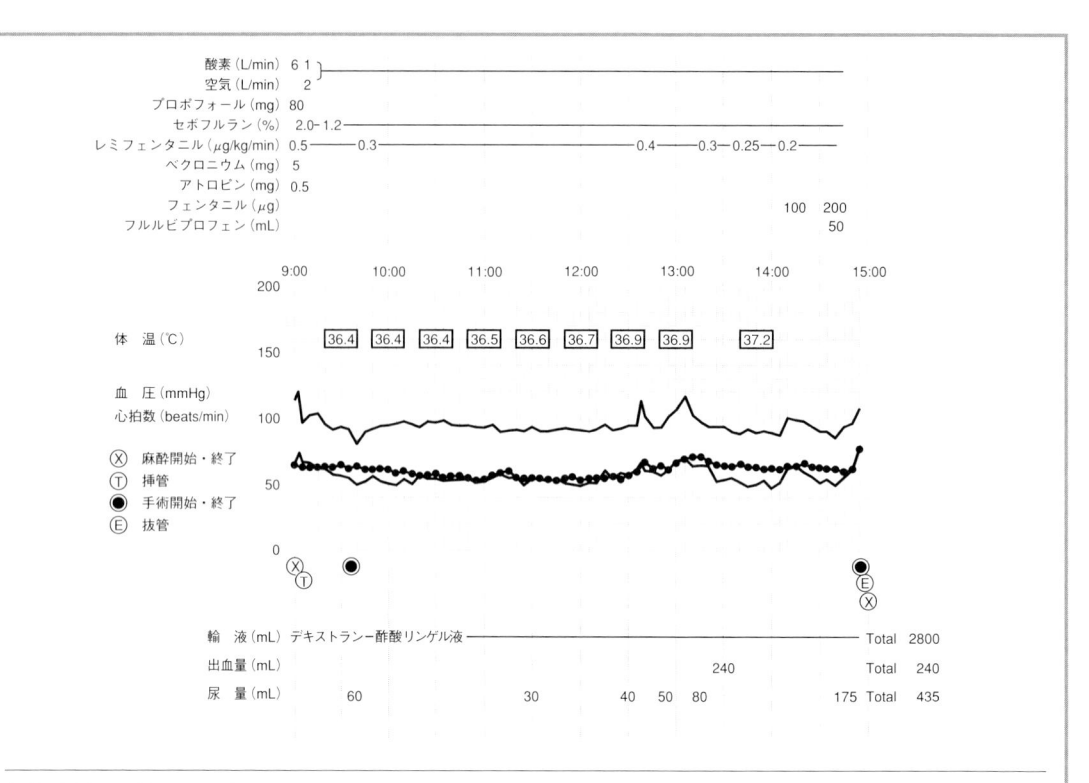

患者背景：男性，42歳，151 cm，55 kg，ASA PS-1　合併症：なし　診断名：腰椎すべり症
手術名：PLIF　前投薬：ラニチジン　手術／麻酔時間：5時間15分／6時間02分
麻酔方法：空気・酸素＋セボフルラン＋レミフェンタニル
術後鎮痛法：フルルビプロフェン，フェンタニル

**麻酔経過サマリー**
**＜麻酔導入時＞**
・レミフェンタニル(0.5 μg/kg/min)の投与開始⇒1分後，プロポフォール(80 mg)を投与
・就眠後，セボフルラン(2.0%)の吸入開始⇒ベクロニウム(5 mg)を投与⇒気管挿管(レミフェンタニル投与開始4分後)
・気管挿管後，セボフルラン(1.2%)に変更

**＜麻酔維持期～手術終了＞**
・皮膚切開直前，レミフェンタニル(0.3 μg/kg/min)に変更
・術中は，レミフェンタニル(0.2～0.4 μg/kg/min)，セボフルラン(1.2%)で維持
・手術終了15分前，レミフェンタニル(0.2 μg/kg/min)の投与終了
・手術終了5分前，セボフルラン(1.2%)の投与終了
・手術終了5分後，抜管

**＜術後鎮痛対策＞**
・手術終了40分前から，フェンタニル(300 μg)を分割投与
・手術終了16分前，フルルビプロフェン(50 mg)を投与

**コメント**
　本症例は，局所浸潤麻酔を併用した脊椎手術患者であったため循環動態は安定すると考えられたが，特に合併症のない42歳の成人であったため，気管挿管刺激および手術侵襲が神経根近くに加わった際の体動を抑制する目的で，術中は比較的高用量のレミフェンタニルを用いた。
　その結果，体動は見られなかったが，高用量レミフェンタニルを用いた後にはtransitional opioidを十分に投与しないとシバリングなどの有害事象を来すことがあるため，手術終了までの40分間にフェンタニル(300 μg)を用いた。

(小板橋俊哉)

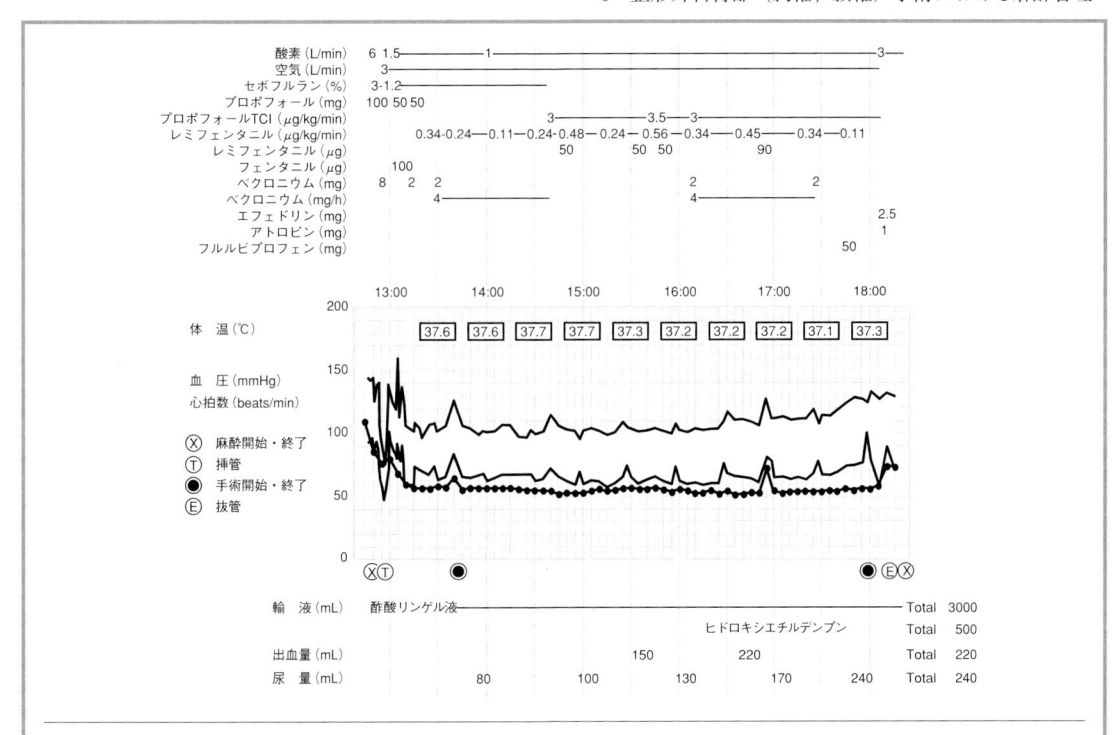

患者背景：男性，53歳，157 cm，74 kg，ASA PS-1　合併症：なし　診断名：脊髄腫瘍
手術名：顕微鏡下頸髄(C1)髄外腫瘍摘出術　前投薬：なし
手術／麻酔時間：4時間17分／5時間32分
麻酔方法：空気・酸素＋(セボフルラン⇒プロポフォールTCI)＋レミフェンタニル
術後鎮痛法：フルルビプロフェン

## 麻酔経過サマリー

**＜麻酔導入時＞**

・プロポフォール(100 mg)をボーラス投与
・入眠を確認後，セボフルラン(3％)を吸入開始し，ベクロニウム(8 mg)，フェンタニル(100 μg)をボーラス投与
・挿管時，血圧変動に応じてプロポフォール(50 mg, 50 mg)を追加投与
・挿管後，セボフルラン(1.2％)に変更

**＜麻酔維持期〜手術終了＞**

・皮膚切開15分前，レミフェンタニル(0.34 μg/kg/min)で投与開始
・術中は，レミフェンタニル(0.11〜0.56 μg/kg/min)，セボフルラン(1.2％)⇒プロポフォールTCI (3〜3.5 μg/mL)で維持
・手術終了時，レミフェンタニル(0.11 μg/kg/min)，プロポフォールTCI(3 μg/mL)の投与終了
・手術終了10分後，抜管

**＜術後鎮痛対策＞**

・手術終了20分前，フルルビプロフェン(50 mg)を投与

## コメント

　脊髄腫瘍に対して腫瘍摘出術を行った．術前に低栄養，脱水があったため，レミフェンタニルによる血圧低下を懸念して，セボフルランとフェンタニルで麻酔導入を行った．体位変換後，循環動態が安定していることを確認した後，レミフェンタニルの持続投与を開始した．術中MEPをモニターするため，ベクロニウムの持続投与を中止し，セボフルランをプロポフォールに変更した．術中きわめて安定した循環動態を保つことができた．術後痛に対しては，創部が小さいため，フルルビプロフェンで対応が可能であった．

(山蔭道明，澤田敦史)

| 酸素 (L/min) | 6 — 2 — 6 |
|---|---|
| 空気 (L/min) | |
| プロポフォールTCI (μg/mL) | 1.0-2.5-3-2.5 — 2.3 — 2.0 |
| レミフェンタニル (μg/kg/min) | 0.15 - 0.2 — 0.5 - 0.7 - 0.55 — 0.5 |
| フェンタニル (μg) | 50 100 50 |
| 8%リドカインスプレー (mL) | 0.5 0.5 |
| 1.5%リドカイン (mL) | 2 |
| エフェドリン (mg) | 4 2 |
| フェニレフリン (mg) | 0.05 0.05 0.05 |
| エスモロール (mg) | 10 10 10 |
| フルルビプロフェン (mg) | 30 |
| ジクロフェナク坐剤 (mg) | 12.5 |

BIS: 91 97 90 56 60 53 42 50 59 42 42 97
体温(℃): 36.7 36.8 36.9 36.9 37.0 36.7 36.6 36.3

輸液(mL) 酢酸リンゲル液 — 重炭酸リンゲル液 — Total 590
生食 Total 100
出血量(mL) 少量
尿量(mL) Total 100

---

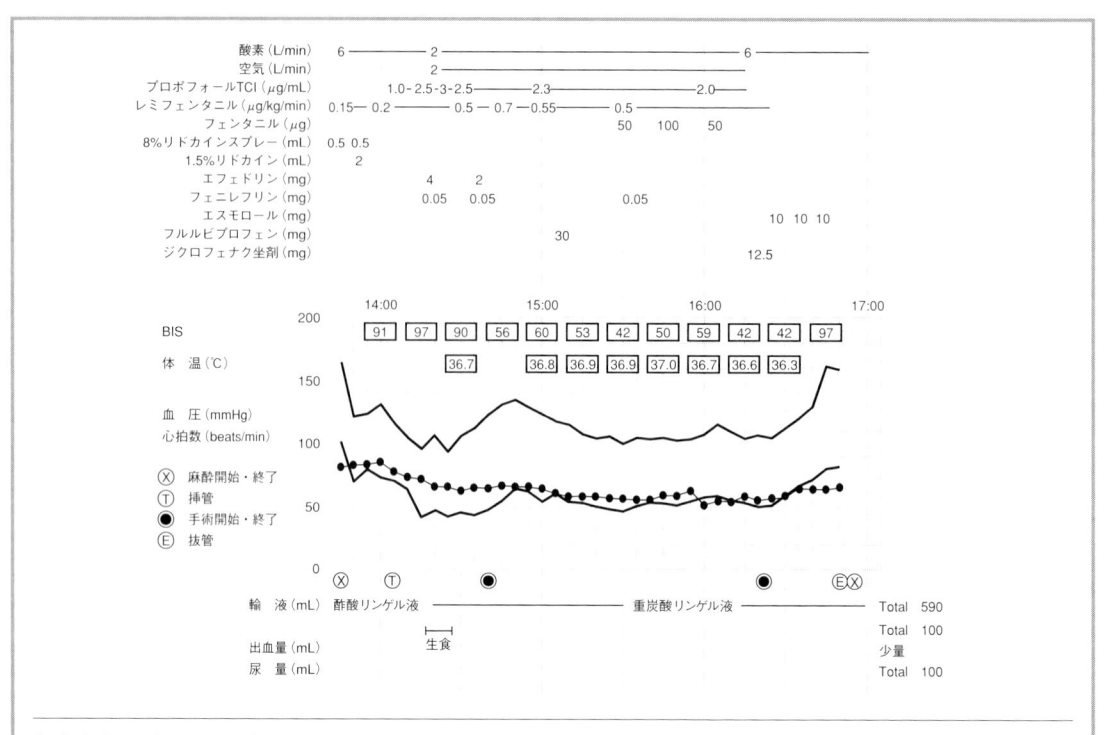

**患者背景**：女性，80歳，144 cm，34 kg，ASA PS-3　合併症：僧帽弁閉鎖不全，頸部可動域制限（高度）
**診断名**：頸椎症性脊髄症　**手術名**：頸部脊柱管拡大術　**前投薬**：なし
**手術／麻酔時間**：1時間32分／3時間00分
**麻酔方法**：空気・酸素＋プロポフォールTCI＋レミフェンタニル
**術後鎮痛法**：フルルビプロフェン，ジクロフェナク坐剤

### 麻酔経過サマリー

＜麻酔導入時＞
・レミフェンタニル（0.15 μg/kg/min）の投与開始⇒引き続き，8％リドカインスプレー（0.5 mL×2），1.5％リドカイン（2 mL）を投与
・気管支ファイバースコープガイド下に意識下挿管を実施（レミフェンタニル投与開始20分後）
・挿管終了後，プロポフォールTCI（1.0 μg/mL⇒2.5 μg/mL）の投与開始，レミフェンタニル（0.2 μg/kg/min）に変更

＜麻酔維持期～手術終了＞
・皮膚切開10分前，レミフェンタニル（0.5 μg/kg/min），プロポフォールTCI（2.5 μg/mL）に変更
・術中，レミフェンタニル（0.5～0.7 μg/kg/min），プロポフォール（2.0～2.5 μg/mL）で維持
・手術終了時，レミフェンタニル（0.5 μg/kg/min），プロポフォール（2.0 μg/mL）の投与終了
・手術終了30分後，抜管

＜術後鎮痛対策＞
・手術終了90分前，フルルビプロフェン（30 mg）を投与
・手術終了後，ジクロフェナク坐剤（12.5 mg）を投与

### コメント

　原疾患のため頸部可動域制限が強く，レミフェンタニル少量持続注入（断続的な中断を含む）のもとで気管支ファイバースコープを用いて意識下挿管を行った。高齢患者でありながら，挿管前，手術中ともに健常成人と同等のレミフェンタニルを必要としており，高齢を理由にレミフェンタニルを"一律に"減量することは適切とはいえないことが示唆された。とはいえ，明瞭な覚醒を得るために，術後疼痛対策は意識状態に影響を与えにくいNSAIDsを中心とし，覚醒後に疼痛を訴える場合にはフェンタニルの少量追加投与を考慮した。

（長田　理）

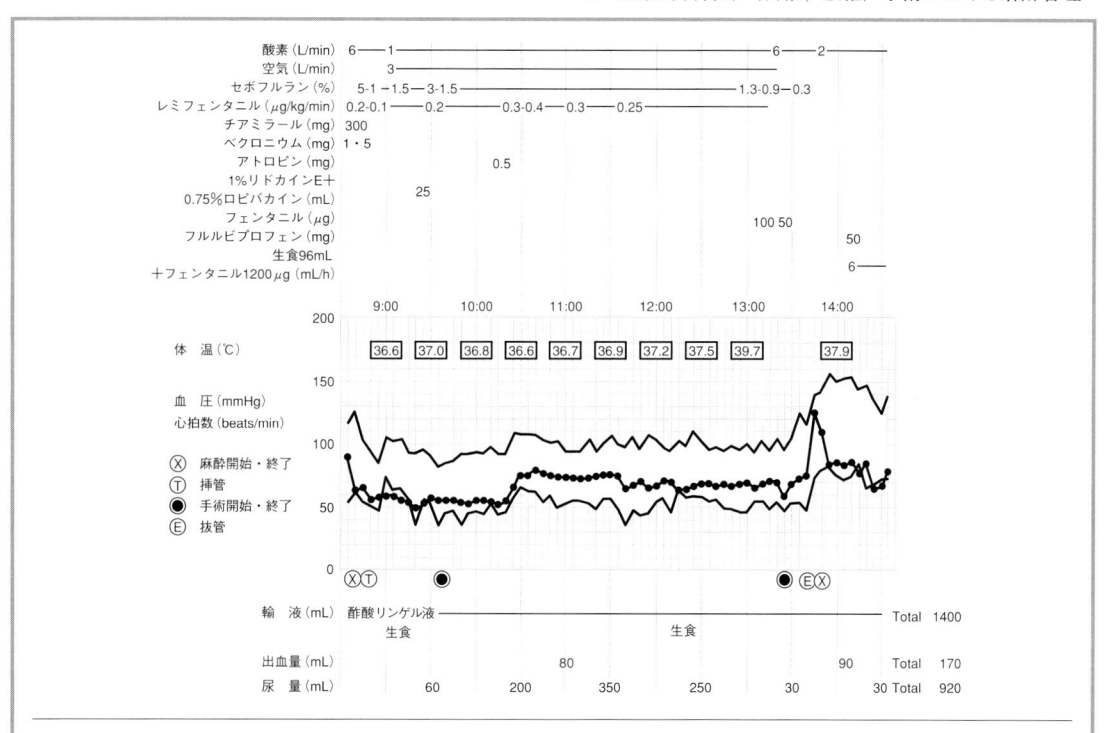

| | | | | | | | | | | |
|---|---|---|---|---|---|---|---|---|---|---|
| 酸素 (L/min) | 6 | 1 | | | | | | 6 | 2 | |
| 空気 (L/min) | 3 | | | | | | | | | |
| セボフルラン (%) | 5-1 | 1.5 | 3-1.5 | | | | | 1.3-0.9-0.3 | | |
| レミフェンタニル (μg/kg/min) | 0.2-0.1 | 0.2 | 0.3-0.4 | 0.3 | 0.25 | | | | | |
| チアミラール (mg) | 300 | | | | | | | | | |
| ベクロニウム (mg) | 1・5 | | | | | | | | | |
| アトロピン (mg) | | 0.5 | | | | | | | | |
| 1%リドカインE＋ 0.75%ロピバカイン (mL) | 25 | | | | | | | | | |
| フェンタニル (μg) | | | | | | | | 100 50 | 50 | |
| フルルビプロフェン (mg) | | | | | | | | | | |
| 生食96mL ＋フェンタニル1200μg (mL/h) | | | | | | | | | 6 | |

体温（℃）: 36.6 37.0 36.8 36.6 36.7 36.9 37.2 37.5 39.7 37.9

輸液 (mL)：酢酸リンゲル液 / 生食 / 生食　Total 1400
出血量 (mL)：80 / 90　Total 170
尿量 (mL)：60 200 350 250 30 30　Total 920

患者背景：男性，22歳，170 cm，70 kg，ASA PS-1　合併症：なし　診断名：脊柱後側彎症術後
手術名：脊椎内挿入物除去術　前投薬：ミダゾラム (2 mg)
手術／麻酔時間：3時間48分／5時間08分
麻酔方法：空気・酸素＋セボフルラン＋レミフェンタニル
術後鎮痛法：フルルビプロフェン，フェンタニル

**麻酔経過サマリー**

＜麻酔導入時＞
・レミフェンタニル (0.2 μg/kg/min) の投与開始⇒ベクロニウム (1 mg) を投与⇒チアミラール (300 mg) を投与
・就眠後，セボフルラン (5.0%) の吸入開始⇒ベクロニウム (5 mg) を投与⇒気管挿管 (レミフェンタニル投与開始10分後)
・挿管終了後，レミフェンタニル (0.1 μg/kg/min)，セボフルラン (1.0%) に変更

＜麻酔維持期～手術終了＞
・皮膚切開5分前に，レミフェンタニル (0.2 μg/kg/min)，セボフルラン (3.0%) に変更
・術中は，レミフェンタニル (0.2～0.4 μg/kg/min)，セボフルラン (0.9～1.5%) で維持
・手術終了10分前，レミフェンタニル (0.25 μg/kg/min) の投与終了
・手術終了10分後，セボフルラン (0.3%) の投与終了
・手術終了20分後，抜管

＜術後鎮痛対策＞
・手術終了15分前より，フェンタニル (150 μg) を分割投与
・手術終了50分後，回復室にてフルルビプロフェン (50 mg) を投与⇒引き続き，フェンタニルIV-PCA (basal：30 μg/h，PCA dose：10 μg/1回，ロックアウトタイム：15分間) の投与開始

**コメント**

　脊柱後側彎症術後の脊椎内挿入物除去術に対し，セボフルラン・レミフェンタニル麻酔で術中管理した．術中レミフェンタニル 0.2～0.4 μg/kg/min により術中鎮痛を行うことで，呼気中セボフルラン濃度を 0.9～1.5% と比較的低濃度で管理できた．また，手術終了後の麻酔からの覚醒も速やかであった．術後の transitional opioid は，自発呼吸を指標にフェンタニルの間歇投与およびフェンタニル IV-PCA で良好な経過であった．術後疼痛およびシバリングもなかった．

（垣花　学）

# 7

# 胸部外科手術における麻酔管理

萩平　哲（大阪大学医学部附属病院 麻酔科）

## ＜麻酔管理のポイント＞

　　胸部外科手術における麻酔管理上の特徴は，麻酔科医が管理する呼吸器が術操作を受けるため，適切な呼吸管理を行いながら術操作を妨げないようにしなければならない点にある。このために分離肺換気が行われる。肺葉切除術や肺全摘術では手術に伴い肺血管床が減少するため，術中の過剰輸液は術後に肺高血圧などの問題を生じさせることになる。したがって適切な輸液管理も重要である。

## ＜麻酔方法の選択＞

　　VATS（胸腔鏡下手術）のような低侵襲で術後痛もそれほど強くない場合を除き，硬膜外麻酔が可能であるなら術後鎮痛の目的で硬膜外チューブを留置しておく。術中の管理に関しては硬膜外麻酔もしくはオピオイドを併用した全身麻酔で管理する。

## ＜麻酔の導入＞

　　通常の全身麻酔と同様に，静脈麻酔薬，麻薬性鎮痛薬，筋弛緩薬を用いて麻酔を導入し，ダブルルーメンチューブ（DLT）を気管挿管する。レミフェンタニルを使用する場合には0.3～0.5 µg/kg/minで開始し，3～4分後に気管挿管する。若年者の場合には最初の1分は1.0 µg/kg/minで投与してもよい。気管挿管後は0.05～0.1 µg/kg/minへ下げる。DLTは，肺血管（肺動静脈）の操作を行うような手術では先端が健常側に入るもの（手術が右側なら左用，手術が左側なら右用）を選択する。それ以外の場合には先端が患側に入るものを選択する。右用に慣れていなければ左用を選択してもよいが，上記のように選択するほうが望ましい。気管挿管後はDLTの先端が意図した側に入っているかどうかだけを聴診やFOBで確認しておく。ここで微調整する意味はない。チューブは患側の口角に固定する。間質性肺炎を合併していない場合には気管挿管後も純酸素を吸入させておく。分離肺換気開始後の術側肺の虚脱を促すためである。

## ＜麻酔の維持＞

　　全身麻酔薬に関しては揮発性麻酔薬，静脈麻酔薬いずれを選択してもよい。レミフェンタニルは術野に覆布が掛けられ出した時点で0.25～0.4 µg/kg/minへ上げ，開胸操作が完了するまではこの程度で維持する。胸腔内操作に移れば通常は0.2～0.3 µg/kg/min程度

で維持できる。高齢者の場合には0.15～0.2μg/kg/min程度とすることもある。鎮痛には硬膜外麻酔を用いても麻薬性鎮痛薬を用いてもよいが、肺全摘術やもともと肺高血圧症のある患者の肺葉切除術などの場合には輸液を絞った管理が要求されるため麻薬性鎮痛薬を用いる。麻酔管理そのものは他の手術と同様で、原則として麻酔薬濃度は一定に保ち、鎮痛薬によって手術刺激をコントロールする。循環動態が不安定となり適切な鎮静度や鎮痛度を保つのに必要な濃度が保てないような場合には循環作動薬を使用して循環のサポートを行う。不用意に麻酔薬濃度を低下させると術中覚醒が生じる危険性がある。

## ＜術中管理の特徴＞

### ①分離肺換気

体位変換が終了し患者の体が固定されたらファイバースコープ（FOB）でDLTの位置を調整する。位置が決まればすぐに分離肺換気を開始する。このタイミングで分離を開始すれば術開始時には患側肺はほぼ完全に虚脱しているはずである。換気設定は純酸素で1回換気量8ml/kg程度、換気回数8～10回/分程度としている。吸気時のプラトー圧が30cmH$_2$O程度までに収まるなら問題にしなくてもよい。従圧式換気に慣れている場合には従圧式を用いてもよいが、その際には換気量に常に注意しておく必要がある。換気量を設定した場合には換気圧を、換気圧を設定した場合には換気量に注意しなければならない。肥満傾向のある患者の場合には5cmH$_2$O程度のPEEPを掛けておき、換気肺に無気肺が生じることを予防するようにする。

肺血管操作を伴う手術の場合には、その操作が終了するまでは体動が生じないようにするためにきっちりと筋弛緩薬を効かしておくことが重要である。必要に応じて筋弛緩モニターを使用するとよい。現在の麻酔では硬膜外麻酔やレミフェンタニルによって十分な鎮痛が得られるようになっているため、体動が生じる可能性は非常に低いが、それでも万一に備えて筋弛緩を得ておく。

### ②酸素化の維持

喀痰の多くない患者の場合、大部分は十分な酸素化が維持できる。もっともよく遭遇するトラブルは喀痰による無気肺の形成とチューブの位置異常による換気困難、換気不全である。異常をいち早く検知するには、気道内圧や1回換気量に常に注意を払い、変化が生じたときにはすぐにFOBで確認するようにしておくことである。これらの変化は通常Sp$_{O_2}$やPet$_{CO_2}$の変化よりも先に生じる。喀痰を吸引しチューブの位置に問題がなくてもSp$_{O_2}$が低下するような場合には患側肺に5cmH$_2$O程度のCPAPを掛ける。この際には術操作が止められるときに一度患側肺を膨張させてからCPAPを掛けるようにするとよい。

## ＜麻酔からの覚醒＞

硬膜外併用の場合には閉胸の時点で1％リドカインを6～8ml程度投与している。併用でない場合には閉胸操作が始まった段階で塩酸モルヒネなら3～5mg、フェンタニルなら総量0.2～0.3mg程度を適宜分割投与して、覚醒時に十分な効果部位濃度が得られるようにする。トランジショナルオピオイドが十分投与されていればレミフェンタニルは手術終

了時に投与を中止する。

### ＜術後疼痛対策＞

　開胸手術では術後の喀痰排泄を促進させるためにも疼痛対策は重要である。硬膜外を併用している場合には手術の中盤までに塩酸モルヒネを2～3 mg投与しておき，術後は塩酸モルヒネを1.5～3 mg/day程度と，0.2～0.375％のロピバカインを2～6 ml/hで持続投与する。高齢者や肺全摘術後の場合には局所麻酔薬を控えめにして循環動態を見ながら調節するとよい。硬膜外麻酔が行えない場合には塩酸モルヒネを1 mg/hもしくはフェンタニルを0.5～0.7 μg/kg/h程度で持続静注するか，可能であればIV-PCAのシステムを使用するとよい。

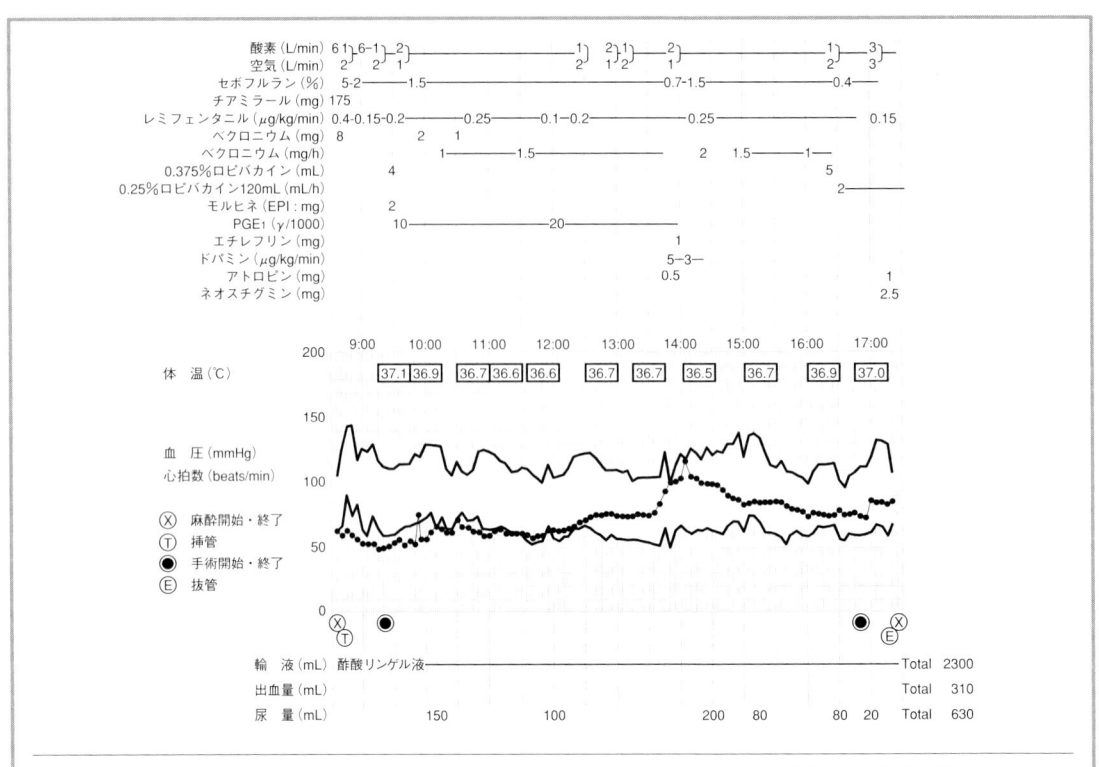

患者背景：男性，39歳，163cm，60kg，ASA PS-1　合併症：なし　診断名：生体肺移植ドナー
手術名：左肺下葉切除　前投薬：なし　手術／麻酔時間：7時間15分／8時間50分
麻酔方法：空気・酸素＋セボフルラン＋レミフェンタニル
術後鎮痛法：硬膜外鎮痛（ロピバカイン）

### 麻酔経過サマリー

＜麻酔導入時＞
・レミフェンタニル（0.4 μg/kg/min）の投与開始⇒引き続き，チアミラール（175 mg）を投与
・就眠後，セボフルラン（5.0％）の吸入開始⇒ベクロニウム（8 mg）を投与⇒気管挿管（レミフェンタニル投与開始5分後）
・挿管終了後，セボフルラン（2.0％），レミフェンタニル（0.15 μg/kg/min）に変更

＜麻酔維持期〜手術終了＞
・皮膚切開5分前に，レミフェンタニル（0.2 μg/kg/min）
・術中は，レミフェンタニル（0.1〜0.25 μg/kg/min），セボフルラン（1.5％）で維持
・手術終了5分前，レミフェンタニル（0.2 μg/kg/min）の投与終了
・手術終了15分後，胸部X線写真確認後，セボフルラン（0.4％）の投与終了
・手術終了25分後，抜管

＜術後鎮痛対策＞
・手術終了30分前，0.375％ロピバカイン（5mL）を硬膜外より投与

### コメント

　生体肺移植のドナー（健常人）の症例である。
　チアミラールとレミフェンタニルで麻酔導入し，セボフルランとレミフェンタニルで麻酔を維持している。
　硬膜外チューブを留置しているが，硬膜外は術後鎮痛用に使用しておりモルヒネ（2 mg）を用いている。
　肺静脈クランプ時に徐脈と血圧低下が生じたため，アトロピンやドパミンで対応している。
　それ以外では循環動態も安定しており良好に管理できた。

（萩平　哲）

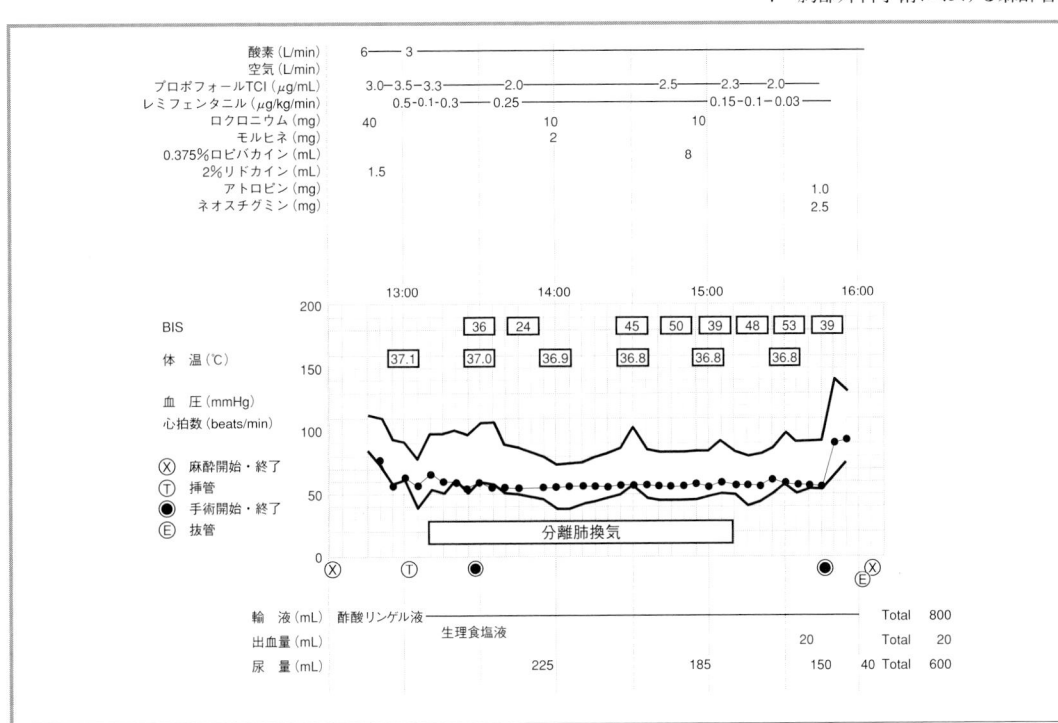

| 酸素 (L/min) | 6 — 3 |
| 空気 (L/min) | |
| プロポフォールTCI (μg/mL) | 3.0-3.5-3.3 — 2.0 — 2.5 — 2.3-2.0 |
| レミフェンタニル (μg/kg/min) | 0.5-0.1-0.3 — 0.25 — 0.15-0.1-0.03 |
| ロクロニウム (mg) | 40　　　　　10　　　　10 |
| モルヒネ (mg) | 2 |
| 0.375%ロピバカイン (mL) | 8 |
| 2%リドカイン (mL) | 1.5 |
| アトロピン (mg) | 1.0 |
| ネオスチグミン (mg) | 2.5 |

**患者背景**：女性，47歳，166 cm，57.2 kg，ASA PS-2　**合併症**：なし　**診断名**：気管支・肺悪性腫瘍
**手術名**：胸腔鏡下右肺上葉部分切除術，断端細胞診　**前投薬**：なし
**手術／麻酔時間**：2時間20分／3時間15分
**麻酔方法**：空気・酸素＋プロポフォールTCI＋レミフェンタニル
**術後鎮痛法**：硬膜外鎮痛（ロピバカイン）

### 麻酔経過サマリー

＜麻酔導入時＞
・2%リドカイン(30 mg)を投与⇒プロポフォールTCI(3.0 μg/mL)の投与開始
・就眠後，ロクロニウム(40 mg)を投与⇒気管挿管
・挿管終了後，レミフェンタニル(0.5 μg/kg/min⇒0.1 μg/kg/min)の投与開始，プロポフォールTCI(3.5 μg/mL)に変更

＜麻酔維持期～手術終了＞
・皮膚切開10分前，レミフェンタニル(0.3 μg/kg/min)に変更
・術中，レミフェンタニル(0.15～0.3 μg/kg/min)，プロポフォールTCI(2.0～3.3 μg/mL)で維持
・手術終了時，プロポフォールTCI(2.0 μg/mL)の投与終了
・手術終了5分後，レミフェンタニル(0.03 μg/kg/min)の投与終了
・手術終了15分後，抜管

＜術後鎮痛対策＞
・手術終了50分前，硬膜外鎮痛(0.375%ロピバカイン 8 mL)を投与

### コメント

　47歳・女性のVATS下右肺部分切除術をTIVAで管理している．関節リウマチを合併していたがコントロールは良好であり，麻酔管理上大きな問題とはならなかった．プロポフォール(目標血中濃度2.0～2.5 μg/ml)，レミフェンタニル(0.25 μg/kg/min)で維持しており，年齢の割にはプロポフォールの目標濃度は低めであった．なお，プロポフォールは脳波モニターを用いて調整を行っている．術中は，収縮期血圧は80 mmHg台，心拍数は50台で安定していた．術後鎮痛として硬膜外よりモルヒネ2 mgを投与し，また手術終了の1時間程度前に0.375%ロピバカイン(8 mL)を投与している．本症例はモルヒネも投与しているが，VATSのみの手術であれば女性であることを考慮すると，PONV回避の観点から局所麻酔薬のみにとどめたほうがよかったかもしれない． （萩平　哲）

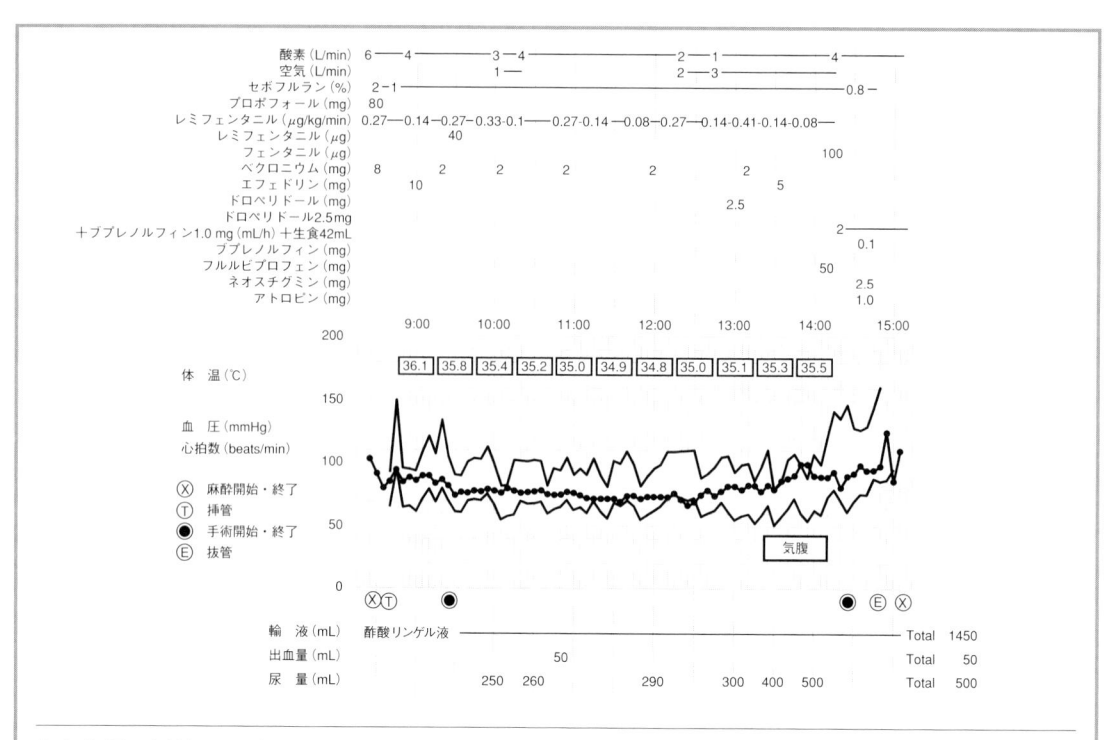

患者背景：男性，59歳，174 cm，61 kg，ASA PS-2　合併症：SVC症候群
診断名：肺癌，胆石症　手術名：VATS生検＆腹腔鏡下胆嚢摘出術　前投薬：なし
手術／麻酔時間：5時間01分／6時間42分
麻酔方法：空気・酸素＋セボフルラン＋レミフェンタニル
術後鎮痛法：フルルビプロフェン，フェンタニル，ブプレノルフィン

### 麻酔経過サマリー

＜麻酔導入時＞
- レミフェンタニル($0.27\,\mu g/kg/min$)で投与開始，その後，プロポフォール($80\,mg$)をボーラス投与
- 就眠後，セボフルラン($2.0\%$)で吸入を開始⇒ベクロニウム($8\,mg$)を投与⇒気管挿管（レミフェンタニル投与開始20分後）
- 挿管終了後，セボフルラン($1.0\%$)に変更し，それでも血圧低下が著しかったためレミフェンタニルの投与を一時中止

＜麻酔維持期〜手術終了＞
- 皮膚切開20分前に，レミフェンタニル($0.14\,\mu g/kg/min$)の投与を開始
- 術中は，レミフェンタニル($0.08\sim0.41\,\mu g/kg/min$)，セボフルラン($1.0\%$)で維持
- 手術終了10分前，レミフェンタニル($0.08\,\mu g/kg/min$)の投与終了
- 手術終了20分後，セボフルラン($0.8\%$)を終了
- 手術終了25分後に抜管

＜術後鎮痛対策＞
- 手術終了25分前，フルルビプロフェン($50\,mg$)を投与
- 手術終了20分前，フェンタニルIV($100\,\mu g$)を投与し，ブプレノルフィン持続投与（ドロペリドール$2.5\,mg$＋ブプレノルフィン$1.0\,mg$＋生食$42\,mL$，$2\,mL/h$）を開始

### コメント

肺腫瘍のため，上大静脈症候群を合併しており，顔面，頸部が腫脹していた．上大静脈症候群のため硬膜外静脈叢の還流が増加している可能性を危惧して硬膜外麻酔は行わなかった．導入時の血圧低下に対しても，レミフェンタニルの投与を中止することで速やかに対処することが可能である．手術部位が胸部〜腹部の広範囲に及ぶ手術でもレミフェンタニルは有用である．　　（山蔭道明，澤田敦史）

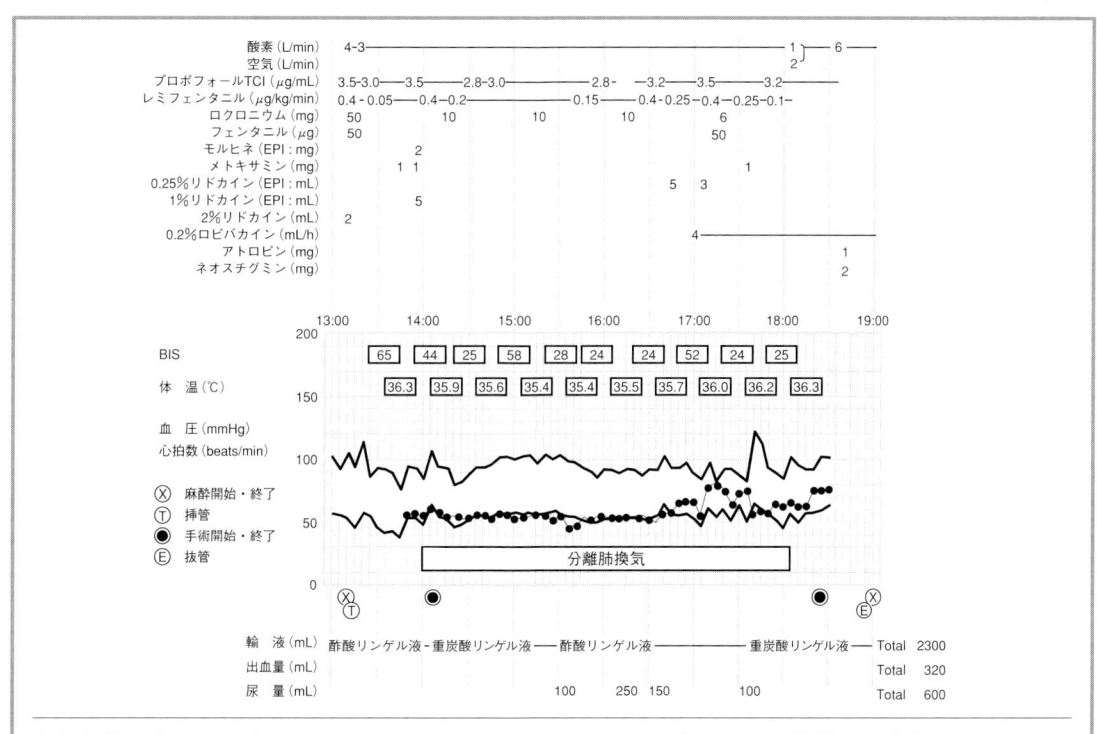

**患者背景**：女性，60歳，157.2 cm，42.6 kg，ASA PS-2　合併症：なし　診断名：右肺癌
**手術名**：右肺上葉切除，リンパ節郭清術　前投薬：なし　手術／麻酔時間：4時間20分／5時間50分
**麻酔方法**：空気・酸素＋プロポフォールTCI＋レミフェンタニル
**術後鎮痛法**：硬膜外鎮痛（ロピバカイン）

### 麻酔経過サマリー
**＜麻酔導入時＞**
・フェンタニル(50 μg)を投与し，硬膜外カテーテルを留置
・レミフェンタニル(0.4 μg/kg/min)の投与開始⇒引き続き，プロポフォールTCI(3.5 μg/mL)の投与開始
・就眠後，ロクロニウム(50 mg)を投与⇒ダブルルーメンチューブにて気管挿管（レミフェンタニル投与開始5分後）
・挿管終了後，レミフェンタニル(0.05 μg/kg/min)，プロポフォール(3.0 μg/mL)に変更

**＜麻酔維持期～手術終了＞**
・皮膚切開5分前，レミフェンタニル(0.4 μg/kg/min)に変更
・術中，レミフェンタニル(0.2～0.4 μg/kg/min)，プロポフォール(2.8～3.5 μg/mL)で維持
・手術終了25分前，レミフェンタニル(0.1 μg/kg/min)の投与終了
・手術終了10分後，プロポフォールTCI(3.2 μg/mL)の投与終了
・手術終了30分後，抜管

**＜術後鎮痛対策＞**
・手術終了20分前，0.25％リドカインEPI(5 mL)投与後，持続硬膜外鎮痛(0.2％ロピバカイン 4 mL/h)を開始

### コメント
　右肺上葉切除術をTIVAで管理している。プロポフォール（目標濃度2.8～3.0 μg/ml），レミフェンタニル(0.15～0.2 μg/kg/min)で維持している。脳波の振幅が小さく計測上SRとされる部分がある程度あったこともあり，BIS値は本来よりも低めの値を示していた。手術後半に，出血に対して開胸創を広げることとなったため，レミフェンタニル(0.4 μg/kg/min)まで増加させて対応している。
　術中の収縮期血圧は，概ね80～90 mmHgであったが，特に血管系病変もないため経過観察としている。術後鎮痛として硬膜外からモルヒネ(2 mg)を投与し，また0.2％ロピバカインを4ml/hで開始しており，抜管前後でも循環動態の変動はわずかであった。

（萩平　哲）

| 薬剤/ガス | 投与量・濃度 |
|---|---|
| 酸素 (L/min) | 6―1―2―4― |
| 空気 (L/min) | 2―1―1 |
| プロポフォールTCI (μg/mL) | 3-2―2.5―2.8 |
| レミフェンタニル (μg/kg/min) | 0.5-0.1―0.2―0.25―0.3 |
| ベクロニウム (mg) | 8　2　2　2　2　2 |
| フェンタニル (μg) | 100 |
| 2%リドカイン (mL) | 2 |
| ドパミン (μg/kg/min) | 3 |
| エチレフリン (mg) | 1　1　3　0.5 |
| モルヒネ (EPI : mg) | 3 |
| 0.375%ロピバカイン (mL/h) | 2 |

時刻: 13:00 ～ 19:00

BIS: 68, 71, 69, 70, 68, 52, 60, 55, 61
体温 (℃): 35.9, 35.7, 36.0, 36.1, 36.3, 36.6, 36.8

血圧 (mmHg)
心拍数 (beats/min)
Ⓧ 麻酔開始・終了
Ⓣ 挿管
● 手術開始・終了
Ⓔ 抜管

輸液 (mL) 酢酸リンゲル液 ―― Total 215
出血量 (mL) 50　10　Total 60
尿量 (mL) 100　100　800　100　Total 1100

---

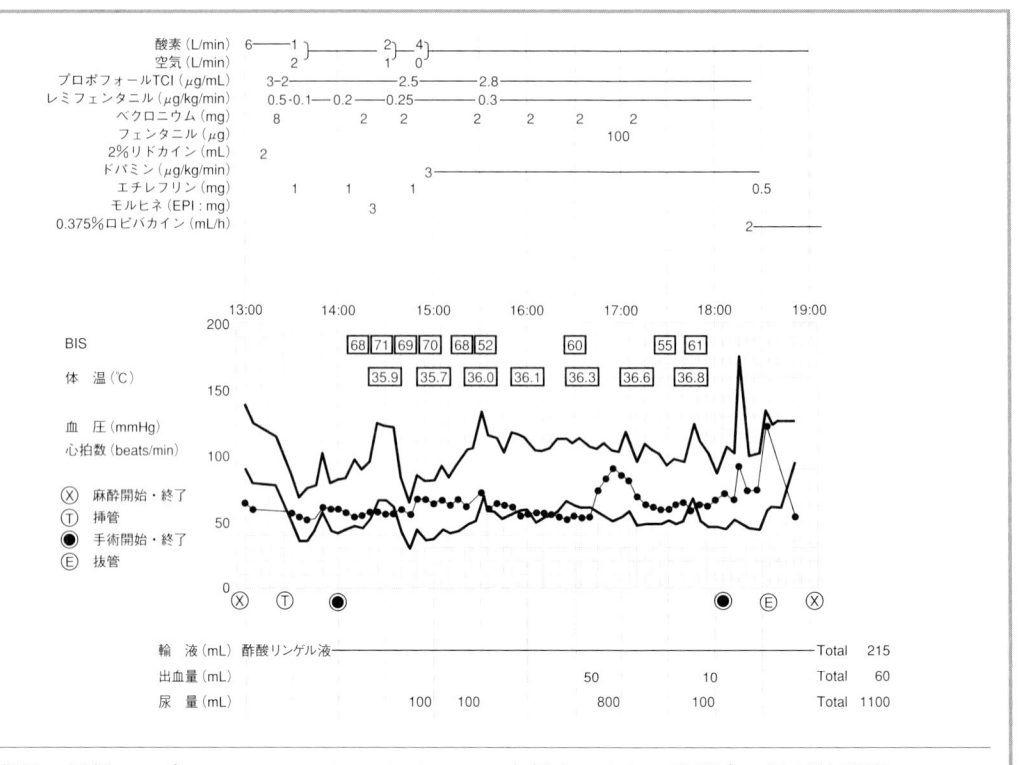

**患者背景**：男性，62歳，172 cm，64 kg，ASA PS-1　合併症：なし　診断名：肺悪性腫瘍
**手術名**：右肺上葉切除＋LN郭清　前投薬：なし　手術／麻酔時間：5時間00分／6時間10分
**麻酔方法**：空気・酸素＋プロポフォールTCI＋レミフェンタニル
**術後鎮痛法**：硬膜外鎮痛(ロピバカイン)

**麻酔経過サマリー**
＜麻酔導入時＞
・レミフェンタニル(0.5 μg/kg/min)の投与開始⇒引き続き，プロポフォールTCI(3.0 μg/mL)の投与開始
・就眠後，プロポフォールTCI(2.0 μg/mL)に変更⇒ベクロニウム(8 mg)を投与⇒気管挿管(レミフェンタニル投与開始3分後)
・挿管終了後，レミフェンタニル(0.1 μg/kg/min)に変更
＜麻酔維持期～手術終了＞
・開胸10分前，レミフェンタニル(0.2 μg/kg/min)に変更
・術中は，レミフェンタニル(0.2～0.3 μg/kg/min)，プロポフォール(2.0～2.8 μg/mL)で維持
・手術終了後，X線撮影を実施
・手術終了25分後，レミフェンタニル(0.3 μg/kg/min)，プロポフォール(2.8 μg/mL)の投与終了
・手術終了30分後，抜管
＜術後鎮痛対策＞
・手術終了10分前，持続硬膜外鎮痛(0.375％ロピバカイン120 mL，2 mL/h)を開始

**コメント**
　プロポフォールとレミフェンタニルによるTIVAで管理した右肺上葉切除術である。
　術中はレミフェンタニル(0.2～0.3 μg/kg/min)で維持した。
　硬膜外チューブを留置しているが，硬膜外は術後鎮痛用に使用しておりモルヒネ(3 mg)を用いている。
　執刀開始後，BIS値がやや高めで脳波波形的にも鎮静がやや浅いと判断されたため，プロポフォールの目標濃度を上昇させている。

(萩平　哲)

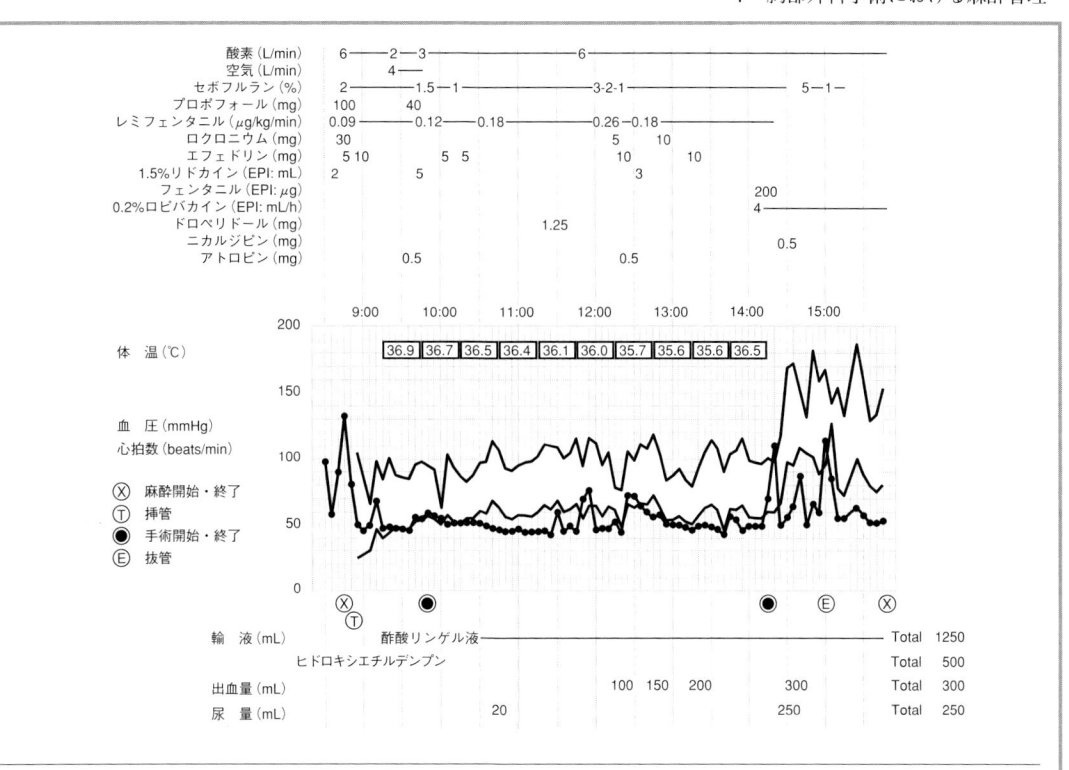

## 7 胸部外科手術における麻酔管理

患者背景：女性，65歳，157 cm，57 kg，ASA PS-2　合併症：なし　診断名：重症筋無力症
手術名：胸腔鏡下良性縦隔腫瘍手術　前投薬：なし　手術／麻酔時間：4時間27分／7時間06分
麻酔方法：空気・酸素＋セボフルラン＋レミフェンタニル
術後鎮痛法：フェンタニル，0.2％ロピバカイン

**麻酔経過サマリー**

＜麻酔導入時＞
・レミフェンタニル(0.09 μg/kg/min)で投与開始
・2分後，プロポフォール(100 mg)ボーラス投与
・就眠後，セボフルラン(2.0％)で吸入を開始⇒ロクロニウム(30 mg)を投与⇒気管挿管(レミフェンタニル投与開始10分後)

＜麻酔維持期〜手術終了＞
・皮膚切開時に，レミフェンタニル(0.12 μg/kg/min)，セボフルラン(1.5％)に変更
・術中は，レミフェンタニル(0.12〜0.26 μg/kg/min)，セボフルラン(1.0〜3.0％)で維持
・手術終了時，レミフェンタニル(0.18 μg/kg/min)の投与終了
・手術終了15分後，セボフルラン(1.0％)を終了
・手術終了20分後に抜管

＜術後鎮痛対策＞
・手術終了10分前，0.2％ロピバカインの硬膜外持続投与(4 mL/h)を開始
・手術終了5分前，フェンタニル(200 μg)を硬膜外から投与

**コメント**

　胸腺腫瘍を胸腔鏡下で摘出した。
　術中は胸部硬膜外麻酔とレミフェンタニルを用いた全身麻酔で管理した。
　左右交互の片肺換気を頻繁に繰り返したため，抜管に難渋した。

（山蔭道明，澤田敦史）

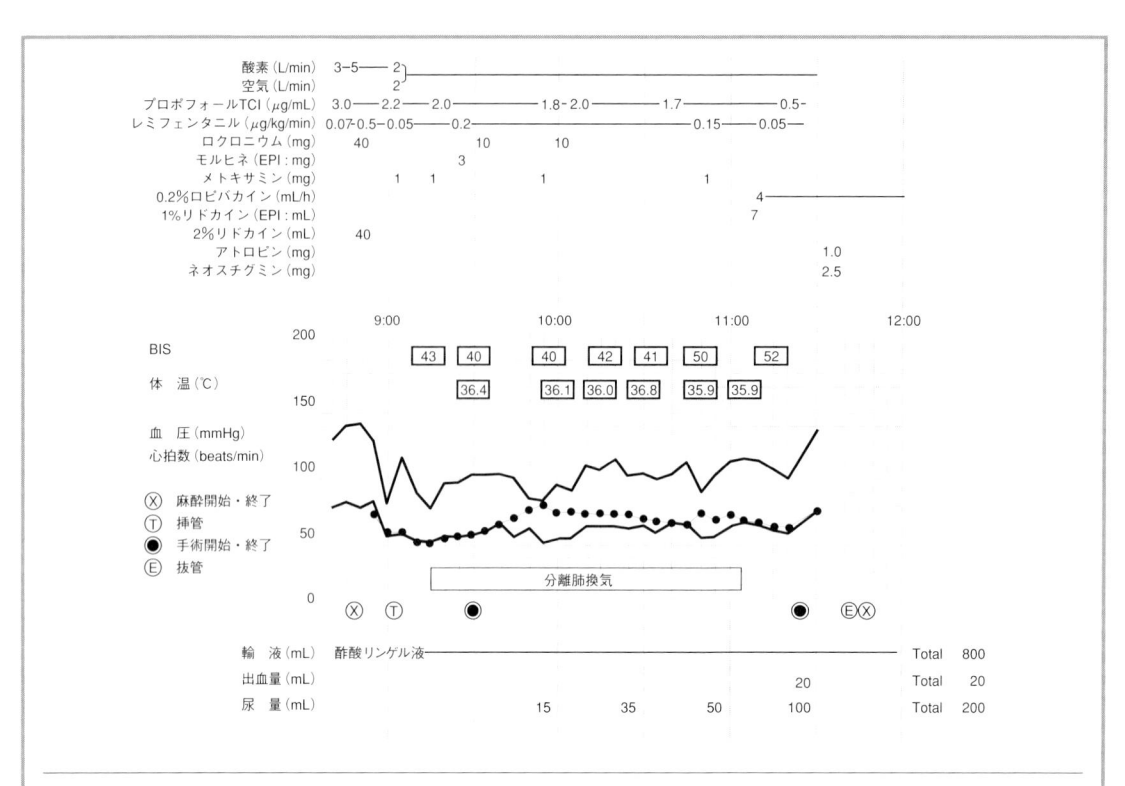

患者背景：男性，71歳，165 cm，61 kg，ASA PS-2　合併症：なし　診断名：左肺腫瘍
手術名：左肺下葉部分切除術　前投薬：なし　手術／麻酔時間：1時間55分／3時間05分
麻酔方法：空気・酸素＋プロポフォールTCI＋レミフェンタニル
術後鎮痛法：硬膜外鎮痛（ロピバカイン）

### 麻酔経過サマリー
＜麻酔導入時＞
・レミフェンタニル（0.07 μg/kg/min）の投与開始⇒引き続き，プロポフォールTCI（3 μg/mL）の投与
・硬膜外カテーテル留置後，レミフェンタニル（0.5 μg/kg/min）に変更
・就眠後，ロクロニウム（40 mg）を投与⇒ダブルルーメンチューブにて気管挿管（レミフェンタニル投与開始25分後）
・挿管終了後，レミフェンタニル（0.05 μg/kg/min），プロポフォール（2.2 μg/mL⇒2.0 μg/mL）に変更

＜麻酔維持期～手術終了＞
・皮膚切開5分前，レミフェンタニル（0.2 μg/kg/min）に変更
・術中，レミフェンタニル（0.15～0.2 μg/kg/min），プロポフォール（1.7～2.0 μg/mL）で維持
・手術終了時，レミフェンタニル（0.05 μg/kg/min），プロポフォール（0.5 μg/mL）の投与終了
・手術終了17分後，抜管

＜術後鎮痛対策＞
・手術終了20分前，1％リドカイン（7 mL）投与後，持続硬膜外鎮痛（0.2％ロピバカイン4 mL/h）を開始

### コメント
　転移性肺悪性腫瘍に対する肺部分切除術をTIVAで管理している。術中，プロポフォール（目標濃度1.7～2.0 μg/ml），レミフェンタニル（0.2 μg/kg/min）で維持している。70歳代の患者で手術侵襲もそれほど大きくない場合には，この程度の麻酔薬，鎮痛薬で適切なレベルが維持できることも多い。本症例では，手術終了前にプロポフォールの目標血中濃度を0.5 μg/mlに下げているが，このように手術終了前にプロポフォールの目標濃度を下げると体位変換時やX線撮影時に覚醒してしまう可能性がある。通常は，手術終了時にプロポフォールの維持濃度を0.5 μg/ml程度だけ下げ，X線撮影後に投与を終了するようにしている。

（萩平　哲）

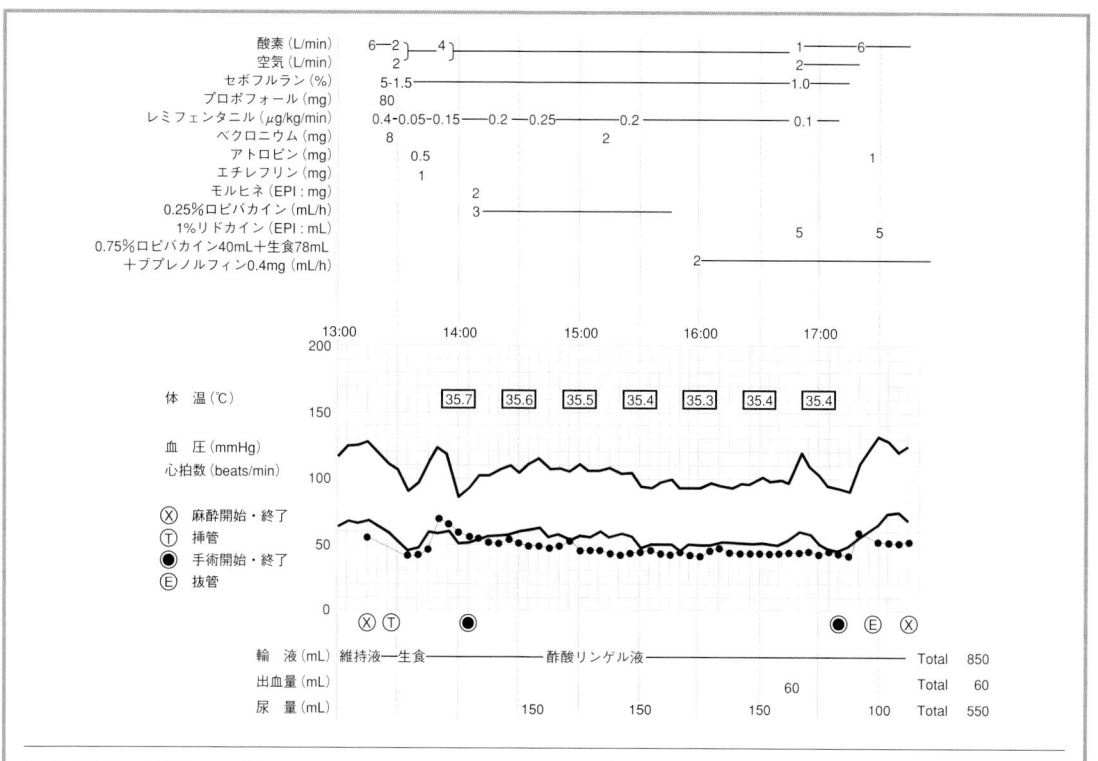

# 7 胸部外科手術における麻酔管理

患者背景：男性，79歳，159 cm，47 kg，ASA PS-2　合併症：なし　診断名：肺悪性腫瘍
手術名：肺部分切除術　前投薬：なし　手術／麻酔時間：3時間10分／4時間30分
麻酔方法：空気・酸素＋セボフルラン＋レミフェンタニル
術後鎮痛法：硬膜外鎮痛(ロピバカイン＋ブプレノルフィン)

## 麻酔経過サマリー

### ＜麻酔導入時＞
- レミフェンタニル(0.4 µg/kg/min)の投与開始⇒引き続き，プロポフォール(80 mg)，ベクロニウム(8 mg)を投与
- 就眠後，セボフルラン(5.0％)の吸入開始⇒気管挿管(レミフェンタニル投与開始3分後)
- 挿管終了後，レミフェンタニル(0.05 µg/kg/min)，セボフルラン(1.5％)に変更
- 挿管終了10分後，レミフェンタニルを一時中止

### ＜麻酔維持期～手術終了＞
- 皮膚切開時15分前に，レミフェンタニル(0.15 µg/kg/min)で投与開始
- 術中は，レミフェンタニル(0.1～0.25 µg/kg/min)，セボフルラン(呼気濃度1.3％)で維持
- 手術終了時，レミフェンタニル(0.1 µg/kg/min)の投与終了
- 手術終了10分後，セボフルラン(1.0％)の投与終了
- 手術終了20分後に抜管

### ＜術後鎮痛対策＞
- 手術終了70分前，持続硬膜外鎮痛(0.75％ロピバカイン40 mL＋生食78 mL＋ブプレノルフィン0.4 mg，2 mL/h)を開始

## コメント

レミフェンタニル(0.4 µg/kg/min)の投与開始と同時にプロポフォール(80 mg)とベクロニウム(8 mg)を投与し，急速導入した。そして，就眠後にセボフルラン(5.0％)を開始した。術中は，セボフルランの吸気濃度を1.5％(呼気1.3％)，レミフェンタニル(0.2～0.25 µg/kg/min)で維持している。3時間程度の肺葉切除術であるため手術開始後早期に術後鎮痛用にモルヒネ2 mgを硬膜外投与した。

(萩平　哲)

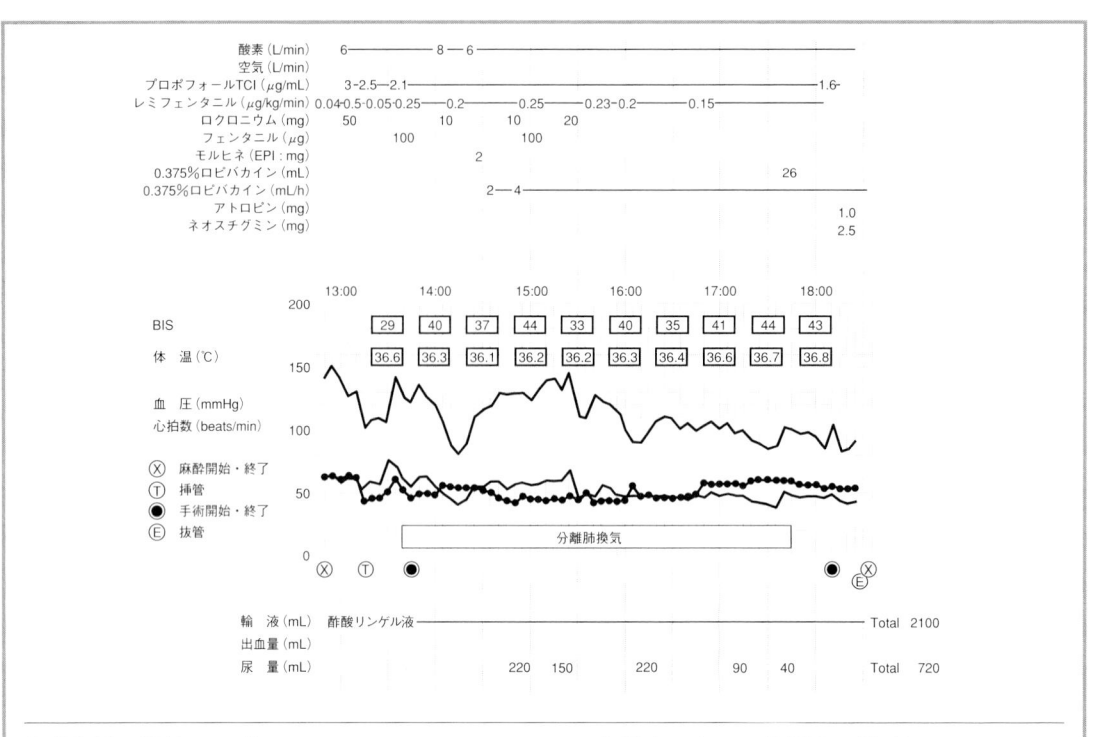

患者背景：男性，79歳，173.5 cm，74 kg，ASA PS-1　合併症：なし　診断名：肺癌
手術名：右肺上葉切除，縦隔リンパ節郭清術　前投薬：なし
手術／麻酔時間：4時間25分／5時間40分
麻酔方法：空気・酸素＋プロポフォールTCI＋レミフェンタニル
術後鎮痛法：硬膜外鎮痛・肋間神経ブロック(ロピバカイン)

**麻酔経過サマリー**

＜麻酔導入時＞
・レミフェンタニル(0.04 μg/kg/min)の投与開始⇒引き続き，硬膜外カテーテルを留置
・硬膜外カテーテルの留置後，プロポフォールTCI(3 μg/mL)の投与開始⇒引き続き，レミフェンタニル(0.5 μg/kg/min)に変更
・就眠後，ロクロニウム(50 mg)を投与⇒気管挿管(レミフェンタニル投与開始30分後)
・挿管終了後，レミフェンタニル(0.05 μg/kg/min)

＜麻酔維持期～手術終了＞
・皮膚切開5分前，レミフェンタニル(0.25 μg/kg/min)に変更
・術中，レミフェンタニル(0.15～0.25 μg/kg/min)，プロポフォールTCI(2.1 μg/mL)で維持
・手術終了時，レミフェンタニル(0.15 μg/kg/min)の投与終了
・手術終了10分後，プロポフォールTCI(1.6 μg/mL)の投与終了
・手術終了15分後，抜管

＜術後鎮痛対策＞
・術中より，持続硬膜外鎮痛(0.375％ロピバカイン4 mL/h)を開始
・手術終了30分前，肋間神経ブロック(0.375％ロピバカイン26 mL)を実施

**コメント**

　79歳と高齢だが特に麻酔上のリスクとなる点はなかった患者をTIVAで管理している。硬膜外チューブ留置前から，レミフェンタニル(0.04 μg/kg/min)を低濃度で投与し穿刺時の鎮痛を図っている。プロポフォール(目標濃度2.1 μg/ml)，レミフェンタニル(0.15～0.25 μg/kg/min)で維持した。本症例では，硬膜外鎮痛に加えて，外科医による0.375％ロピバカイン(26 ml)での肋間神経ブロックも施行している。抜管前後の循環動態の変動はわずかであった。

(萩平　哲)

# 8

# 上部消化器外科手術における麻酔管理

垣花　学（琉球大学医学部附属病院 麻酔科）

## ＜麻酔管理のポイント＞

　上部消化器外科手術には，食道手術，肝臓・胆嚢・胃切除の開腹手術など多岐にわたる術式がある。これらの手術は，腹壁の牽引，肝床部や横隔膜の圧排，主要内臓血管（腹腔動脈分枝，上腸間膜動脈，門脈など）血流低下などが起こりうるため，他の手術に比較して手術侵襲が強く，手術侵襲から生体を防御することを最優先に考えた麻酔管理となる。また，呼吸運動や咳反射などによる術後疼痛も比較的強いため，十分な術後疼痛対策も心がける必要がある。

## ＜麻酔方法の選択＞

　上部消化器外科手術では，全身麻酔もしくは硬膜外麻酔を併用した全身麻酔が行われることが多い。なお，併用する硬膜外麻酔の持続投与は術後鎮痛として有用である。最近では，硬膜外カテーテル挿入が禁忌である場合に，超音波ガイド下神経ブロック（腹直筋鞘ブロック，肋間神経ブロック）なども用いられている。また，食道手術など片肺換気下での麻酔管理となる場合は，手術侵襲に伴う血圧上昇や大静脈や心臓圧排に伴う血圧低下などが起こるため，循環動態に影響が少ない麻酔方法を選択すべきである。

## ＜麻酔の導入＞

　通常，静脈麻酔薬，麻薬性鎮痛薬，筋弛緩薬を用いて気管挿管を行う。静脈麻酔薬であるプロポフォールを用いる場合，プロポフォールに対する感受性の個人差があるため，TCIあるいはBISモニターを用いることが望ましい。セボフルラン吸入による麻酔導入（VIMA）を用いる場合には，使用する麻薬性鎮痛薬の投与量や投与速度によって，就眠後のセボフルランを適切な濃度に維持する（例：レミフェンタニル$0.5\,\mu g/kg/min$の場合，呼気終末セボフルラン濃度は1.5～2.0％）。食道腫瘍や胃腫瘍（特に幽門側腫瘍）に伴う通過障害が存在する場合には，迅速導入を行うべきである。また，経口摂取制限のある症例では，潜在的な循環血液量の減少があるため，導入時の血圧低下には十分注意が必要である。

## ＜麻酔の維持＞

　使用する薬剤は，鎮痛薬としては麻薬性鎮痛薬，鎮静薬としては揮発性麻酔薬，プロポ

フォール（可能であればTCI），亜酸化窒素の組み合せのいずれも可能である。しかし，腸閉塞の場合は，腸管の膨満を避けるため亜酸化窒素は使用しない。硬膜外カテーテル挿入可能な症例では，硬膜外麻酔を併用することが好ましい。

◎揮発性麻酔薬（セボフルラン）＋麻薬性鎮痛薬（＋硬膜外麻酔）

鎮痛薬にフェンタニルを用いる場合，1 MAC（1.7％）のセボフルラン下ではフェンタニル効果部位濃度1～2 ng/mLで皮切時の体動が抑制され，2～4 ng/mLで皮切時の血圧上昇を抑えることが報告されている[1]。

これらのことから，鎮痛薬にレミフェンタニルを用いる場合，フェンタニルより高い鎮痛レベル（6 ng/mL前後）で使用するため，鎮痛薬と鎮静薬の相互作用により揮発性麻酔薬の必要量が減少することを考慮して適切なセボフルラン濃度で維持する（例：レミフェンタニル0.25 μg/kg/minの場合，呼気終末セボフルラン濃度は1.2～1.5％）。なお，腹膜操作時や腹壁牽引時には，皮切時よりも高濃度のレミフェンタニルあるいはセボフルランが必要となる。

硬膜外麻酔を併用する場合，硬膜外麻酔で十分な鎮痛を得るために0.75％ロピバカイン5～10 mLを硬膜外注入する。この場合，レミフェンタニルは投与速度を減少させるが，気管チューブの刺激の抑制，硬膜外麻酔の鎮痛範囲外に手術操作が及んだ場合の鎮痛を担保にするためにレミフェンタニル0.05～0.2 μg/kg/minを併用することが望ましい。

◎プロポフォール＋麻薬性鎮痛薬（＋硬膜外麻酔）

鎮痛薬にフェンタニルを用いる場合，プロポフォール効果部位濃度3～5 μg/mLで皮切時の体動を抑制あるいは血圧上昇を15％以内に抑えるには，フェンタニル効果部位濃度がおよそ5 ng/mL以上必要である。さらに，腹壁牽引に対しては，血圧上昇を15％以内に抑えるにはフェンタニル効果部位濃度はおよそ6 ng/mL以上必要との報告がある[2]。しかし，腹壁牽引時の体動を抑制するには，フェンタニル濃度が9 ng/mL以上必要であり，これは非現実的である。したがって，現実的には，筋弛緩薬を用い腹壁筋の緊張を取り除き，さらに術中体動を抑えることになる。

これらのことから，鎮痛薬にレミフェンタニルを用いる場合，プロポフォール予測効果部位濃度3～5 μg/mL下ではレミフェンタニル0.15～0.25 μg/kg/minで皮切時の体動が抑制され，0.3 μg/kg/minで皮切時の血圧上昇を抑えることが可能であると考えられる。さらに，腹壁牽引時は，レミフェンタニルを0.5 μg/kg/minで投与すれば，血圧上昇や体動を抑えることができると考えられる。

なお，硬膜外麻酔を併用する場合，セボフルランとの組み合わせの考え方と同様となる。

また，レミフェンタニルで十分な鎮痛を確保した場合，術中の体動は少なく筋弛緩薬の必要量は減少するが，急激な手術侵襲刺激変化時の体動を防ぐためには，適切に筋弛緩薬を使用することが推奨される。

＜術中管理の特徴＞

術中管理の特徴として，①呼吸器系への影響，②水分バランスへの影響，③体温への影

響，④神経系への影響，などに注意を払う必要がある。

### ①呼吸器系への影響

腹腔内の手術操作，ガーゼや手術機械による圧迫などにより横隔膜が上方へと押し上げられるため，下肺野の無気肺や機能的残気量の減少が起こり，肺内シャントの増加による低酸素血症の発現に注意が必要である。場合によっては，術後無気肺を避けるためにPEEPを加えることも必要である。

### ②水分バランスへの影響

開腹術の場合，腹腔内臓器の露出や腹腔内の手術操作によるthird spaceへの細胞外液の移動により循環血液量が低下し等張性脱水となる。そのため，術中は細胞外液補充液を中心に輸液を行い，循環血液量の維持に努めることが重要である。

また，多量の出血を伴うことが予想される場合には，心拍出量，stroke volume variable（SVV），中心静脈圧や中心静脈血酸素飽和度（$Scv_{O_2}$）などをモニターし適切な循環血液量および酸素消費に見合った酸素運搬状態の把握に努めることが推奨される。

### ③体温への影響

開腹術では，術野からの熱の蒸散，濡れた敷布，麻酔薬などによる体温調節機能の抑制，末梢血管拡張による熱放散など，低体温になりやすい。術後のシバリング予防の面からも体温保持は重要であり，輸液の加温や温風式加温装置の積極的な使用など深部体温の保持に努める。また，アミノ酸製剤の輸液が術中体温維持に効果的であると報告されている[3]。

### ④神経系への影響

開腹術における上腹部操作時には，腹膜，胃，胆囊の牽引による腹腔神経叢反射によって徐脈・血圧低下になることがあり，著明な場合には心停止に至る。

重篤な場合は，手術操作を一時中止させ，速やかにアトロピンなどを投与して回復を図ることが重要となる。

## ＜術後疼痛管理＞

硬膜外カテーテルが挿入されている場合は，術中鎮痛は調節性に優れるレミフェンタニルで行い，硬膜外麻酔を術後鎮痛目的に使用する方法または硬膜外麻酔による鎮痛を主とし，レミフェンタニル少量（0.05〜0.2 μg/kg/min）の併用投与とし，さらに硬膜外麻酔を術後鎮痛目的に使用する方法を行っている。術後疼痛管理における硬膜外麻酔は，手術終了時に，ローディングとして0.5〜0.75％ロピバカイン5〜8 mLを硬膜外投与後，引き続き0.2％ロピバカイン（フェンタニル2 μg/mL含有）の持続投与（5 mL/h）を行っている。この方法では，局所麻酔薬の濃度を低くすることが可能であり，覚醒後の運動神経麻痺のリスクが軽減する。

一方，近年，患者の高齢化により抗凝固療法を行っているため，硬膜外麻酔を行えない場合が増加している。その場合は，麻薬性鎮痛薬の持続投与を行っており，方法としては，手術終了およそ60分前より自発呼吸を指標にtransitional opioidとしてのフェンタニル（250 μg）の分割投与を行い，手術終了時，フェンタニルIV-PCA（ベース投与：10〜50 μg/h，PCA dose：1 μg/1回，ロックアウトタイム：15分間）を行っている。その他にも，

抗炎症作用を持つフルルビプロフェンの併用や超音波ガイド下神経ブロック（腹直筋鞘ブロックなど）を併用することも有用である。

### 参考文献

1) Katoh T, Kobayashi S, Suzuki A, et al. The effect of fentanyl on sevoflurane requirements for somatic and sympathetic response to surgical incision. Anesthesiology 1999 ; 90 : 398–405.
2) Kazama T, Ikeda K, Morita K. The pharmacodynamic interaction between propofol and fentanyl with respect to the suppression of somatic or hemodynamic responses to skin incision, peritoneum incision, and abdominal wall retraction. Anesthesiology 1998 ; 89 : 894–906.
3) Moriyama T, Tsuneyoshi I, Omae T, et al. The effect of amino-acid infusion during off-pump coronary arterial bypass surgery on thrremogenic and hormonal regulation. J Anesth 2008 ; 22 : 354–60.

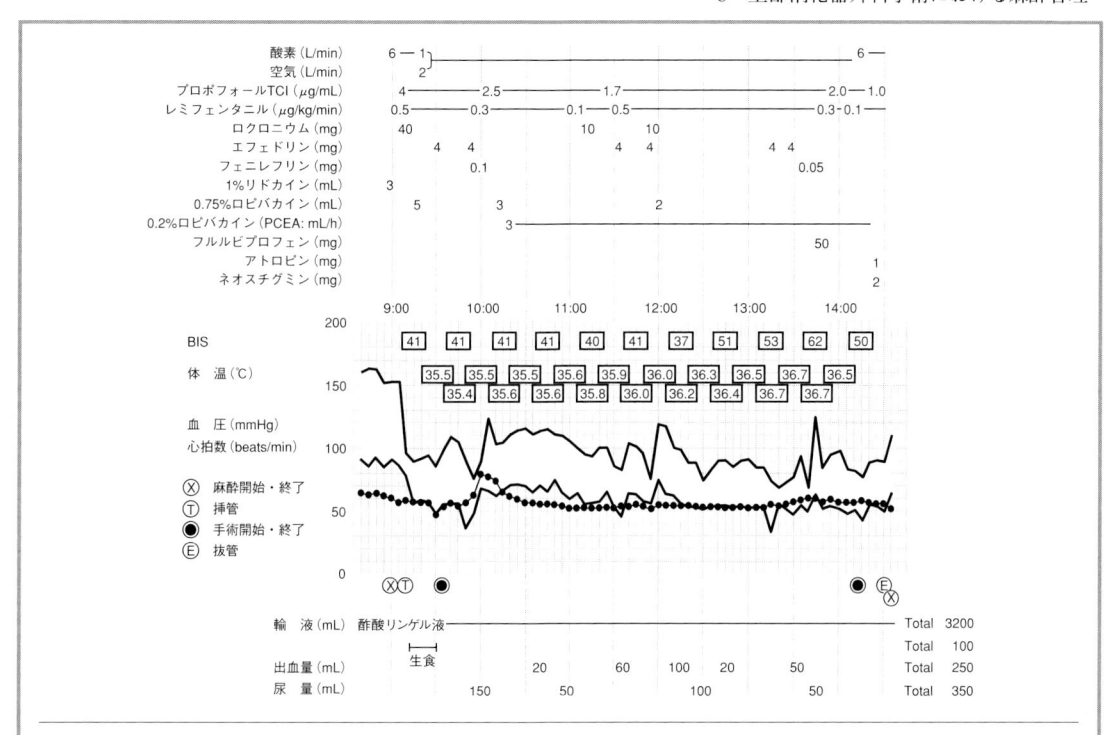

## 8 上部消化器外科手術における麻酔管理

| | | | | | | | | | | |
|---|---|---|---|---|---|---|---|---|---|---|
|酸素(L/min)|6|1| | | | | | |6| |
|空気(L/min)| |2| | | | | | | | |
|プロポフォールTCI(μg/mL)|4| |2.5| |1.7| |0.5| |2.0|1.0|
|レミフェンタニル(μg/kg/min)|0.5| |0.3| |0.1| |0.5| |0.3-0.1| |
|ロクロニウム(mg)|40| | | | | | | | | |
|エフェドリン(mg)| |4|4| | |4|4| |4|4|
|フェニレフリン(mg)| | |0.1| | | | | |0.05| |
|1%リドカイン(mL)|3| | | | | | | | | |
|0.75%ロピバカイン(mL)| |5| | |2| | | | | |
|0.2%ロピバカイン(PCEA: mL/h)| | | |3| | | | | | |
|フルルビプロフェン(mg)| | | | | | | | |50| |
|アトロピン(mg)| | | | | | | | | |1|
|ネオスチグミン(mg)| | | | | | | | | |2|

BIS: 41 41 41 41 40 41 37 51 53 62 50
体温(℃): 35.5 35.5 35.5 35.6 35.9 36.0 36.3 36.5 36.7 36.5 / 35.4 35.6 35.6 35.8 36.0 36.2 36.4 36.7 36.7

輸液(mL) 酢酸リンゲル液　　Total 3200
　　　　　生食　　　　　　Total 100
出血量(mL) 20 60 100 20 50 　Total 250
尿量(mL) 150 50 100 50 　　Total 350

患者背景：男性，75歳，158cm，65kg，ASA PS-2　合併症：腰部脊椎管狭窄症　診断名：胃癌
手術名：胃全摘　前投薬：なし　手術／麻酔時間：4時間37分／5時間35分
麻酔方法：空気・酸素＋プロポフォールTCI＋レミフェンタニル＋硬膜外麻酔(T8-9)
術後鎮痛法：PCEA(ロピバカイン)，フルルビプロフェン

**麻酔経過サマリー**

＜麻酔導入時＞
・レミフェンタニル(0.5 μg/kg/min)の投与開始⇒引き続き，プロポフォールTCI(4.0 μg/mL)の投与開始
・就眠後，ロクロニウム(40 mg)を投与⇒気管挿管(レミフェンタニル投与開始5分後)

＜麻酔維持期～手術終了＞
・皮膚切開15分前，0.75%ロピバカイン(5 mL)を硬膜外投与
・術中は，レミフェンタニル(0.1～0.5 μg/kg/min)，プロポフォール(1.7～2.5 μg/mL)で維持
・手術終了時，レミフェンタニル(0.1 μg/kg/min)に変更
・手術終了15分後，レミフェンタニル(0.1 μg/kg/min)，プロポフォール(1.0 μg/mL)の投与終了
・手術終了20分後，抜管

＜術後鎮痛対策＞
・術中より，PCEA(0.2%ロピバカイン300 mL，3 mL/h，PCEA：3 mL/1回，ロックアウトタイム：30分間)の投与開始
・手術終了20分前，フルルビプロフェン(50 mg)を投与

**コメント**

　硬膜外麻酔を併用した全静脈麻酔で管理した上腹部開腹手術である。
　硬膜外鎮痛だけで手術創部の侵襲を遮断することができるものの，挿管刺激など硬膜外鎮痛で遮断できない刺激に対してはレミフェンタニル低用量(0.1 μg/kg/min程度)の併用が有効である。また，硬膜外鎮痛法による過度の血圧低下が危惧される状況や，併用するプロポフォール維持濃度を引き下げる目的などにおいて，レミフェンタニルを併用するメリットも多い。
　術後疼痛対策としては，硬膜外自己調節鎮痛法(PCEA)を中心に，NSAIDsも併用した。

（長田　理）

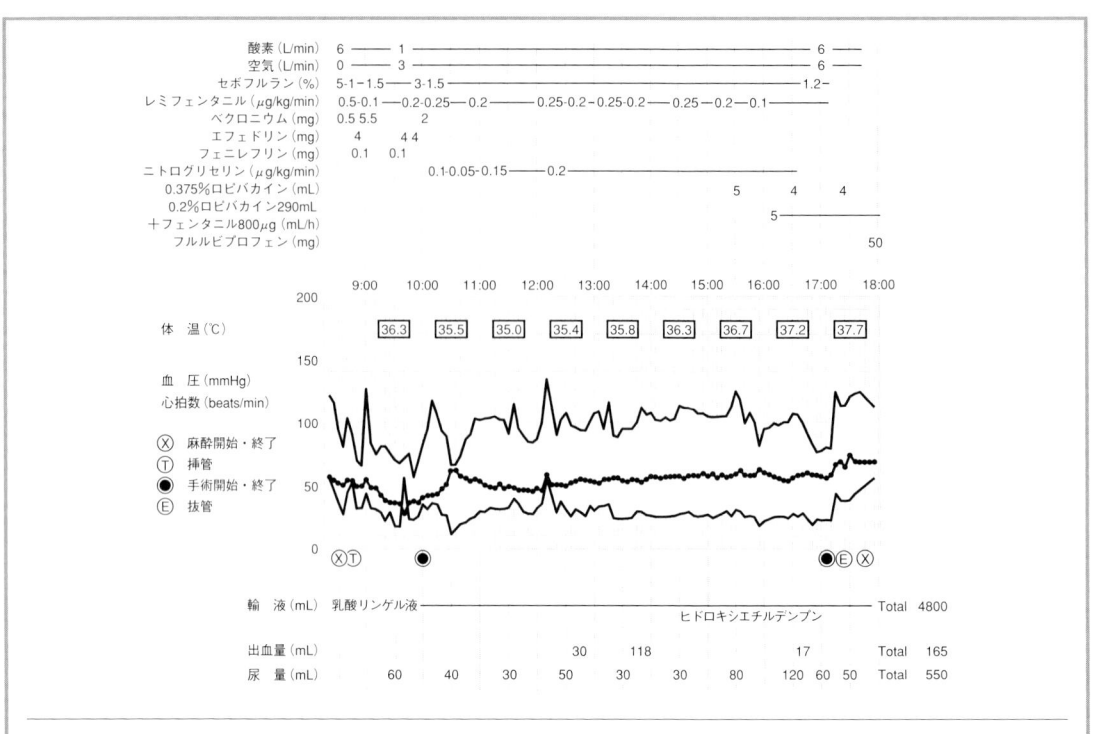

患者背景：男性，79歳，165 cm，50 kg，ASA PS-2　合併症：虚血性心疾患（疑い）　診断名：胃癌
手術名：胃全摘　前投薬：なし　手術／麻酔時間：7時間05分／9時間10分
麻酔方法：空気・酸素＋セボフルラン＋レミフェンタニル
術後鎮痛法：ロピバカイン，フェンタニル，フルルビプロフェン

## 麻酔経過サマリー

### ＜麻酔導入時＞

- セボフルラン（5.0％）の吸入開始⇒ベクロニウム（0.5 mg）を投与⇒引き続き，レミフェンタニル（0.5 μg/kg/min）の投与開始
- 就眠後，セボフルラン（1.0％）に変更⇒ベクロニウム（5.5 mg）を投与⇒気管挿管（レミフェンタニル投与開始5分後）
- 挿管終了後，レミフェンタニル（0.1 μg/kg/min）に変更

### ＜麻酔維持期～手術終了＞

- 皮膚切開5分前に，レミフェンタニル（0.2 μg/kg/min），セボフルラン（3％）に変更
- 術中は，レミフェンタニル（0.1～0.25 μg/kg/min），セボフルラン（1.5％）で維持
- 手術終了時に，レミフェンタニル（0.1 μg/kg/min），セボフルラン（1.2％）の投与終了
- 手術終了15分後，抜管（手術終了後，腹部X線写真撮影）

### ＜術後鎮痛対策＞

- 手術終了90分前，0.375％ロピバカイン（5 mL，4 mL，4 mL）を硬膜外投与
- 手術終了55分前，0.2％ロピバカイン290 mL＋フェンタニル800 μg混合液（5 mL/h）の硬膜外投与開始
- 手術終了60分後，回復室にてフルルビプロフェン（50 mg），フェンタニル（50 μg）を投与

## コメント

　虚血性心疾患を有する患者の管理として，心拍数を安定させるためにレミフェンタニルを用いた。セボフルラン5.0％を吸入させ麻酔を導入し，入眠を確認後，セボフルラン1.0％として低血圧を回避した。レミフェンタニルによる著しい徐脈や低血圧に対しては，エフェドリンやフェニレフリンを用い，術中管理を行った。虚血性心疾患を有する患者に対する全身麻酔にも，レミフェンタニルは安全に用いることができる。

（垣花　学）

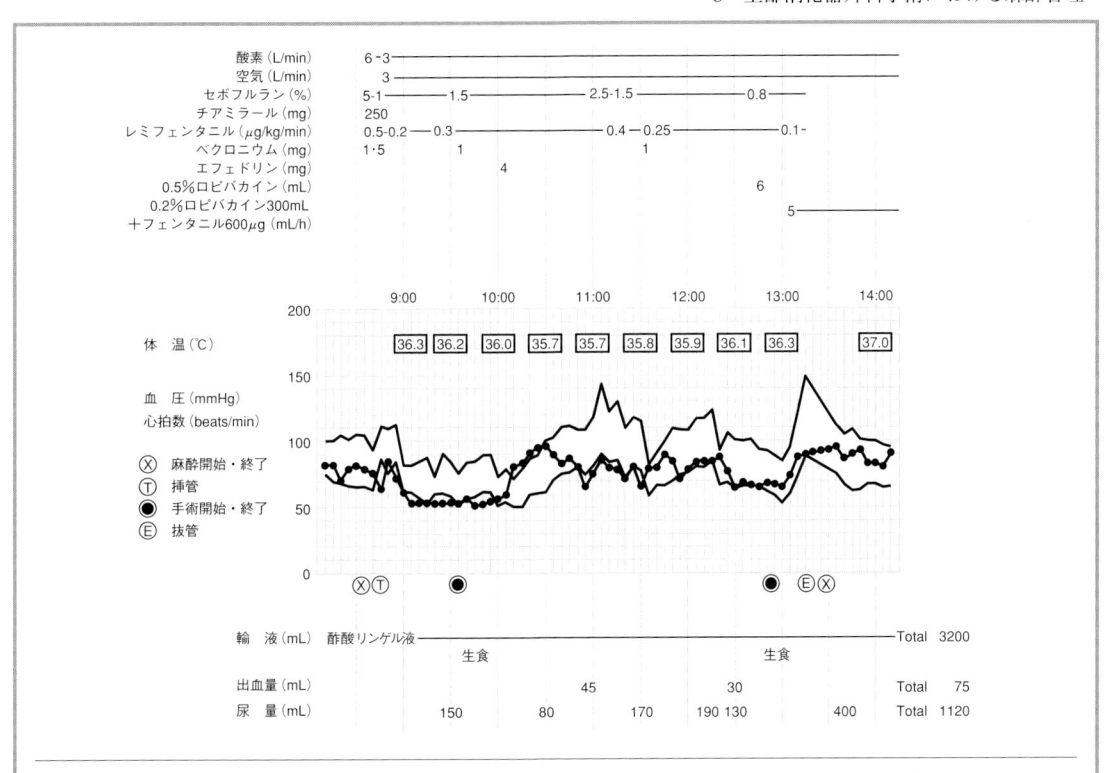

患者背景：女性，54歳，148 cm，44 kg，ASA PS-1　合併症：　診断名：転移性肝癌
手術名：肝切除術(部分切除)　前投薬：なし　手術／麻酔時間：3時間15分／4時間45分
麻酔方法：空気・酸素＋セボフルラン＋レミフェンタニル
術後鎮痛法：ロピバカイン，フェンタニル

### 麻酔経過サマリー

<麻酔導入時>
・セボフルラン(5.0％)の吸入開始⇒ベクロニウム(1 mg)を投与⇒引き続き，レミフェンタニル(0.5 μg/kg/min)の投与開始⇒チアミラール(250 mg)の投与
・就眠後，セボフルラン(1.0％)に変更⇒ベクロニウム(5 mg)を投与⇒気管挿管(レミフェンタニル投与開始5分後)
・挿管終了後，レミフェンタニル(0.2 μg/kg/min)に変更

<麻酔維持期～手術終了>
・皮膚切開10分前，レミフェンタニル(0.3 μg/kg/min)に変更
・皮膚切開時，セボフルラン(1.5％)に変更
・術中は，レミフェンタニル(0.25～0.4 μg/kg/min)，セボフルラン(1.5～2.5％)で維持
・手術終了15分後，レミフェンタニル(0.1 μg/kg/min)，セボフルラン(0.8％)の投与終了
・手術終了20分後，抜管

<術後鎮痛対策>
・手術終了10分前，0.5％ロピバカイン(6 mL)を硬膜外投与
・手術終了10分後，0.2％ロピバカイン300 mL＋フェンタニル600 μg混合液(5 mL/h)の硬膜外投与開始

### コメント

　合併症のない患者の肝部分切除術に対し，セボフルラン・レミフェンタニルの全身麻酔管理を行った。開腹術に対し，レミフェンタニルは0.2～0.4 μg/kg/minで維持できており，鎮痛効果としては適切であったと思われる。術後鎮痛は，手術終了時に0.5％ロピバカイン(6 ml)の硬膜外投与後，引き続き，0.2％ロピバカイン(フェンタニル2 μg/ml含)の持続硬膜外投与を行い，良好な経過であった(術後痛，シバリングはなし)。

(垣花　学)

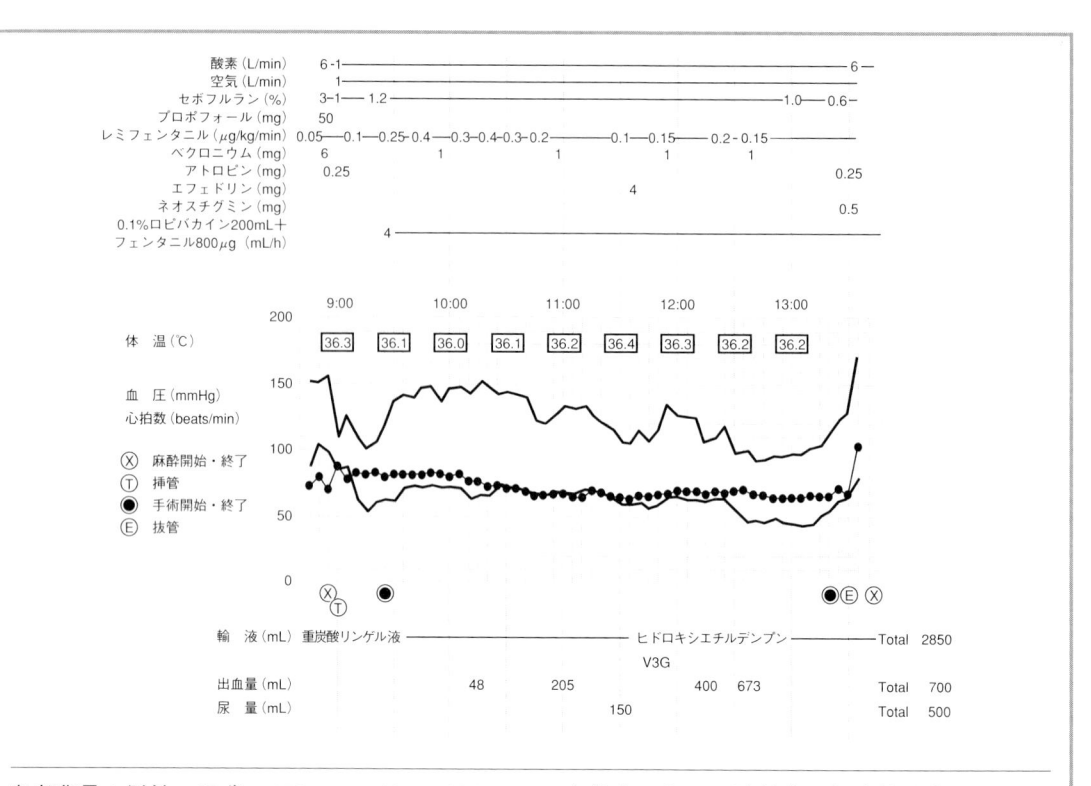

| 酸素 (L/min) | 6-1————————————————————————————————6— |
|---|---|
| 空気 (L/min) | 1 |
| セボフルラン (%) | 3-1——1.2————————————————————1.0——0.6— |
| プロポフォール (mg) | 50 |
| レミフェンタニル (μg/kg/min) | 0.05—0.1—0.25-0.4—0.3-0.4-0.3-0.2——0.1——0.15——0.2-0.15— |
| ベクロニウム (mg) | 6　　　　1　　1　　1　　1　　1　　1 |
| アトロピン (mg) | 0.25　　　　　　　　　　　　　　　　　　　0.25 |
| エフェドリン (mg) | 4 |
| ネオスチグミン (mg) | 0.5 |
| 0.1%ロピバカイン200mL＋フェンタニル800μg (mL/h) | 4———————————————————————————————— |

患者背景：男性，73歳，152 cm，56 kg，ASA PS-1　合併症：なし　診断名：転移性肝癌
手術名：肝部分切除術　前投薬：なし　手術／麻酔時間：3時間55分／4時間40分
麻酔方法：空気・酸素＋セボフルラン＋レミフェンタニル
術後鎮痛法：PCEA (0.1%ロピバカイン＋フェンタニル)

### 麻酔経過サマリー

**＜麻酔導入時＞**
・レミフェンタニル (0.05 μg/kg/min) の投与開始⇒レミフェンタニル投与下で硬膜外カテーテルを留置
・カテーテルを留置後，レミフェンタニル (0.1 μg/kg/min) に変更し，プロポフォール (50 mg) をボーラス投与
・就眠後，セボフルラン (3.0%) の吸入開始⇒ベクロニウム (6 mg) を投与⇒気管挿管 (レミフェンタニル投与開始15分後)
・挿管終了後，レミフェンタニル (0.1 μg/kg/min) に変更

**＜麻酔維持期～手術終了＞**
・皮膚切開5分前，レミフェンタニル (0.25 μg/kg/min)，セボフルラン (1.2%) に変更
・術中，レミフェンタニル (0.1～0.4 μg/kg/min)，セボフルラン (0.6～1.2%) で維持
・手術終了5分後，レミフェンタニル (0.15 μg/kg/min)，セボフルラン (0.6%) の投与終了
・手術終了10分後に抜管

**＜術後鎮痛対策＞**
・手術開始時，PCEA (0.1%ロピバカイン200 mL＋フェンタニル800 μg，4 mL/h) を開始

### コメント

レミフェンタニルと硬膜外麻酔併用で開腹手術を行った症例。
硬膜外カテーテルの留置は，レミフェンタニル (0.05 μg/kg/min) を使用して鎮痛を図った状態で行った。呼吸抑制は，パルスオキシメータに注意し，ときどき深呼吸を促せば避けることができる。
PCEAは手術開始早期から開始すると，術後鎮痛へスムースに移行することができる。

（森本康裕）

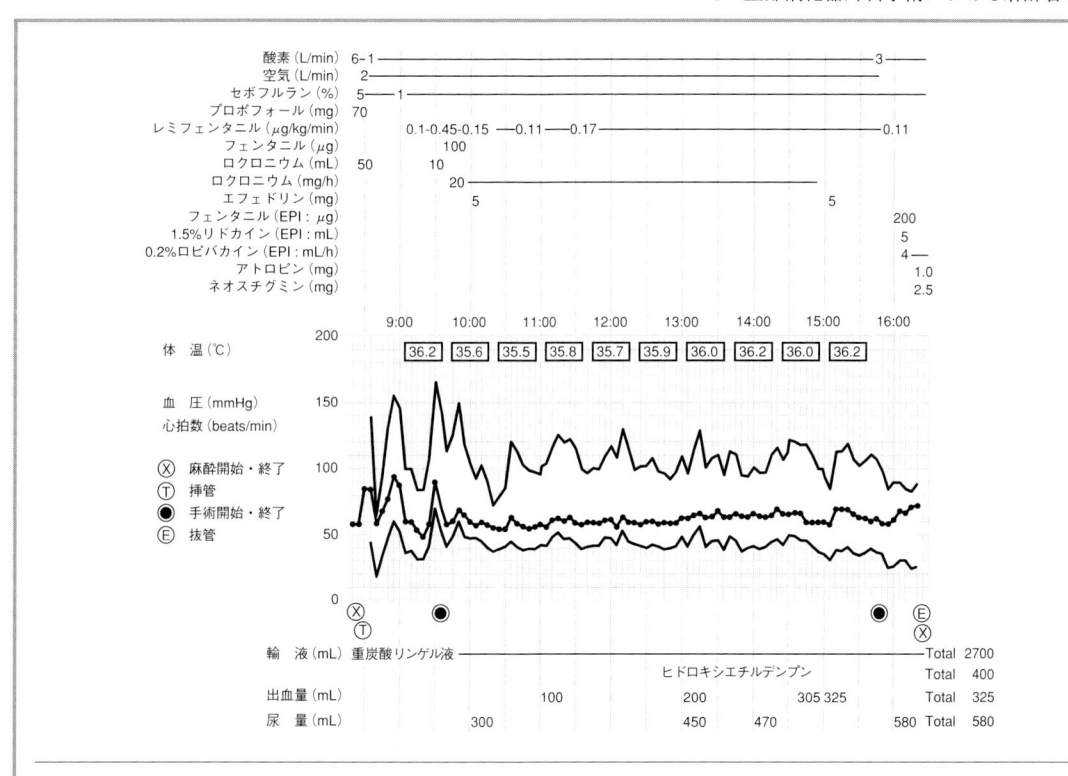

**患者背景**：女性，80歳，146 cm，44 kg，ASA PS-2　合併症：HT
**診断名**：肝腫瘍(エキノコックス症)　**手術名**：右葉切除　**前投薬**：なし
**手術／麻酔時間**：6時間12分／8時間02分
**麻酔方法**：空気・酸素＋セボフルラン＋レミフェンタニル
**術後鎮痛法**：フェンタニル，0.2％ロピバカイン

### 麻酔経過サマリー

＜麻酔導入時＞
・プロポフォール(70 mg)をボーラス投与
・就眠後，セボフルラン(5.0％⇒1.0％)の吸入開始⇒ロクロニウム(50 mg)を投与⇒気管挿管
・挿管終了後，レミフェンタニル(0.45⇒0.15 μg/kg/min)に投与速度を変更

＜麻酔維持期～手術終了＞
・皮膚切開20分前，レミフェンタニル(0.1 μg/kg/min⇒0.45 μg/kg/min)の投与開始
・術中は，レミフェンタニル(0.11～0.45 μg/kg/min)，セボフルラン(1.0％)で維持
・手術終了25分後，レミフェンタニル(0.11 μg/kg/min)の投与終了
・手術終了40分後，抜管し，セボフルラン(1.0％)を投与終了

＜術後鎮痛対策＞
・手術終了後，硬膜外カテーテルを留置
・手術終了25分後，フェンタニル(200 μg)を硬膜外から投与後，0.2％ロピバカイン(4 mL/h)の硬膜外投与を開始

### コメント

　本症例は，巨大肝腫瘍が下大静脈(IVC)にも浸潤していたため，体外循環を併用したIVC合併切除が予定された。ヘパリンを使うことが予想されたため，硬膜外麻酔を行わずにレミフェンタニルを用いた全身麻酔のみで管理した。幸い，IVCの癒着が軽度で体外循環を行わなかったため，手術終了後，硬膜外カテーテルを挿入して術後鎮痛を行った。このような大侵襲上腹部手術でもレミフェンタニルは有用である。また，レミフェンタニルが肝臓代謝でない点でも安心して使用できた。

（山蔭道明，澤田敦史）

| 酸素 (L/min) | 6-1 | | | | | | | 5 | |
|---|---|---|---|---|---|---|---|---|---|
| 空気 (L/min) | 2 | | | | | | | | |
| プロポフォールTCI (μg/mL) | 4-2.0―1.8 | | 1.6-2.5 | 2.2―2―2.2-1.8 | | | | // | |
| レミフェンタニル (μg/kg/min) | 0.5―1.0―1.5-0.9-0.7-0.6-0.4 | 0.5 | 0.6 | | | | 0.5-0.25 | // | |
| ロクロニウム (mg) | 45 10 | | 10 | 10 | | 10 10 | | | |
| モルヒネ (mg) | | | | | | 5 | | | |
| フェンタニルIV-PCA (mL/h) | | | | | | | | 1― | |
| フルルビプロフェン (mg) | | | | | | | | 50 | |
| ジクロフェナク坐剤 (mg) | | | | | | | | 50 | |
| アトロピン (mg) | | | | | | | | 1 | |
| ネオスチグミン (mg) | | | | | | | | 2 | |

BIS: 41 50 50 50 52 50 51 51 36 42 40 56 57
体温(℃): 36.3 35.8 36.1 36.5 37.0 37.4 37.7 37.7 37.9 38.0 37.8

輸液(mL) 重炭酸リンゲル液 / 生食 / ヒドロキシエチルデンプン / ヒドロキシエチルデンプン Total 5800
出血量(mL) 60 70 50 500 40 30 200 110 Total 1060
尿量(mL) 110 160 270 230 300 350 280 Total 1800

---

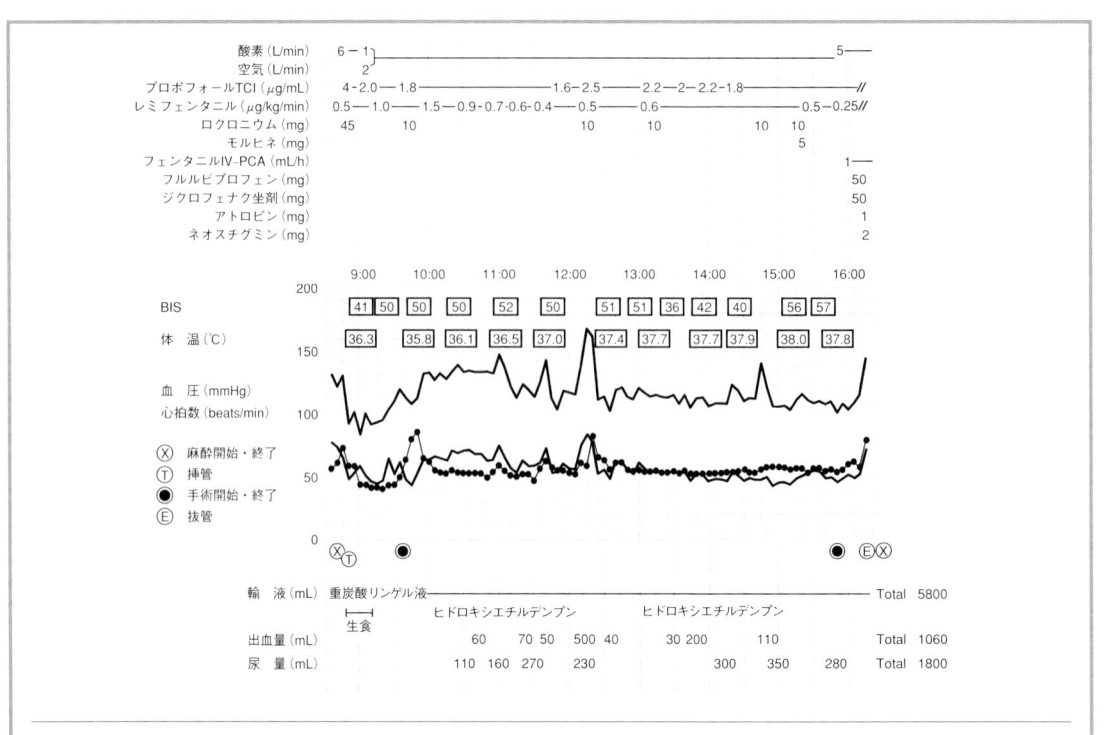

**患者背景**：男性, 52歳, 171 cm, 75 kg, ASA PS-2　合併症：なし　診断名：胆管癌
**手術名**：肝門部, 肝外胆管切除　前投薬：なし　手術／麻酔時間：6時間32分／7時間35分
**麻酔方法**：空気・酸素＋プロポフォールTCI＋レミフェンタニル
**術後鎮痛法**：モルヒネ, IV-PCA(フェンタニル), 創部浸潤麻酔(ロピバカイン), フルルビプロフェン, ジクロフェナク坐剤

### 麻酔経過サマリー

**＜麻酔導入時＞**
・レミフェンタニル(0.5 μg/kg/min)の投与開始⇒引き続き, プロポフォールTCI(4.0 μg/mL)の投与開始
・就眠後, プロポフォールTCI(2.0 μg/mL)に変更⇒ロクロニウム(45 mg)を投与⇒気管挿管(レミフェンタニル投与開始10分後)
・挿管終了後, 手術開始までの時間が短いため変更なし

**＜麻酔維持期～手術終了＞**
・皮膚切開10分前, レミフェンタニル(1.0 μg/kg/min)に変更
・術中, レミフェンタニル(0.4～1.5 μg/kg/min), プロポフォール(1.6～2.5 μg/mL)で維持
・手術終了時, レミフェンタニル(0.25 μg/kg/min), プロポフォール(1.8 μg/mL)の投与終了
・手術終了25分後, 抜管

**＜術後鎮痛対策＞**
・手術終了30分前, モルヒネ(5 mg)を投与
・閉創前, 0.75％ロピバカイン(10 mL)を創部に投与(数分間, 薬液を浸潤させてから閉創)
・引き続き, IV-PCA(フェンタニル1500 μg＋生食70 mL, 1 mL/h, PCA：1 mL/1回, ロックアウトタイム：5分間)の投与開始
・手術終了後, ジクロフェナク坐剤(50 mg), フルルビプロフェン(50 mg)を投与

### コメント

　上腹部開腹手術は, 呼吸に伴い創部が刺激され続けるため, 術後痛が強い手術とされている。術中はレミフェンタニル(0.5～1.5 μg/kg/min)と比較的高用量が必要であったが, BISを指標に調節されたプロポフォール維持濃度は1.8～2.5 μg/mLで比較的低値であった。術後疼痛対策として, モルヒネの投与に続いてフェンタニルIV-PCAを装着した。また, ロピバカインによる創部浸潤ブロックを行い, NSAIDsを併用することで, 痛みのない爽やかな覚醒を得ることができた。　　(長田　理)

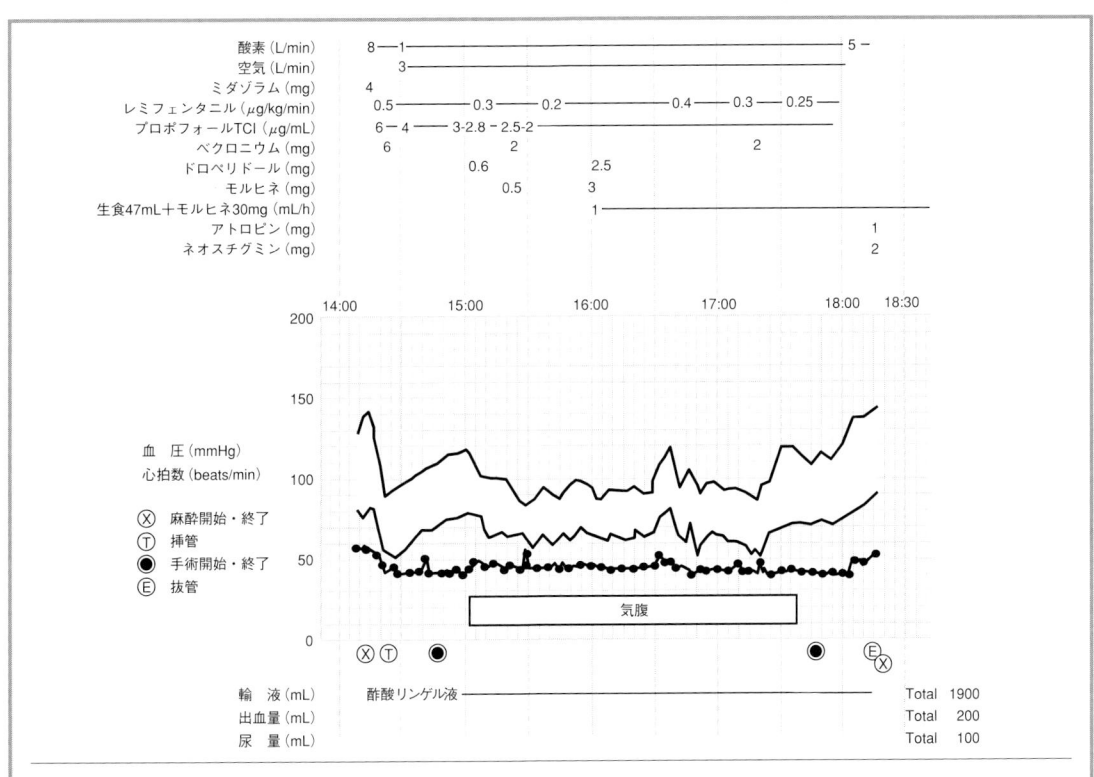

## 8 上部消化器外科手術における麻酔管理

|  | | | | | | | |
|---|---|---|---|---|---|---|---|
| 酸素 (L/min) | 8 | 1 | | | | 5 | |
| 空気 (L/min) | | 3 | | | | | |
| ミダゾラム (mg) | 4 | | | | | | |
| レミフェンタニル (μg/kg/min) | 0.5 | 0.3 | 0.2 | 0.4 | 0.3 | 0.25 | |
| プロポフォールTCI (μg/mL) | 6–4 | 3-2.8 | 2.5-2 | 2 | | | |
| ベクロニウム (mg) | 6 | | 2 | | | | |
| ドロペリドール (mg) | | 0.6 | | 2.5 | | | |
| モルヒネ (mg) | | 0.5 | | 3 | | | |
| 生食47mL+モルヒネ30mg (mL/h) | | | | 1 | | | |
| アトロピン (mg) | | | | | | 1 | |
| ネオスチグミン (mg) | | | | | | 2 | |

**患者背景**：男性，54歳，167 cm，67 kg，ASA PS-2　**合併症**：高脂血症，高血圧，心収縮力低下
**診断名**：胆石性胆嚢炎　**手術名**：腹腔鏡下胆嚢摘出術　**前投薬**：なし
**手術／麻酔時間**：3時間01分／4時間04分
**麻酔方法**：空気・酸素＋プロポフォールTCI＋レミフェンタニル
**術後鎮痛法**：モルヒネ，モルヒネIV-PCA

### 麻酔経過サマリー

**＜麻酔導入時＞**
・ミダゾラム(4 mg)を投与⇒引き続き，レミフェンタニル(0.5 μg/kg/min)，プロポフォールTCI(6.0 μg/mL)の投与開始
・就眠後，ベクロニウム(6 mg)を投与⇒気管挿管(レミフェンタニル投与開始11分後)
・挿管終了後，プロポフォールTCI(4.0 μg/mL)に変更

**＜麻酔維持期～手術終了＞**
・術中は，レミフェンタニル(0.2～0.5 μg/kg/min)，プロポフォール(2.0～3.0 μg/mL)で維持
・手術終了10分後，プロポフォール(2.0 μg/mL)の投与終了
・手術終了15分後，レミフェンタニル(0.25 μg/kg/min)の投与終了
・手術終了28分後，抜管

**＜術後鎮痛対策＞**
・手術終了110分前，モルヒネ(3 mg)を投与
・引き続き，モルヒネIV-PCA(モルヒネ0.6 mg/h，0.6 mg/1 push，ロックアウトタイム：30分)を開始

### コメント

　腹腔鏡下胆嚢摘出術の麻酔である。
　この手術では，術中は交感神経が刺激され血圧・心拍数が上昇するが，術後痛は小さい。そのため，手術中の鎮痛薬，鎮静薬の過量投与は術後に問題となる。レミフェンタニルは術中に強い鎮痛作用を提供しながら，術後には作用は残らないので，この手術の鎮痛薬として優れている。

（坪川恒久）

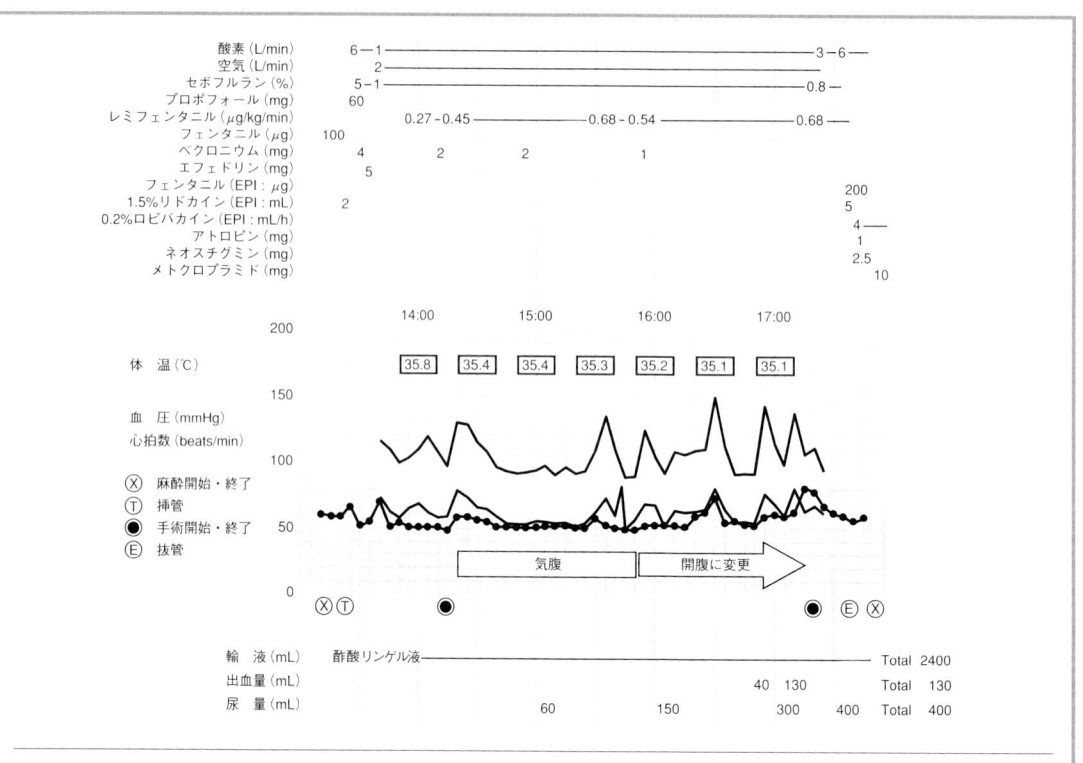

患者背景：女性，68歳，150 cm，37 kg，ASA PS-1　合併症：なし　診断名：大腸癌
手術名：下右半結腸切除＋リンパ節郭清　前投薬：なし　手術／麻酔時間：3時間08分／4時間19分
麻酔方法：空気・酸素＋セボフルラン＋レミフェンタニル
術後鎮痛法：フェンタニル，0.2％ロピバカイン

### 麻酔経過サマリー
＜麻酔導入時＞
- フェンタニル(100 μg)をボーラス投与し，硬膜外麻酔を施行
- 15分後，プロポフォール(60 mg)ボーラス投与
- 就眠後，セボフルラン(5.0％)の吸入開始⇒ベクロニウム(4 mg)を投与⇒気管挿管
- 挿管終了後，セボフラン(1.0％)に変更

＜麻酔維持期～手術終了＞
- 皮膚切開15分前に，レミフェンタニル(0.27 μg/kg/min)の投与開始
- 気腹開始前，レミフェンタニル(0.45 μg/kg/min)に変更
- 術中は，レミフェンタニル(0.45～0.68 μg/kg/min)，セボフルラン(1.0％)で維持
- 手術終了10分後，セボフルラン(0.8％)の投与終了
- 手術終了15分後，レミフェンタニル(0.68 μg/kg/min)の投与終了
- 手術終了20分後，抜管

＜術後鎮痛対策＞
- 抜管後，フェンタニル(200 μg)を硬膜外から投与後，0.2％ロピバカイン(4 mL/h)の硬膜外投与を開始

### コメント
　腹腔鏡下手術でもレミフェンタニルは有用なツールとなりうる。
　術前挿入した硬膜外カテーテルによって，術中の硬膜外麻酔を併用することも可能であるが，気腹による循環動態の変動(侵襲刺激)を抑えるには不十分である。
　硬膜外麻酔を術後鎮痛と割り切って，術中はレミフェンタニルによる鎮痛を行うのも一考である。

（山蔭道明，澤田敦史）

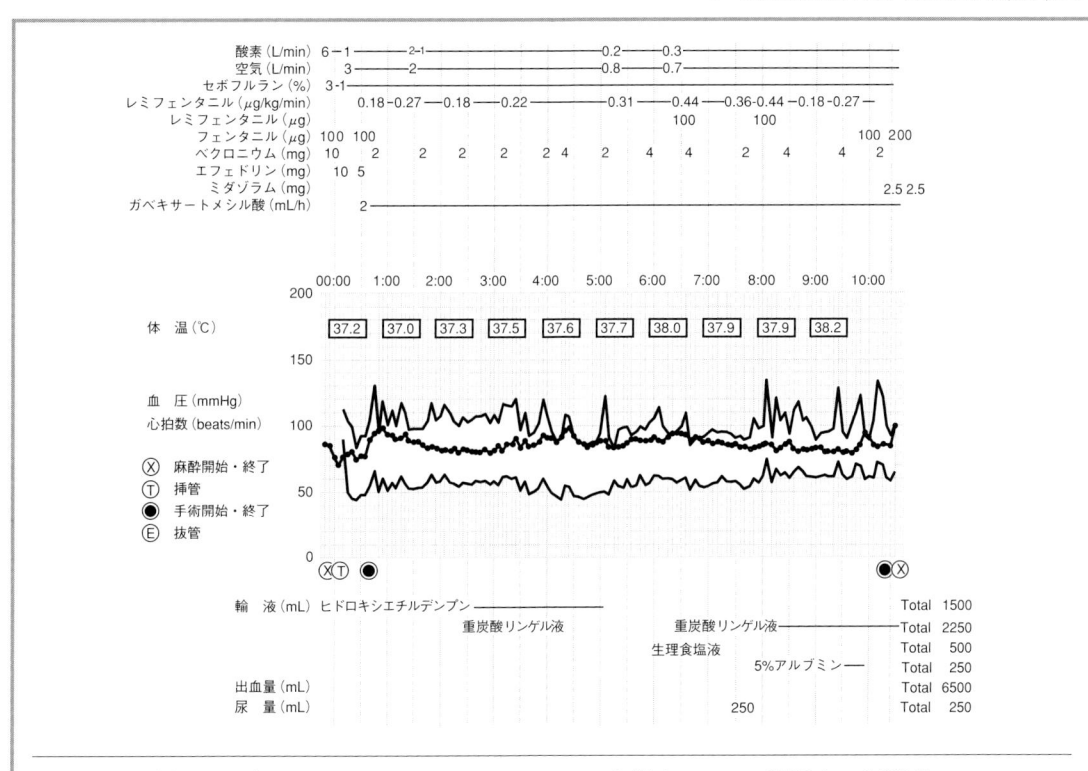

| 酸素 (L/min) | 6―1 ――2-1―― ――――――0.2――0.3―― |
| 空気 (L/min) | 3 ――2―― ――――――0.8――0.7―― |
| セボフルラン (%) | 3-1―――――――――――――――――― |
| レミフェンタニル (μg/kg/min) | 0.18-0.27―0.18―0.22――――0.31――0.44―0.36-0.44―0.18-0.27― |
| レミフェンタニル (μg) | 100 100 |
| フェンタニル (μg) | 100 100 100 200 |
| ベクロニウム (mg) | 10 2 2 2 2 2 4 2 4 4 2 4 4 2 |
| エフェドリン (mg) | 10 5 |
| ミダゾラム (mg) | 2.5 2.5 |
| ガベキサートメシル酸 (mL/h) | 2 |

**患者背景**：女性，69歳，154 cm，37 kg，ASA PS-4E　合併症：PAf　診断名：肛門癌
**手術名**：骨盤内臓全摘術＋回腸導管造設術＋筋皮弁移植　前投薬：なし
**手術／麻酔時間**：8時間02分／9時間40分
**麻酔方法**：空気・酸素＋セボフルラン＋レミフェンタニル
**術後鎮痛法**：フェンタニル

### 麻酔経過サマリー

＜麻酔導入時＞
・セボフルラン（3.0％）で吸入開始，引き続き，フェンタニル（100 μg）をボーラス投与
・就眠後，ベクロニウム（10 mg）を投与⇒気管挿管
・挿管終了後，セボフルラン（3.0％⇒0.5％⇒1.0％）に変更

＜麻酔維持期～手術終了＞
・皮膚切開5分前，フェンタニル（100 μg）を投与，引き続き，レミフェンタニル（0.18 μg/kg/min）の投与開始
・術中は，レミフェンタニル（0.18～0.44 μg/kg/min），セボフルラン（1.0％）で維持
・手術終了10分前，レミフェンタニル（0.27 μg/kg/min）の投与終了
・手術終了時，セボフルラン（1.0％）の投与終了
・手術終了10分後に抜管

＜術後鎮痛対策＞
・手術終了15分前より，フェンタニル（300 μg）を分割投与

### コメント

高齢者，低栄養の患者で肛門癌出血のため緊急手術となった。
心房細動のためヘパリンを投与されていたとのこと，出血による低血圧があったことから硬膜外麻酔は行われなかった。
輸液を十分に行い，循環動態が落ち着いた後，レミフェンタニルの投与を開始した。
レミフェンタニルは大量出血時にも脈拍の変動が少ない印象があり，循環動態以外にも出血量やCVPから輸液などをモニターすることが重要と考えられる。

（山蔭道明，澤田敦史）

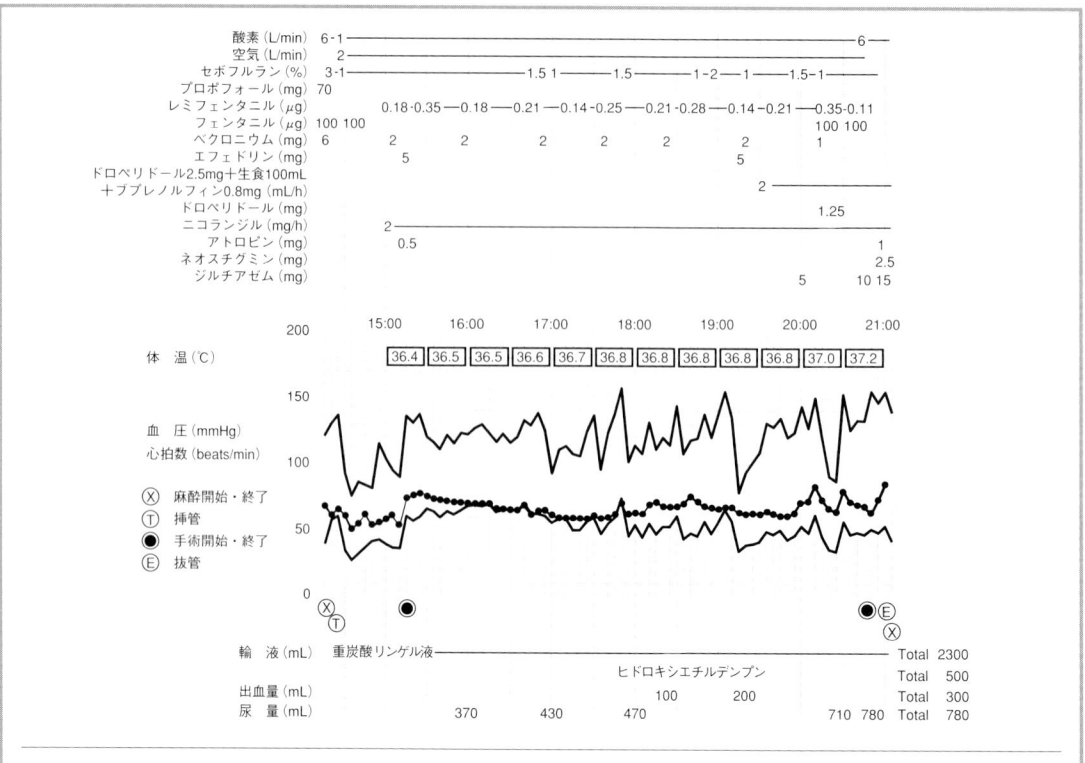

患者背景：女性，72歳，152 cm，47 kg，ASA PS-3　合併症：たこつぼ型心筋症，冠攣縮性狭心症疑い
診断名：回腸狭窄　手術名：腹腔鏡補助下回盲部切除（良性）　前投薬：なし
手術／麻酔時間：5時間32分／6時間47分
麻酔方法：空気・酸素＋セボフルラン＋レミフェンタニル
術後鎮痛法：フェンタニル，ブプレノルフィン

**麻酔経過サマリー**

<麻酔導入時>
・フェンタニル（100 μg）をボーラス投与，引き続き，プロポフォール（70 mg）をボーラス投与
・セボフルラン（3.0％）で吸入開始，引き続き，ベクロニウム（6 mg）を投与⇒気管挿管
・挿管終了後，セボフルラン（1.0％）に変更

<麻酔維持期～手術終了>
・皮膚切開15分前，レミフェンタニル（0.18 μg/kg/min⇒0.35 μg/kg/min）の投与開始
・術中は，レミフェンタニル（0.14～0.35 μg/kg/min），セボフルラン（1.0～2.0％）で維持
・手術終了15分前，レミフェンタニル（0.11 μg/kg/min）の投与終了
・手術終了時，セボフルラン（1.0％）の投与終了
・手術終了15分後に抜管

<術後鎮痛対策>
・手術終了75分前，ブプレノルフィンの持続投与（ドロペリドール2.5 mg＋ブプレノルフィン0.8 mg＋生食100 mL，2 mL/h）を開始
・手術終了30分前より，フェンタニル（200 μg）を分割投与

**コメント**

　たこつぼ型心筋症と冠攣縮性狭心症をもつ患者の腹腔鏡下手術にレミフェンタニルを用いた全身麻酔で管理した．合併症のため，血圧の変動が激しかったが，脈拍を一定にコントロールすることが可能であった．術後痛に対してはフェンタニルの単回投与とブプレノルフィンの持続投与で対応した．

（山蔭道明，澤田敦史）

# 9 婦人科および泌尿器科手術における麻酔管理

尾崎　眞（東京女子医科大学病院 麻酔科）

## 1）婦人科手術における麻酔管理

### <麻酔管理のポイント>

婦人科手術における麻酔管理上の特徴は，①子宮筋腫，子宮脱，卵巣嚢腫などの良性疾患と卵巣癌，子宮頸癌，子宮体癌など悪性疾患での侵襲の違い，②内視鏡手術および開腹手術などでの手術侵襲の変化への対応，③的確な術後疼痛への対策，④確実な静注用ライン，などが挙げられる。

### <麻酔方法の選択>

内視鏡（ラパロ）手術には，多数の筋腫核出術のように長時間を要するものから，卵巣嚢腫摘出術のように低侵襲の短時間で終わる手術，開腹手術には，子宮頸癌や体癌に対する拡大広汎子宮全摘手術のように長時間で出血量も多い手術から，単発の筋腫核出術のように短時間で終わる手術もあり，手術方法により手術時間や侵襲の程度もさまざまである。その麻酔方法としては，現在では全身麻酔が選択されることがほとんどであるが，一方，術後鎮痛や内視鏡下とはいえ腹腔内操作による侵襲を抑えるために硬膜外麻酔で主に管理する場合や全身麻酔と併用する場合もよくある。

### <麻酔の導入>

静脈麻酔薬，麻薬性鎮痛薬，筋弛緩薬を用いて気管挿管するが，良性疾患の場合は全身状態が良いことがほとんどであり，導入時の循環系変動も少ない場合が多い。しかし，良性疾患であるからこそ，円滑な麻酔導入が望まれる。また，悪性腫瘍の場合には胸水の存在など呼吸機能や全身状態悪化による循環動態変動に特に留意する。

### <麻酔の維持>

麻薬性鎮痛薬と吸入麻酔薬，静脈麻酔薬（プロポフォール）の組み合わせでいずれも用いられる。十分に鎮痛薬を使用して麻酔を維持すれば筋弛緩薬の必要量は減少するが，内視鏡下手術において気腹圧を下げることや，急激な侵襲刺激の変化時の体動を防ぐためには筋弛緩薬を適切に使用することが推奨される。

硬膜外麻酔を併用する場合には，術中から積極的に使用する方法と術後疼痛管理に重き

を置く方法とが考えられる。なお授乳中の患者が手術を受ける場合には，ヒト乳汁中へレミフェンタニルが移行する可能性があるため，投与した場合は，授乳を避けること（ラットで本剤の乳汁移行が認められている）。

## ＜術中管理の特徴＞

術中管理の特徴として，①砕石位などへの体位変換，②侵襲刺激の変化への対応，③確実な静注用ラインの確認，④内視鏡手術での気腹時や悪性腫瘍手術での循環・呼吸動態変動管理，などが挙げられる。

### ①体位変換

麻酔導入直後に砕石位へ体位変換されることにより，血圧の変動など循環系への影響を考慮する必要がある。また，腓骨や膝下などの神経圧迫に注意するとともに，悪性腫瘍など出血量の多い手術などでは循環血液量の管理に十分な注意が必要である。

### ②侵襲刺激の変化

骨盤腔の広い範囲に手術が及ぶような場合，突然強い刺激が加えられることがある。侵襲刺激の変化に対応できるよう十分な麻酔深度が必要である。持続注入で一定レベルの鎮痛効果を維持できるレミフェンタニルは，急激な侵襲刺激変化に対応するための選択肢として有力である。

### ③確実な静注用ライン

砕石位をとった場合など，手術部位によっては点滴部位が麻酔科医から直視できず，見えにくい場所での静脈ラインによる麻酔導入や体位変換時の操作など，より注意深い静注用ラインの確認が要求される。特に作用持続時間が短いレミフェンタニル持続注入中は上肢の圧迫，点滴の終了，シリンジ交換の遅れなど短時間の注入中断でも作用の減弱が考えられ，静注用ラインに関してより確実な観察が必要とされる。

### ④内視鏡手術での気腹時や悪性腫瘍手術での循環・呼吸動態変動管理

術中に気腹操作により後腹膜や腹腔内圧が急激に上昇した場合や，悪性腫瘍手術で強い侵襲刺激が入った場合，循環動態や呼吸状態に変動を来し，昇圧薬投与や適切な換気状態の再設定が必要となる場合がある。レミフェンタニルによる麻酔管理では，メリハリの利いたオン・オフによる状況に応じた管理が可能であり，さらに投与中止後に速やかな回復が得られる点で非常に有用である。

## ＜術後疼痛管理＞

術式により痛みの程度はさまざまだが，術後の確実な覚醒を損なわない疼痛管理が大切である。鎮痛が十分であれば，疼痛を訴えることなく高齢者でも排痰や体動が可能になる。われわれの施設では内視鏡下手術の一部と開腹手術では一般的に硬膜外カテーテルを挿入するが，手術後半より，局所麻酔薬と麻薬性鎮痛薬の混合溶液の投与を開始している。硬膜外カテーテルが挿入されない症例では，麻薬性鎮痛薬のIV-PCAを行っている。NSAIDsの併用も作用機序の異なる鎮痛効果が期待できるため有効であり，通常，手術終了10分前にフルルビプロフェンアキセチルを静注して疼痛の軽減を図っている。

## 2）泌尿器科手術における麻酔管理

### ＜麻酔管理のポイント＞

泌尿器科手術における麻酔管理上の特徴は，①腎臓移植手術，泌尿器系癌，前立腺手術などの多様な手術管理，②内視鏡手術および開腹手術などでの手術侵襲の変化への対応，③的確な術後疼痛への対策，④確実な静注用ライン，などが挙げられる。

### ＜麻酔方法の選択＞

泌尿器科手術には，下大静脈に腫瘍栓が浸潤している腎細胞癌の手術のように長時間で出血量も多い手術から，腎移植ドナーでの内視鏡下腎摘出術のように低侵襲の短時間で終わる手術もあり，手術方法により手術時間や侵襲の程度もさまざまである。麻酔方法としては，現在では全身麻酔が選択されることがほとんどであるが，一方，経尿道的前立腺摘出術や膀胱腫瘍摘出術などのように，くも膜下腔麻酔や硬膜外麻酔により主に管理する場合もある。

### ＜麻酔の導入＞

静脈麻酔薬，麻薬性鎮痛薬，筋弛緩薬を用いて気管挿管を行うが，高齢者が多いことから循環動態の変動に特に留意する。また高齢者では同時に頸椎病変を合併し，頸部の可動制限のある場合は麻薬性鎮痛薬を用いて意識を残した状態で気管挿管を行う場合もある。

### ＜麻酔の維持＞

麻薬性鎮痛薬と吸入麻酔薬，静脈麻酔薬（プロポフォール）の組み合わせで，いずれも用いられる。十分に鎮痛薬を使用して麻酔を維持すれば筋弛緩薬の必要量は減少するが，内視鏡下手術において気腹圧を下げることや，急激な侵襲刺激変化時の体動を防ぐために適切に筋弛緩薬を使用することが推奨される。なお，腎機能障害のある患者でのレミフェンタニルの使用については，レミフェンタニルの主代謝物（脱メチル体）の全身クリアランスが低下するとの報告があるが，臨床的に問題となる所見は得られていない。

### ＜術中管理の特徴＞

術中管理の特徴として，①側臥位などへの体位変換，②侵襲刺激の変化への対応，③確実な静注用ラインの確認，④内視鏡手術時の気腹での循環・呼吸動態変動管理，などが挙げられる。

#### ①体位変換

麻酔導入直後に側臥位へ体位変換されることにより，血圧の変動など循環系への影響を考慮する必要がある。また，腋下などの神経圧迫に注意するとともに，悪性腫瘍や前立腺摘出時など出血量の多い手術などは循環血液量の管理にも十分な注意が必要である。

#### ②侵襲刺激の変化

後腹膜腔の広い範囲に手術が及ぶような場合，突然強い刺激が加えられることがある。

侵襲刺激の変化に対応できるよう十分な麻酔深度が必要である。持続注入で一定レベルの鎮痛効果を維持できるレミフェンタニルは，急激な侵襲刺激変化に対応するための選択肢として有力である。

③確実な静注用ライン

側臥位時，手術部位によっては点滴部位が麻酔科医から直視できず，またシャントの存在で見えにくい場所での静脈ラインによる麻酔導入や体位変換時の操作など，より注意深い静注用ラインの確認が要求される。特に作用持続時間が短いレミフェンタニル持続注入中は上肢の圧迫，点滴の終了，シリンジ交換の遅れなど短時間の注入中断でも作用の減弱が考えられ，静注用ラインに関してより確実な観察が必要とされる。

④内視鏡手術時の気腹での循環・呼吸動態変動管理

術中に気腹操作により後腹膜や腹腔内圧が急激に上昇した場合，循環動態や呼吸状態に変動を来し，昇圧薬投与や適切な換気状態の再設定が必要となる場合がある。レミフェンタニルによる麻酔管理では，メリハリの利いたオン・オフによる状況に応じた管理が可能であり，さらに中止後速やかな回復が得られる点で非常に有用である。

＜術後疼痛管理＞

術式により痛みの程度はさまざまだが，術後確実な覚醒を損なわない疼痛管理が大切である。鎮痛が十分であれば，疼痛を訴えることなく高齢者でも排痰や体動が可能になる。われわれの施設では開腹手術や前立腺手術では硬膜外カテーテルを挿入するが，手術後半より，局所麻酔薬と麻薬の混合溶液の投与を開始している。硬膜外カテーテルの挿入されない症例では，麻薬性鎮痛薬のIV-PCAを行っている。NSAIDsの併用も作用機序の異なる鎮痛効果が期待できるため有効であり，通常，手術終了10分前フルルビプロフェンアキセチルを静注して疼痛の軽減を図っている。

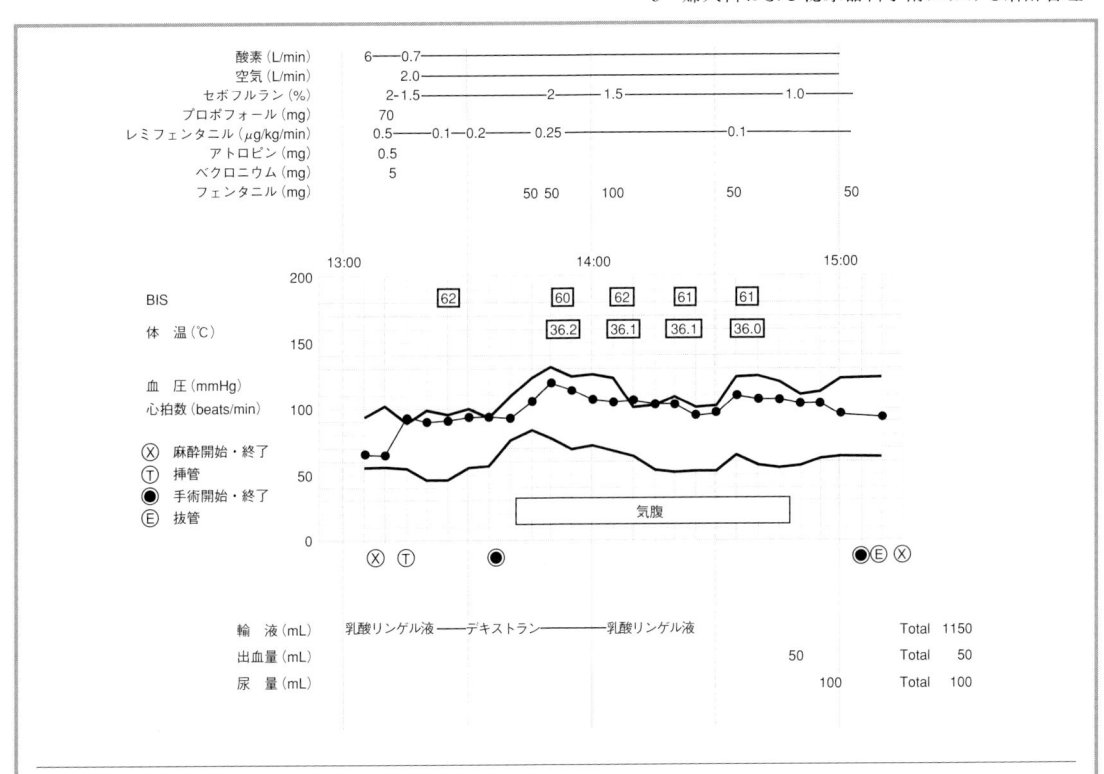

## 9 婦人科および泌尿器科手術における麻酔管理

患者背景：女性，22歳，152 cm，45 kg，ASA PS-1　合併症：なし　診断名：卵巣嚢腫
手術名：腹腔鏡下卵巣嚢腫摘出術　前投薬：ラニチジン　手術／麻酔時間：1時間28分／2時間05分
麻酔方法：空気・酸素＋セボフルラン＋レミフェンタニル　術後鎮痛法：フェンタニル

### 麻酔経過サマリー

＜麻酔導入時＞
- レミフェンタニル（0.5 μg/kg/min）の投与開始⇒引き続き，プロポフォール（70 mg），アトロピン（0.5 mg）を投与
- 就眠後，セボフルラン（2.0％）の吸入開始，ベクロニウム（5 mg）を投与⇒気管挿管（レミフェンタニル投与開始4分後）
- 挿管終了後，セボフルラン（1.5％）に変更⇒その後，レミフェンタニル（0.1 μg/kg/min）に変更

＜麻酔維持期～手術終了＞
- 皮膚切開8分前，レミフェンタニル（0.2 μg/kg/min）に変更
- 術中は，レミフェンタニル（0.1～0.25 μg/kg/min），セボフルラン（1.5～2.0％）で維持
- 手術終了5分前，セボフルラン（1.0％），レミフェンタニル（0.1 μg/kg/min）の投与終了
- 手術終了4分後，抜管

＜術後鎮痛対策＞
- 手術開始後早期から，フェンタニル（300 μg）を分割投与

### コメント

　本症例では，導入前の心拍数が65回/分であったため，レミフェンタニル（0.5 μg/kg/min）を用いた麻酔導入時に徐脈となる危険性を有していると判断したため，プロポフォール投与時にアトロピン（0.5 mg）を用いた。
　その結果，気管挿管までに徐脈を呈することはなかった。
　また，比較的短時間手術であり，術後痛対策として手術後半に十分量のフェンタニルを投与できない可能性があるため，手術開始後早期よりフェンタニルの間歇的投与を行い，1時間半で300 μgを投与した。そのため，術後痛は問題ないレベルであった。

（小板橋俊哉）

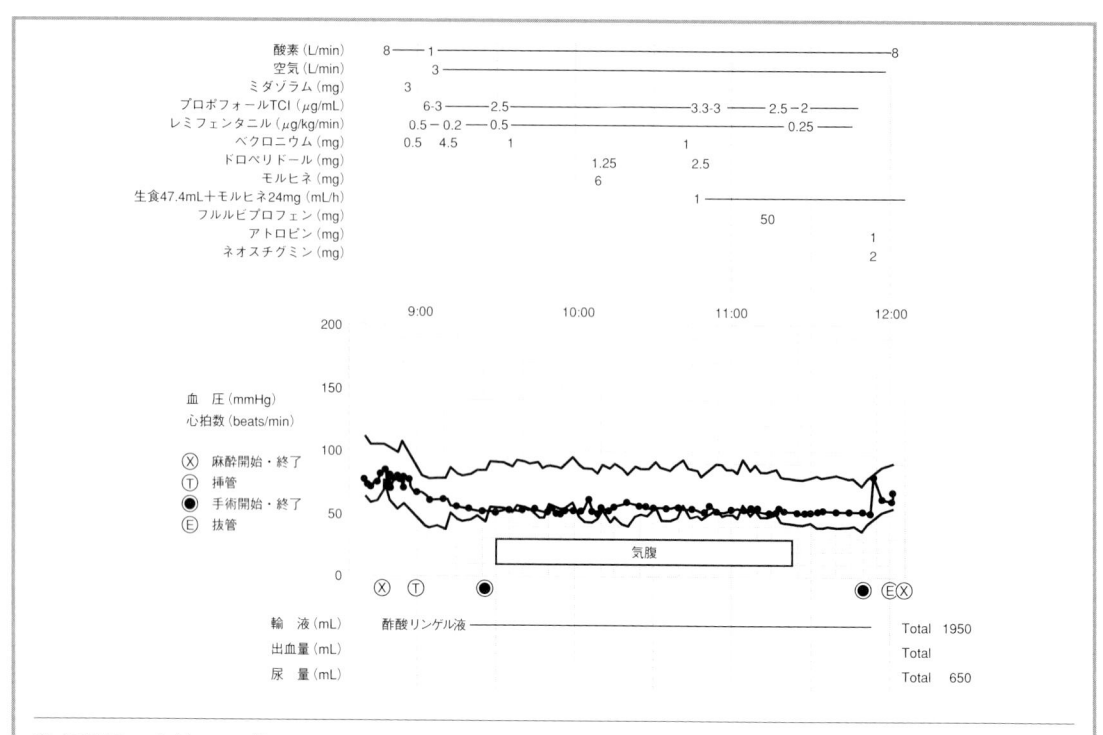

**患者背景**：女性，32歳，152cm，47kg，ASA PS-2　合併症：アレルギー　診断名：子宮内膜症
**手術名**：腹腔鏡下卵巣腫瘍核出術　前投薬：なし　手術／麻酔時間：2時間23分／3時間15分
**麻酔方法**：空気・酸素＋プロポフォールTCI＋レミフェンタニル
**術後鎮痛法**：モルヒネ，モルヒネIV-PCA，フルルビプロフェン

### 麻酔経過サマリー

＜麻酔導入時＞
・ミダゾラム(3mg)，ベクロニウム(0.5mg)を投与⇒引き続き，レミフェンタニル(0.5 μg/kg/min)の投与開始
・就眠後，ベクロニウム(4.5mg)を投与⇒気管挿管(レミフェンタニル投与開始13分後)
・挿管終了後，プロポフォールTCI(6.0 μg/mL⇒3.0 μg/mL)の投与開始⇒レミフェンタニル(0.2 μg/kg/min)に変更

＜麻酔維持期～手術終了＞
・皮膚切開時，レミフェンタニル(0.5 μg/kg/min)，プロポフォールTCI(2.5 μg/mL)に変更
・術中は，レミフェンタニル(0.25～0.5 μg/kg/min)，プロポフォールTCI(2.0～3.3 μg/mL)で維持
・手術終了時，レミフェンタニル(0.25 μg/kg/min)，プロポフォールTCI(2.0 μg/mL)の投与終了
・手術終了10分後，抜管

＜術後鎮痛対策＞
・手術終了90分前，モルヒネ(6mg)を投与
・手術終了60分前より，モルヒネIV-PCA(モルヒネ0.5mg/h，0.5mg/1 push，ロックアウトタイム：30分)を開始
・手術終了30分前，フルルビプロフェン(50mg)を投与

### コメント

　腹腔鏡手術では，交感神経刺激作用による高血圧，頻脈が起きやすくなるが，鎮静薬で対処すると覚醒が遅くなる。レミフェンタニルでは，このような循環動態に対処するのは容易である。この症例では，モルヒネの持続投与による術後鎮痛を行い，PONV予防のために手術中にドロペリドールを静注し，モルヒネIV-PCA用ポンプ内にもドロペリドールを併用した。術後鎮痛は良好で，PONVも認められなかったが，軽いシバリングがあり復温に努めた。

（坪川恒久）

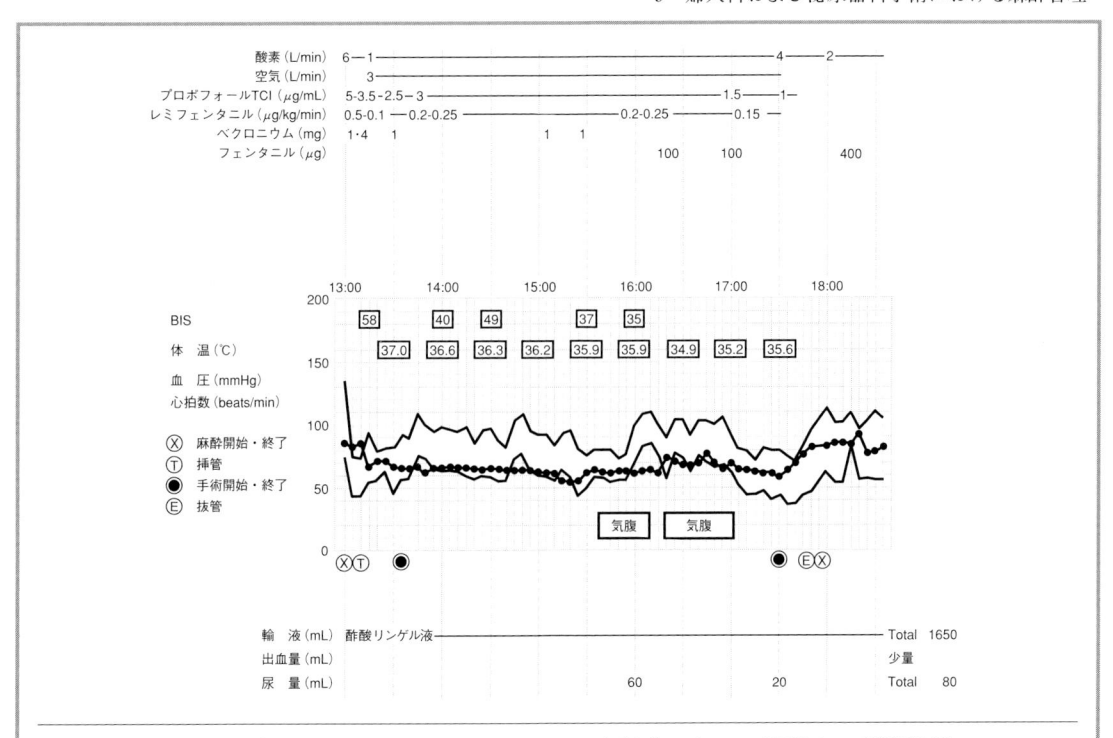

患者背景：女性，34歳，161 cm，50 kg，ASA PS-1　合併症：なし　診断名：卵巣腫瘍
手術名：腹腔鏡下左右卵巣腫瘍核摘出術　前投薬：なし　手術／麻酔時間：3時間55分／4時間50分
麻酔方法：空気・酸素＋プロポフォールTCI＋レミフェンタニル
術後鎮痛法：フェンタニル

**麻酔経過サマリー**

＜麻酔導入時＞
- レミフェンタニル(0.5 μg/kg/min)の投与開始⇒ベクロニウム(1 mg)を投与⇒引き続き，プロポフォールTCI(5.0 μg/mL)の投与開始
- 就眠後，プロポフォールTCI(3.5 μg/mL)に変更⇒ベクロニウム(4 mg)を投与⇒気管挿管(レミフェンタニル投与開始10分後)
- 挿管終了後，レミフェンタニル(0.1 μg/kg/min)に変更

＜麻酔維持期～手術終了＞
- 皮膚切開10分後，レミフェンタニル(0.2 μg/kg/min)，プロポフォールTCI(3.0 μg/mL)に変更
- 術中は，レミフェンタニル(0.2～0.25 μg/kg/min)，プロポフォール(1.5～3.0 μg/mL)で維持
- 手術終了時，レミフェンタニル(0.15 μg/kg/min)の投与終了
- 手術終了10分後，プロポフォール(1.0 μg/mL)の投与終了
- 手術終了20分後，抜管

＜術後鎮痛対策＞
- 手術終了70分前より，フェンタニルIV(200 μg)を分割投与
- 手術終了40分後より，回復室にてフェンタニルIV(400 μg)を分割投与

**コメント**

　卵巣腫瘍に対する腹腔鏡下左右卵巣腫瘍核出術症例に対し，プロポフォールTCI・レミフェンタニルで麻酔管理した。BIS値が40～50になるようにプロポフォール予測濃度を1.5～3 μg/mLで維持し，レミフェンタニル0.2～0.25 μg/kg/minを持続投与し管理した。レミフェンタニルは，気腹をはじめとする手術操作にあわせて投与量を調整した。手術終了の1時間前よりtransitional opioidを行い，自発呼吸数8回/分で抜管した。回復室において，術後鎮痛目的でフェンタニル(合計400 μg)を投与した。

(垣花　学)

| 酸素 (L/min) | 6 ———— 1 ———————————————— 6 ———— |
| 空気 (L/min) |   1 ———————————————— // |
| プロポフォールTCI (μg/mL) | 4 ——— 2.3 ——————— 2 —— 1.5-// |
| レミフェンタニル (μg/kg/min) | 0.5 —0.1— 0.5 —————— 0.3 —0.1— // |
| フェンタニル (μg) |    100    100 |
| エフェドリン (mg) | 4 |
| フルルビプロフェン (mg) |  50 |
| ジクロフェナク坐剤 (mg) |   50 |

```
                      13:00           14:00
BIS          [45] [56]  [50] [45]   [41] [39]
体温(℃)           [36.9][36.5][36.5][36.6]
```

輸液(mL)　酢酸リンゲル液———　重炭酸リンゲル液———　　Total 600
出血量(mL)　少量
尿量(mL)　　Total 50

---

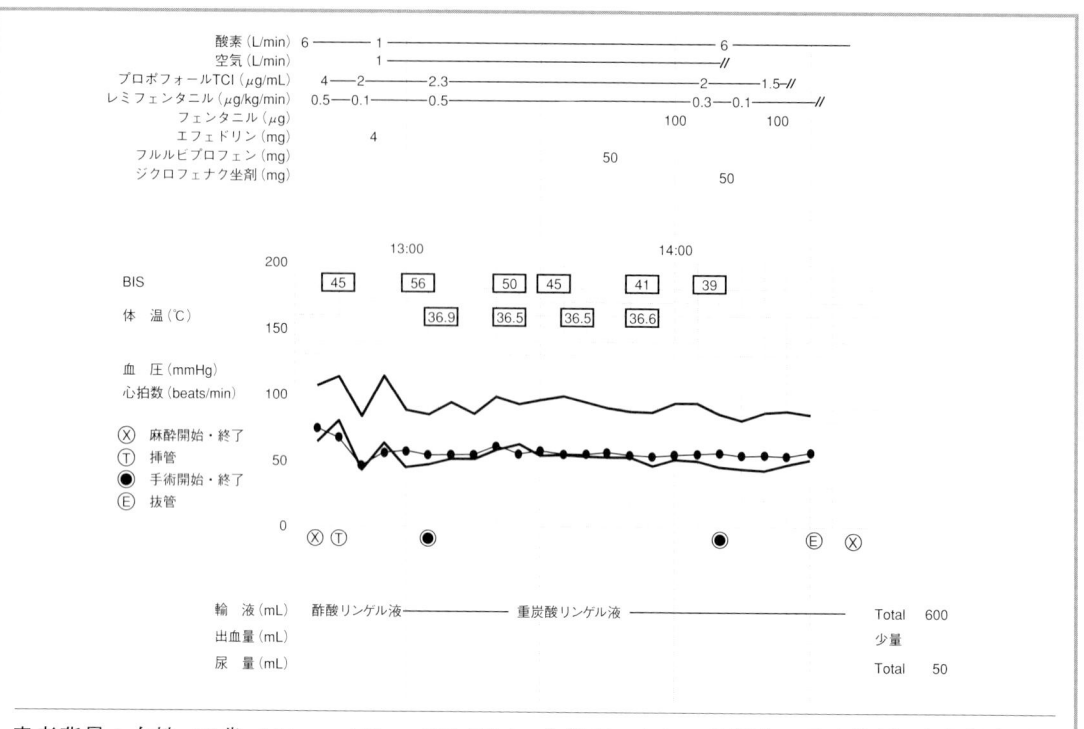

**患者背景**：女性, 54歳, 154 cm, 44 kg, ASA PS-1　**合併症**：なし　**診断名**：子宮筋腫, 右卵巣囊腫
**手術名**：子宮筋腫摘出術, 右卵巣囊腫摘出術　**前投薬**：なし
**手術／麻酔時間**：1時間05分／2時間00分
**麻酔方法**：空気・酸素＋プロポフォールTCI＋レミフェンタニル
**術後鎮痛法**：フェンタニル, フルルビプロフェン, ジクロフェナク坐剤

**麻酔経過サマリー**

＜麻酔導入時＞
・レミフェンタニル(0.5 μg/kg/min)の投与開始⇒引き続き, プロポフォールTCI(4.0 μg/mL)の投与開始
・就眠後, ラリンジアルマスクを挿入(レミフェンタニル投与開始5分後)
・挿管終了後, レミフェンタニル(0.1 μg/kg/min), プロポフォールTCI(2.0 μg/mL)に変更

＜麻酔維持期〜手術終了＞
・皮膚切開時, レミフェンタニル(0.5 μg/kg/min), プロポフォールTCI(2.3 μg/mL)に変更
・術中, レミフェンタニル(0.3〜0.5 μg/kg/min), プロポフォール(2.0〜2.3 μg/mL)で維持
・手術終了時, レミフェンタニル(0.1 μg/kg/min)に変更
・手術終了5分後(腹部X線写真撮影後), プロポフォール(1.5 μg/mL)に変更
・腹部X線写真確認後, プロポフォール(1.5 μg/mL)の投与終了
・手術終了25分後(プロポフォール投与終了8分後), 抜管
・抜管後, レミフェンタニル(0.1 μg/kg/min)の投与終了

＜術後鎮痛対策＞
・手術終了25分前, フルルビプロフェン(50 mg)を投与
・手術終了15分前, フェンタニル(100 μg)を投与
・手術終了後, フェンタニル(100 μg), ジクロフェナク坐剤(50 mg)を投与

**コメント**

　婦人科・泌尿器科など下腹部開腹手術では, 術後痛が強くないため全身麻酔だけで管理されることもある. 本症例はプロポフォールとレミフェンタニルを用いたTIVAで管理されたが, 術中はレミフェンタニル(0.3〜0.5 μg/kg/min)で十分な鎮痛が得られ, 併用するプロポフォール維持濃度も2.0〜2.3 μg/mL低値であった. このように維持濃度が低い場合にはプロポフォール投与終了後すみやかに覚醒するため, 術後X線写真を撮影するまでプロポフォール持続注入を継続した. なお本症例では, 術後疼痛対策として使用したフェンタニル・NSAIDsの効果を覚醒後に確認してからレミフェンタニルの投与を終了した.

(長田　理)

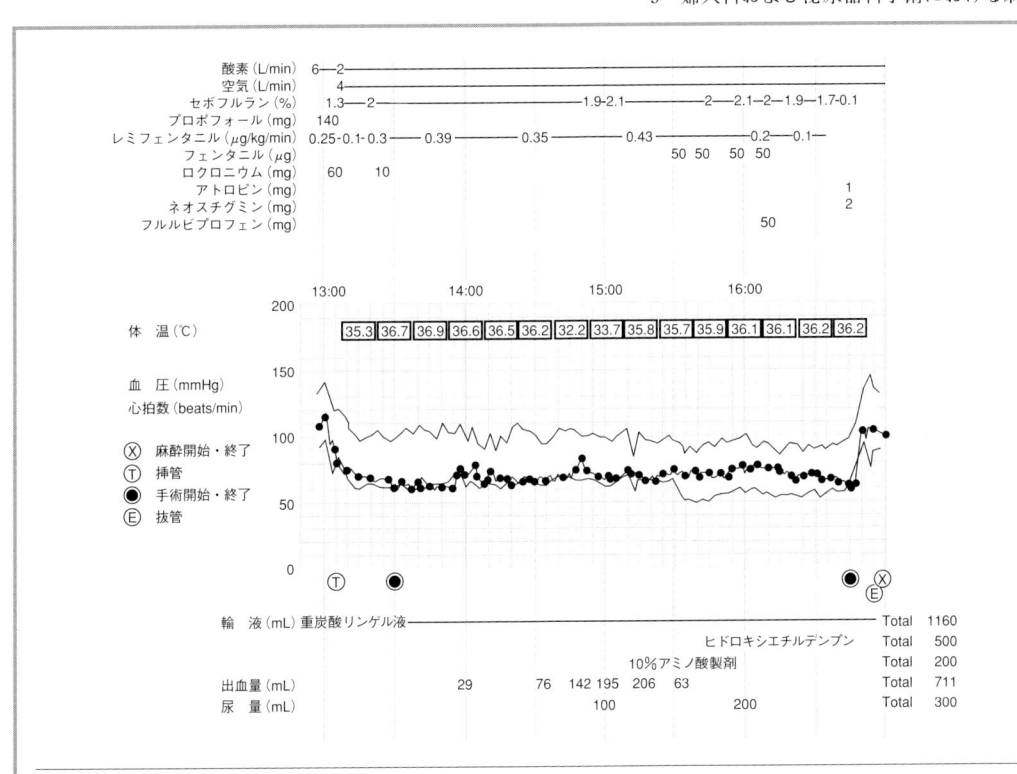

**患者背景**：女性，35歳，158 cm，64 kg，ASA PS-1　合併症：なし　診断名：子宮筋腫
**手術名**：右卵巣腫瘍ATH/右付属器摘出術（開腹）　前投薬：なし
**手術/麻酔時間**：3時間15分/3時間55分
**麻酔方法**：空気・酸素＋セボフルラン＋レミフェンタニル
**術後鎮痛法**：フェンタニル，フルルビプロフェン

## 麻酔経過サマリー

### ＜麻酔導入時＞
- レミフェンタニル（0.25 μg/kg/min）の投与開始
- 2分後，プロポフォール（140 mg）を投与
- 就眠後，ロクロニウム（60 mg）を投与⇒気管挿管（レミフェンタニル投与開始7分後）
- 挿管終了後，セボフルラン（1.3％⇒1.6％⇒2.0％）の吸入開始，レミフェンタニル（0.1 μg/kg/min）に変更

### ＜麻酔維持期〜手術終了＞
- 皮膚切開10分前に，レミフェンタニル（0.3 μg/kg/min）に変更
- 術中は，レミフェンタニル（0.2〜0.43 μg/kg/min），セボフルラン（1.7〜2.1％）で維持
- 手術終了10分前，レミフェンタニル（0.1 μg/kg/min）の投与終了
- 手術終了時，セボフルラン（0.1％）の吸入終了
- 手術終了10分後，抜管

### ＜術後鎮痛対策＞
- 手術終了70分前より，フェンタニル（200 μg）を分割投与
- 手術終了35分前，フルルビプロフェン（50 mg）を投与＋IV-PCA（フェンタニル）

## コメント
　硬膜外麻酔の併用を希望しなかった開腹での婦人科手術症例。術中の手術侵襲の増減に対しては，レミフェンタニルの増減により対応でき血行動態はきわめて安定して保たれていた。覚醒に伴い血圧，心拍数ともに術前状態に上昇した。

（尾崎　眞）

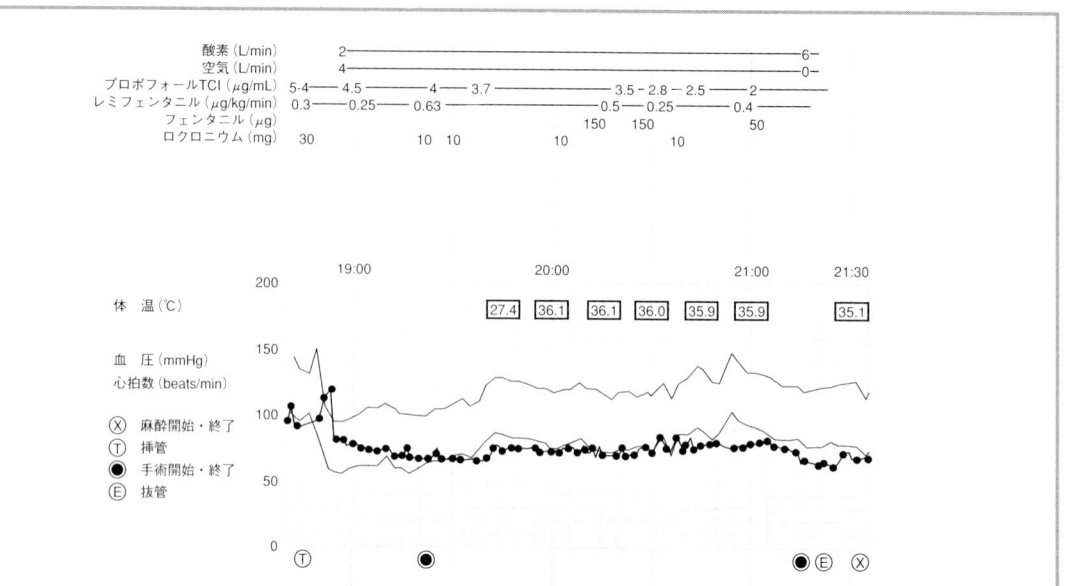

| 酸素 (L/min) | 2 ———————————————————— 6 |
| 空気 (L/min) | 4 ———————————————————— 0 |
| プロポフォールTCI (μg/mL) | 5-4 — 4.5 ——— 4 ——— 3.7 ——— 3.5 - 2.8 - 2.5 ——— 2 |
| レミフェンタニル (μg/kg/min) | 0.3 — 0.25 — 0.63 ——————— 0.5 — 0.25 — 0.4 |
| フェンタニル (μg) | 150  150  50 |
| ロクロニウム (mg) | 30  10 10  10  10 |

時刻：19:00　20:00　21:00　21:30

体　温 (℃)：27.4  36.1  36.1  36.0  35.9  35.9  35.1

輸　液 (mL)：重炭酸リンゲル液 ———————————— Total 1950
出血量 (mL)：16　Total 16
尿　量 (mL)：80　70　Total 150

患者背景：女性，36歳，162 cm，46 kg，ASA PS-1　合併症：なし　診断名：卵巣腫瘍(嚢腫)
手術名：腹腔鏡下右卵巣嚢腫摘出術　筋腫核出術　前投薬：なし
手術／麻酔時間：1時間50分／2時間35分
麻酔方法：空気・酸素＋プロポフォールTCI＋レミフェンタニル
術後鎮痛法：フェンタニル

**麻酔経過サマリー**
＜麻酔導入時＞
・プロポフォールTCI(5.0 μg/mL)の投与開始⇒引き続き，レミフェンタニル(0.3 μg/kg/min)の投与開始
・就眠後，プロポフォールTCI(4.0 μg/mL)に変更し，ロクロニウム(30 mg)を投与⇒気管挿管(レミフェンタニル投与開始7分後)
・挿管終了後，レミフェンタニル(0.25 μg/kg/min)，プロポフォールTCI(4.5 μg/mL)に変更
＜麻酔維持期～手術終了＞
・皮膚切開時，レミフェンタニル(0.63 μg/kg/min)，プロポフォールTCI(4.0 μg/mL)に変更
・術中は，レミフェンタニル(0.25～0.63 μg/kg/min)，プロポフォールTCI(2.0～4.0 μg/mL)で維持
・手術終了時，レミフェンタニル(0.4 μg/kg/min)の投与終了
・手術終了5分後，プロポフォールTCI(2.0 μg/mL)の投与終了
・手術終了15分後，抜管
＜術後鎮痛対策＞
・手術終了60分前より，フェンタニル(350 μg)を分割投与

**コメント**
　腹腔鏡下のいわゆる低侵襲手術での卵巣嚢腫摘出，筋腫核出手術の症例。ただし，手術後半に，予想以上の手術侵襲が腹腔内に加えられたため，高血圧となりレミフェンタニルを増量することで対応している。このような手術後半での増量によっても覚醒時間などに影響のないことがレミフェンタニルの特質といえる。

(尾﨑　眞)

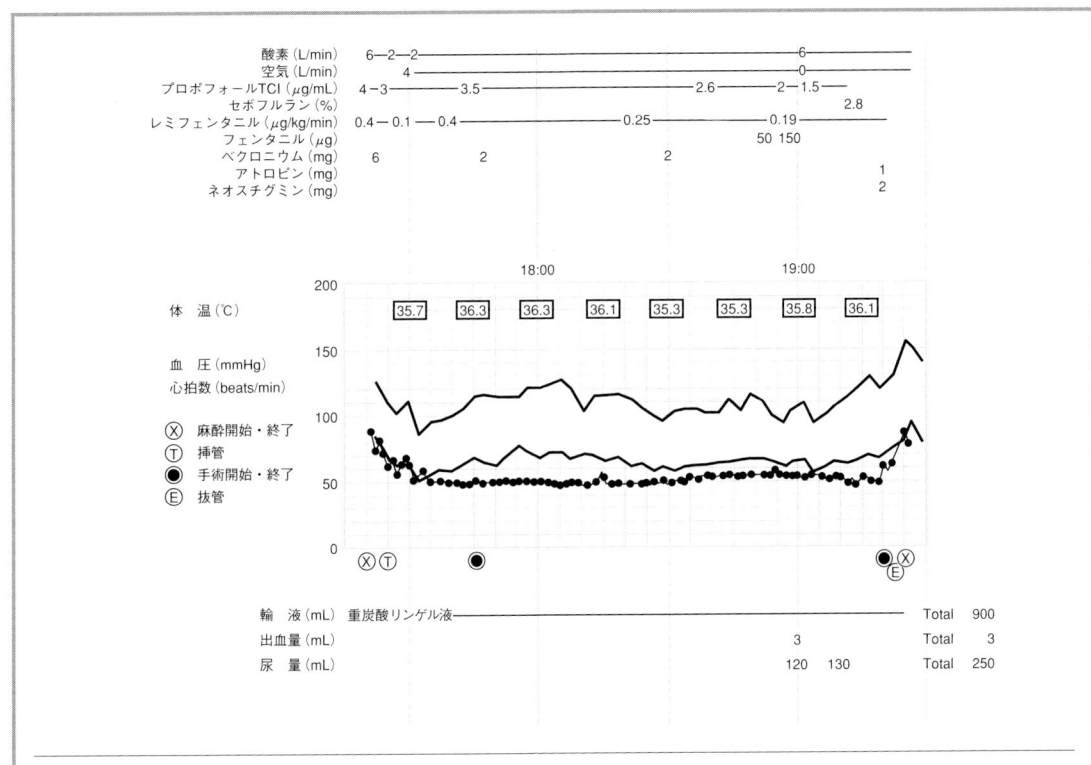

患者背景：女性，52歳，155 cm，58 kg，ASA PS-2　合併症：喘息，肝炎後　診断名：卵巣腫瘍(嚢腫)
手術名：腹腔鏡下両側付属器摘出術　前投薬：なし　手術／麻酔時間：1時間02分／2時間05分
麻酔方法：空気・酸素＋プロポフォールTCI＋レミフェンタニル
術後鎮痛法：フェンタニル，フルルビプロフェン

### 麻酔経過サマリー

＜麻酔導入時＞
・レミフェンタニル(0.4 μg/kg/min)の投与開始⇒引き続き，プロポフォールTCI(4.0 μg/mL)の投与開始
・就眠後，ベクロニウム(6 mg)を投与⇒気管挿管(レミフェンタニル投与開始7分後)
・挿管終了後，レミフェンタニル(0.1 μg/kg/min)，プロポフォールTCI(3.0 μg/mL)に変更

＜麻酔維持期～手術終了＞
・皮膚切開10分前，レミフェンタニル(0.4 μg/kg/min)に変更
・術中は，レミフェンタニル(0.19～0.4 μg/kg/min)，プロポフォールTCI(2.0～3.5 μg/mL)で維持
・手術終了10分前，プロポフォールTCI(1.5 μg/mL)の投与終了
・手術終了2分前，レミフェンタニル(0.19 μg/kg/min)の投与終了
・手術終了2分後，抜管

＜術後鎮痛対策＞
・手術終了30分前より，フェンタニル(200 μg)を分割投与

### コメント

　TIVA(プロポフォール＋レミフェンタニル)による全身麻酔のみの管理で行った腹腔鏡下付属器摘出術症例．適切なレミフェンタニル量の投与により，術中はきわめて安定した血行動態を維持していたが，手術および麻酔終了後に血圧，心拍数がともに上昇し，フェンタニル(200 μg)による術後鎮痛が不十分であった可能性が認められた．術後鎮痛としてのフェンタニルの投与は，呼吸抑制との兼ね合いもあるが，手術終了時にフェンタニルの予測血中濃度(1.5～2.0 ng/ml)を目標にするような投与法を心がけたい．

(尾﨑　眞)

| | | | | | | | | | | | | |
|---|---|---|---|---|---|---|---|---|---|---|---|---|
| 酸素 (L/min) | 6 | 1 | | | | | | | | | | |
| 空気 (L/min) | 4 | 2 | | | | | | | | | | |
| プロポフォールTCI (μg/mL) | | 3 | | | | | | | | | 2.5 | |
| レミフェンタニル (μg/kg/min) | 0.25―0.15 | | 0.35 | 0.42―0.4 | | 0.31 | | 0.3 | | | | |
| フェンタニル (μg) | | | | | | | | | 50 50 | | 50 50 | |
| ロクロニウム (mg) | 40 | 10 | 10 | 10 | 10 | 10 | 10 | 10 | 10 | | | |
| アトロピン (mg) | | | | | | | | | | | 1 | |
| ネオスチグミン (mg) | | | | | | | | | | | 2 | |
| エフェドリン (mg) | 4 | | | | | | | | | | | |

時刻: 9:00, 10:00, 11:00, 12:00, 13:00, 14:00

体温 (℃): 35.5, 36.4, 35.9, 35.8, 36.0, 36.1, 36.2, 36.4, 36.5, 36.6, 36.7

輸液 (mL):
- 重炭酸リンゲル液 —————————————— Total 650
- ヒドロキシエチルデンプン —————————————— Total 1150
- 生理食塩液 —————————————— Total 150
- 10%アミノ酸製剤 —————————————— Total 200

出血量 (mL): 5, 12, 15 Total 15
尿量 (mL): 250, 75, 45 Total 370

---

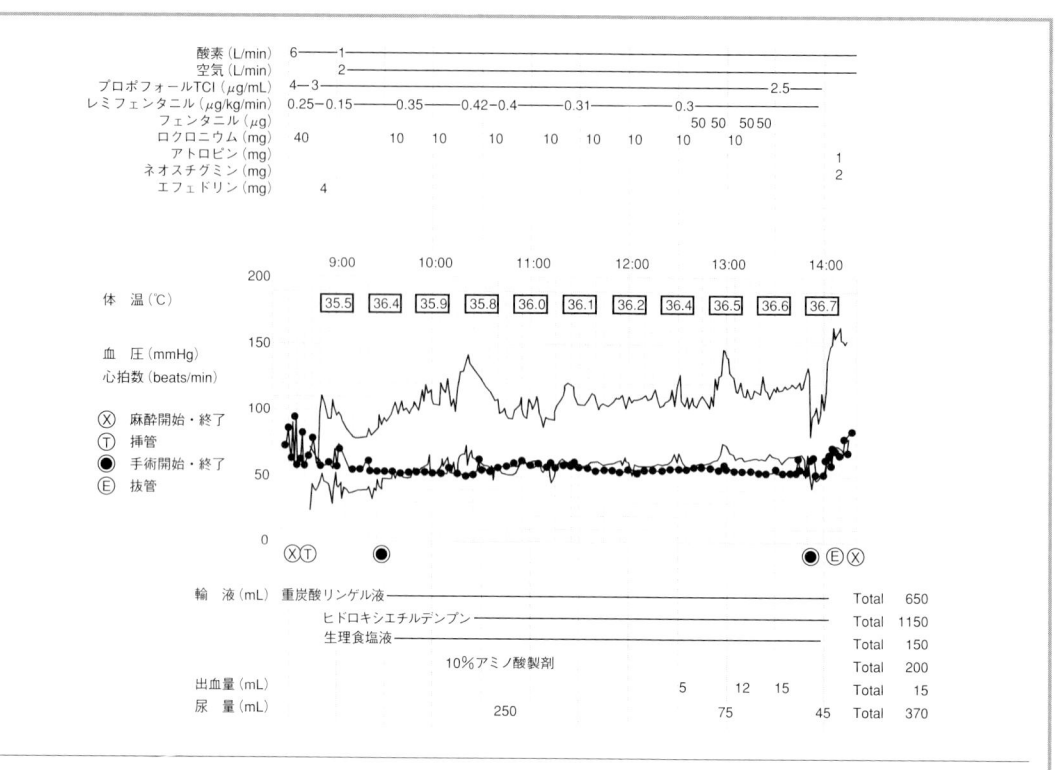

**患者背景**：女性，74歳，150 cm，54 kg，ASA PS-2　**合併症**：高血圧，逆流性食道炎
**診断名**：左腎細胞癌　**手術名**：内視鏡下左腎臓摘出術　**前投薬**：なし
**手術／麻酔時間**：4時間19分／5時間26分
**麻酔方法**：空気・酸素＋プロポフォールTCI＋レミフェンタニル
**術後鎮痛法**：フェンタニル

**麻酔経過サマリー**

＜麻酔導入時＞
・レミフェンタニル（0.25 μg/kg/min）の投与開始⇒引き続き，プロポフォールTCI（4 μg/mL）の投与開始
・就眠後，ロクロニウム（40 mg）を投与⇒気管挿管（レミフェンタニル投与開始10分後）
・挿管終了後，レミフェンタニル（0.15 μg/kg/min），プロポフォールTCI（3 μg/mL）に変更

＜麻酔維持期～手術終了＞
・皮膚切開後，レミフェンタニル（0.35 μg/kg/min）に変更
・術中は，レミフェンタニル（0.3～0.42 μg/kg/min），プロポフォールTCI（3 μg/mL）で維持
・手術終了5分後，レミフェンタニル（0.3 μg/kg/min）の投与終了
・手術終了10分後，プロポフォールTCI（2.5 μg/mL）の投与終了
・手術終了15分後，抜管

＜術後鎮痛対策＞
・手術終了60分前より，フェンタニル（200 μg）を分割投与，その後病棟では，IV-PCA（フェンタニル）を実施

**コメント**

　高血圧，逆流性食道炎を合併した高齢女性における内視鏡下左腎摘出術の症例。
　気管挿管時，循環変動を避け，かつ胃内容物の逆流を回避するためにレミフェンタニルを十分量投与下に，素早く気管挿管を行い血圧が安定した麻酔導入が行えた。
　術中は，レミフェンタニル（0.3～0.42 μg/kg/min）の投与により，血圧・心拍数ともに安定した麻酔管理となった。

（尾﨑　眞）

| 酸素 (L/min) | 6 — 1 —— 0.5 ——————————————— 5 —— |
| 空気 (L/min) | 3 —————————————————————— 0 —— |
| セボフルラン (%) | 1.6-1.4 –1.1 ——— 1 ——— 1.4–1.1 ——— 0.7 — 0.1 |
| プロポフォール (mg) | 80                                                                      30 |
| レミフェンタニル (μg/kg/min) | 0.5 —— 0.71 ———— 0.7–0.6 ——— 0.25 ——— |
| フェンタニル (μg) |                                      50            50            50   150  50 50 |
| ロクロニウム (mg) | 40                 10 |
| アトロピン (mg) | 0.5 |
| フルルビプロフェン (mg) |                                                                           50 |

体　温 (℃): 36.3 36.3 36.6 36.7 36.6 36.6 36.6 36.8 36.8 36.9 36.8 36.8

血　圧 (mmHg)
心拍数 (beats/min)

Ⓧ 麻酔開始・終了
Ⓣ 挿管
● 手術開始・終了
Ⓔ 抜管

輸　液 (mL)　重炭酸リンゲル液 ————————————————　Total 1150
　　　　　　　　　　　　　　　　　ヒドロキシエチルデンプン　　Total 500
　　　　　　　生理食塩液 ———————————　　　　　　　Total 200
出血量 (mL)　　　　　　 10    47      241        147　　　　　Total 445
尿　量 (mL)　　　　　　　 30      20　　　　　　　　　　　　Total 50

---

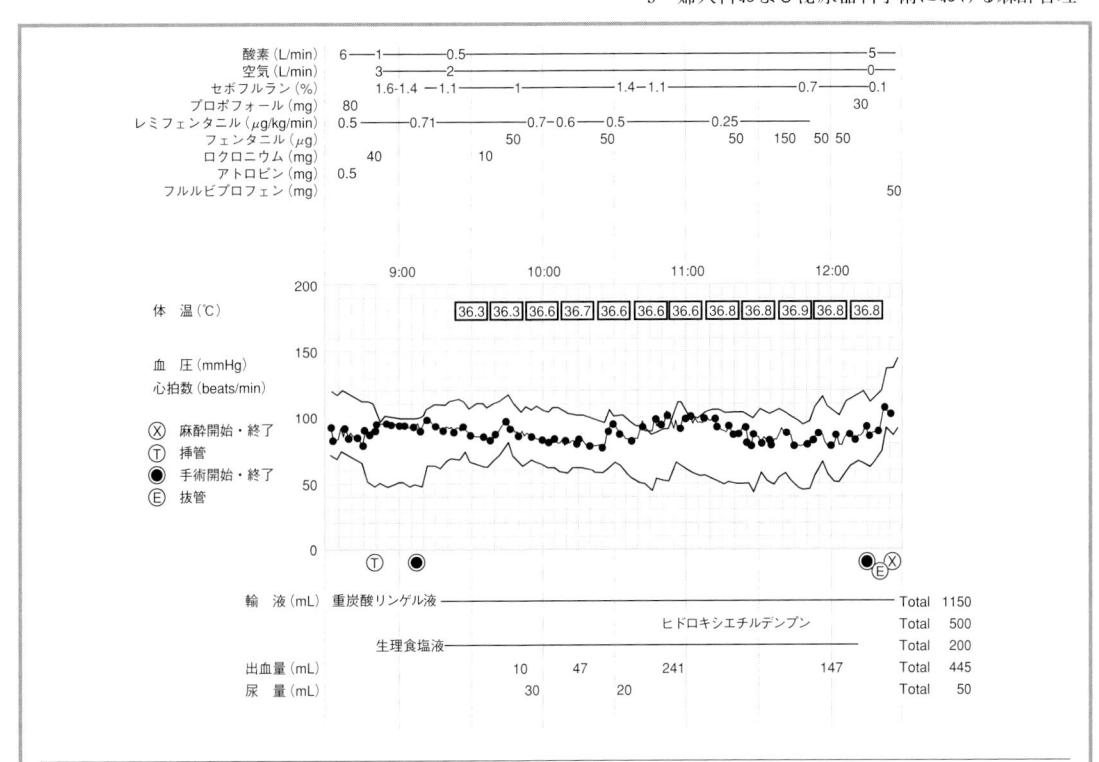

患者背景：男性，11歳，144.5 cm，39.6 kg，ASA PS-2　合併症：結節性硬化症
診断名：左腎血管脂肪腫　手術名：腎臓摘出術(開腹)　前投薬：なし
手術／麻酔時間：3時間08分／3時間36分
麻酔方法：空気・酸素＋セボフルラン＋レミフェンタニル
術後鎮痛法：フェンタニル，フルルビプロフェン

**麻酔経過サマリー**

＜麻酔導入時＞
・レミフェンタニル(0.5 μg/kg/min)の投与開始⇒引き続き，硫酸アトロピン(0.5 mg)を投与
・2分後，プロポフォール(80 mg)を投与
・就眠後，ロクロニウム(40 mg)を投与⇒引き続き，セボフルラン(1.6％)の吸入開始⇒気管挿管(レミフェンタニル投与開始14分後)

＜麻酔維持期〜手術終了＞
・皮膚切開時，レミフェンタニル(0.71 μg/kg/min)に変更⇒引き続き，セボフルラン(1.4％⇒1.1％)に変更
・術中は，レミフェンタニル(0.25〜0.71 μg/kg/min)，セボフルラン(1.1％〜1.4％)で維持・手術終了25分前，レミフェンタニル(0.25 μg/kg/min)の投与終了
・手術終了時，セボフルラン(0.7％)の吸入終了
・手術終了10分後，抜管

＜術後鎮痛対策＞
・手術終了50分前より，フェンタニル(300 μg)を分割投与
・手術終了後，フルルビプロフェン(50 mg)を投与，その後IV-PCA(フェンタニル)を実施

**コメント**

　開腹の腎臓摘出術症例であるので，成人であれば硬膜外麻酔併用の全身麻酔にすべきところだが，結節性硬化症を合併した11歳・男児ということで，全身麻酔のみで麻酔管理を行った．術後痛管理にはフェンタニルによるIV-PCAを使用した．レミフェンタニル(0.7 μg/kg/min)の投与にもかかわらず心拍数が100前後であることに注目してほしい．小児患者であること，および侵襲の大きい開腹腎摘の手術では，さらに多くのレミフェンタニルが必要であった可能性がある．　〈尾﨑　眞〉

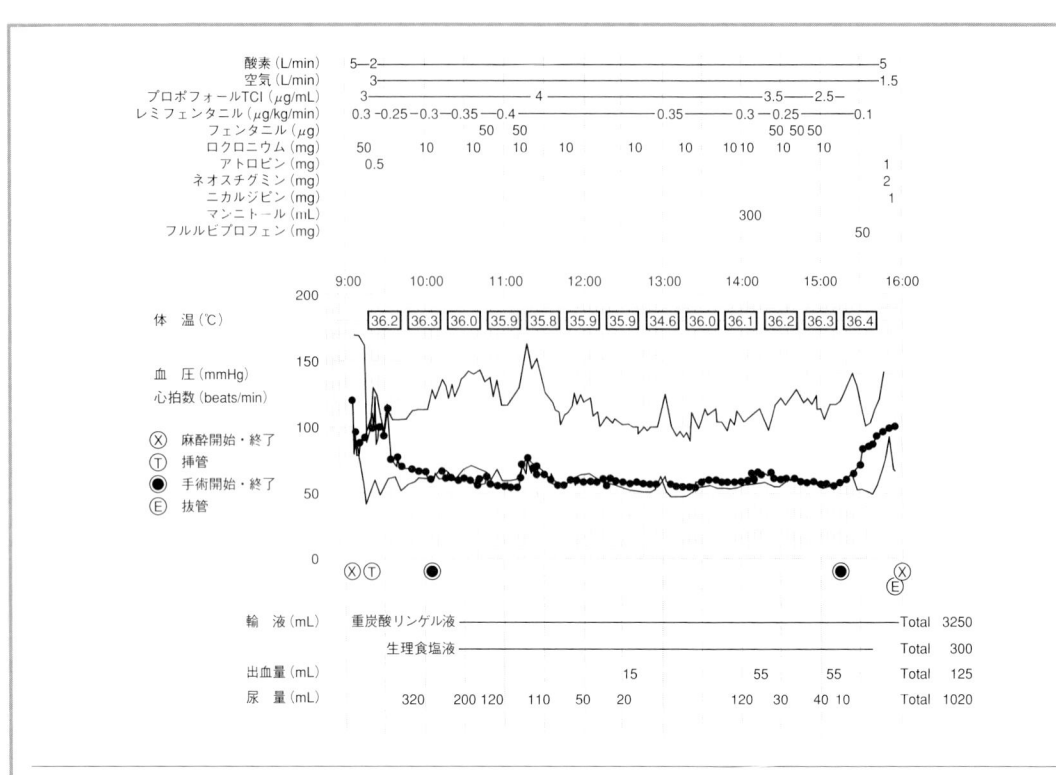

患者背景：女性，78歳，147 cm，57 kg，ASA PS-2　合併症：高血圧，高脂血症
診断名：腎移植（ドナー）腎臓摘出術　手術名：移植用左腎採取術（腹腔鏡下）　前投薬：なし
手術／麻酔時間：5時間10分／6時間30分
麻酔方法：空気・酸素＋プロポフォールTCI＋レミフェンタニル
術後鎮痛法：フェンタニル，フルルビプロフェン

**麻酔経過サマリー**

＜麻酔導入時＞
・レミフェンタニル（0.3 μg/kg/min）の投与開始
・5分後，プロポフォールTCI（3 μg/mL）の投与開始
・就眠後，ロクロニウム（50 mg）を投与⇒気管挿管（レミフェンタニル投与開始15分後）
・挿管終了後，レミフェンタニル（0.25 μg/kg/min⇒0.15 μg/kg/min⇒0.2 μg/kg/min）に変更

＜麻酔維持期～手術終了＞
・皮膚切開時，レミフェンタニル（0.3 μg/kg/min）に変更
・術中は，レミフェンタニル（2.5～0.4 μg/kg/min），プロポフォールTCI（3.0～3.5 μg/mL）で維持
・手術終了時，プロポフォールTCI（2.5 μg/mL）の投与終了
・手術終了25分後，レミフェンタニル（0.1 μg/kg/min）の投与終了
・手術終了35分後，抜管

＜術後鎮痛対策＞
・手術終了60分前より，フェンタニル（150 μg）を分割投与
・手術終了後，フルルビプロフェン（50 mg）を投与

**コメント**

　高齢者の腎移植ドナー患者で腹腔鏡下に移植用の腎臓を摘出した症例。高齢の母親が息子に片腎を提供した症例であるが，患者さん本人も高血圧，高脂血症があり，手術室入室時の高血圧から挿管時の循環動態管理のために，レミフェンタニルが有用であった。術中の手術侵襲変動による高血圧発作もレミフェンタニル（0.4 μg/kg/min）投与により問題なく対処できた。

（尾﨑　眞）

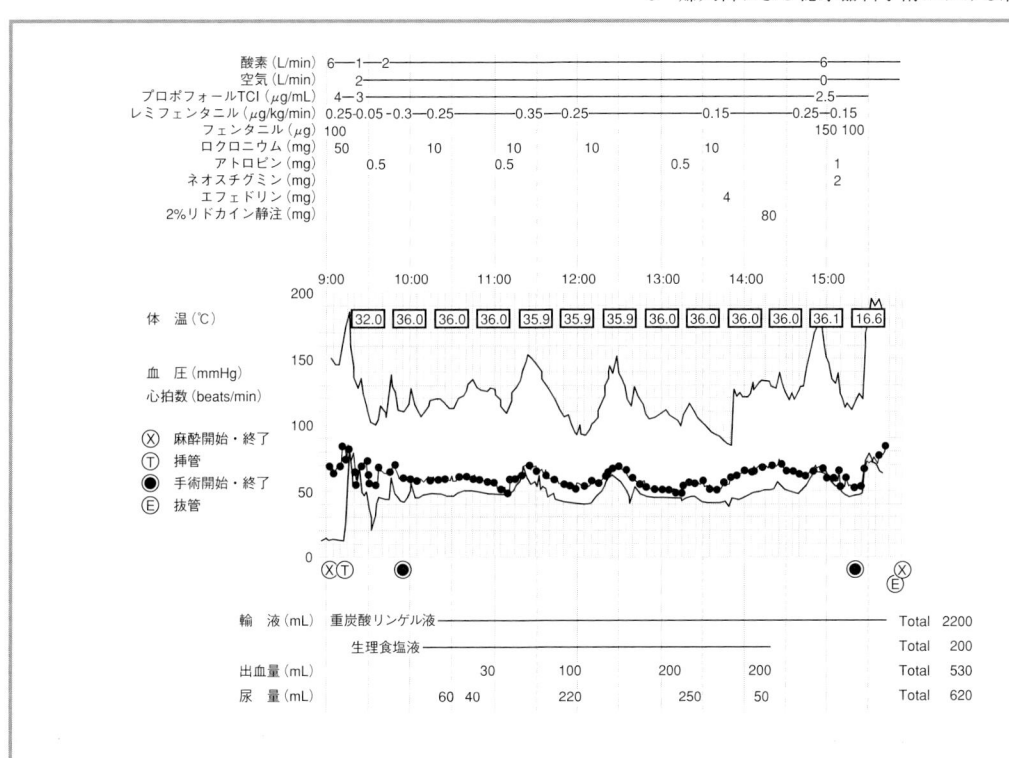

患者背景：男性，73歳，168 cm，68.5 kg，ASA PS-2　合併症：高血圧　診断名：前立腺腫瘍(PK)
手術名：腹腔鏡下前立腺全摘出術　前投薬：なし　手術／麻酔時間：5時間22分／6時間11分
麻酔方法：空気・酸素＋プロポフォールTCI＋レミフェンタニル
術後鎮痛法：フェンタニル

**麻酔経過サマリー**

＜麻酔導入時＞
・フェンタニル(100 μg)を投与
・2分後，レミフェンタニル(0.25 μg/kg/min)の投与開始⇒引き続き，プロポフォールTCI(4 μg/mL)の投与開始
・就眠後，ロクロニウム(50 mg)を投与⇒気管挿管(レミフェンタニル投与開始7分後)
・挿管終了後，レミフェンタニル(0.05 μg/kg/min)に変更，その後，プロポフォールTCI(3 μg/mL)に変更

＜麻酔維持期～手術終了＞
・皮膚切開10分前に，レミフェンタニル(0.3 μg/kg/min)に変更
・術中は，レミフェンタニル(0.15～0.35 μg/kg/min)，プロポフォールTCI(3 μg/mL)で維持
・手術終了時，レミフェンタニル(0.15 μg/kg/min)の投与終了
・手術終了10分後，プロポフォールTCI(2.5 μg/mL)の投与終了
・手術終了25分後，抜管

＜術後鎮痛対策＞
・手術終了25分前より，フェンタニル(250 μg)を分割投与，IV-PCA(フェンタニル)

**コメント**

　エナラプリルを常用している高血圧を合併した患者の腹腔鏡下前立腺全摘出術であったため，硬膜外麻酔の併用を行わず全身麻酔のみの麻酔管理を行った。術中，腹腔内操作郭清が広範囲になり侵襲が大きくなったため，予想以上の循環動態変動があった。レミフェンタニルなどの鎮痛薬投与の調節が後手に回ったために高血圧発作から不整脈も出現し，静注でリドカインも使用している。もう少し思い切ってレミフェンタニルを増量すべきであったと考えられた症例。

（尾﨑　眞）

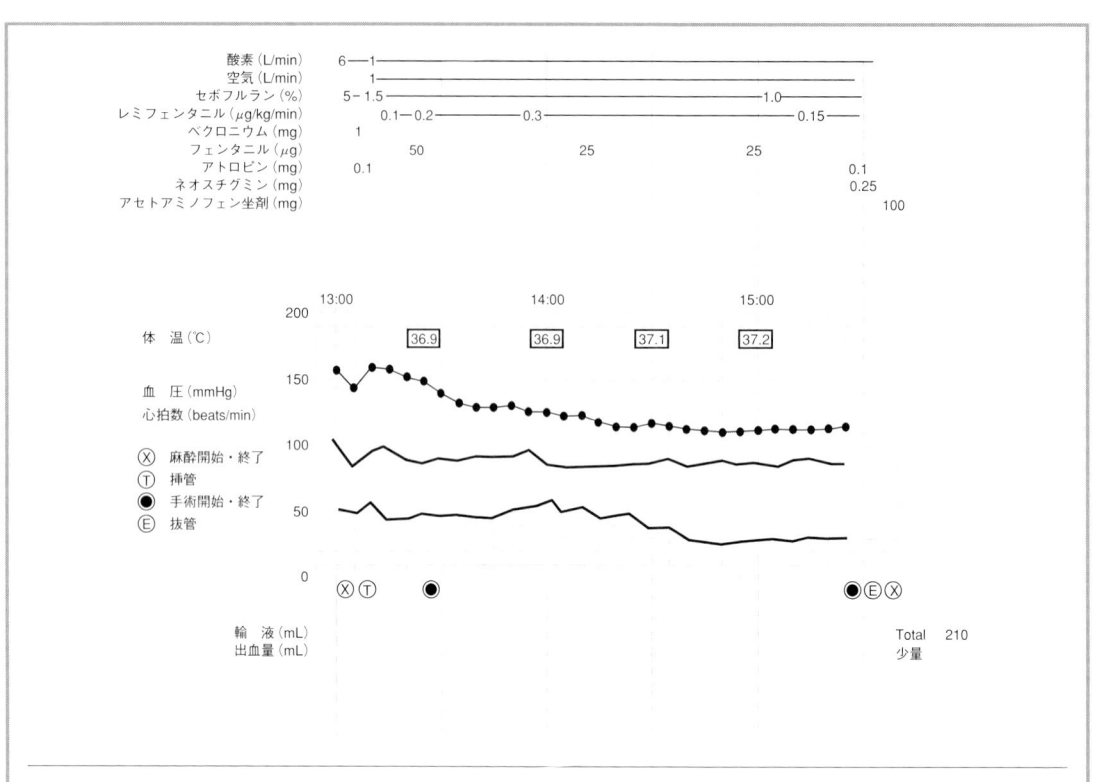

```
酸素 (L/min)              6 ─ 1 ─────────────────────────────
空気 (L/min)                  1 ─────────────────────────────
セボフルラン (%)          5 ─ 1.5 ──────────────── 1.0 ─────
レミフェンタニル (μg/kg/min)   0.1─ 0.2 ──── 0.3 ──────── 0.15 ──
ベクロニウム (mg)             1
フェンタニル (μg)                50        25        25
アトロピン (mg)           0.1                                 0.1
ネオスチグミン (mg)                                          0.25
アセトアミノフェン坐剤 (mg)                                  100
```

体　温 (℃)　　　　　　13:00　　14:00　　15:00
　　　　　　　　　　　　36.9　　36.9　　37.1　37.2

血　圧 (mmHg)
心拍数 (beats/min)

Ⓧ 麻酔開始・終了
Ⓣ 挿管
● 手術開始・終了
Ⓔ 抜管

輸　液 (mL)　　　　　　　　　　　　　　　Total　210
出血量 (mL)　　　　　　　　　　　　　　　少量

患者背景：男性，1歳，76 cm，12 kg，ASA PS-2　合併症：上気道炎　診断名：停留精巣
手術名：精巣固定術　前投薬：なし　手術／麻酔時間：2時間00分／2時間30分
麻酔方法：空気・酸素＋セボフルラン＋レミフェンタニル
術後鎮痛法：アセトアミノフェン坐剤

**麻酔経過サマリー**
＜麻酔導入時＞
・セボフルラン(5.0％)の吸入開始
・就眠後，静脈路確保しベクロニウム(1 mg)を投与⇒気管挿管
・挿管終了後，セボフルラン(1.5％)に変更⇒レミフェンタニル(0.1 μg/kg/min)の投与開始
＜麻酔維持期～手術終了＞
・皮膚切開5分前，レミフェンタニル(0.2 μg/kg/min)に変更，フェンタニル50 μg投与
・術中，レミフェンタニル(0.2～0.3 μg/kg/min)，セボフルラン(1.0～1.5％)で維持
・手術終了時，レミフェンタニル(0.15 μg/kg/min)，セボフルラン(1.0％)の投与終了
・手術終了5分後に抜管
＜術後鎮痛対策＞
・術中，フェンタニル100 μgを分割投与
・手術終了後，アセトアミノフェン坐剤(100 mg)を投与

**コメント**
　小児に対するレミフェンタニル使用症例。
　セボフルランで導入後，レミフェンタニル(0.2～0.3 μg/kg/min)で投与し，安定した循環動態を得ることができた。
　術後鎮痛対策として，術中よりフェンタニル(100 μg)を分割投与し，手術終了時にアセトアミノフェン坐剤(100 mg)を投与することで良好に経過した。

（森本康裕）

# 10

## 心臓血管外科手術における麻酔管理

坪川　恒久（金沢大学医薬保健研究域医学系）

### ＜麻酔管理のポイント＞

　心臓手術ではOPCABを除き，人工心肺・低体温を使用することが多い。また，手術終了直後に抜管することは少なく，したがって覚醒が遅延するような麻酔薬を用いても特に問題とはならない。このような手術の麻酔管理においてレミフェンタニルを選択することの意義は，①調節性に優れていること，②強い鎮痛作用があること，③徐脈をもたらすこと，④強いストレス反応抑制作用があること，⑤preconditioning効果を有していること，などが挙げられる。これらの長所を活かした麻酔管理が望まれる。心疾患患者の麻酔の導入では，病態により頻脈を避けるべきか，徐脈を避けるべきか異なっているため，あらかじめ患者の病態・背景因子をよく把握したうえで麻酔計画を立てる必要がある。

### ＜麻酔の導入＞

　循環動態の変動を最小限にするような麻酔導入を行いたい。そのためには，周術期でもっとも侵襲が強いといわれる挿管時には，レミフェンタニル濃度を6 ng/mLまで上昇させ，挿管後は速やかに濃度を下げるようにしたい。0.5 μg/kg/minで3分間投与すると，6 ng/mLに達する。鎮静薬としては，プロポフォールは徐脈・低血圧傾向を助長するため，われわれはミダゾラム静注とセボフルラン吸入の併用により導入している。最近では筋弛緩薬としては，作用発現が速いロクロニウム（0.9〜1.2 mg/kg）を使用することが多い。導入から執刀までに時間があるので，挿管後はレミフェンタニルの投与量を0.05 μg/kg/minにするか，あるいは投与を停止している。レミフェンタニルは，心収縮力に与える影響は小さく，低血圧の主要な原因は静脈の拡張と徐脈によるものだと思われる。十分な輸液を行い，体位をうまく活用して対処したい。

### ＜術中の管理＞

①OPCABでは，皮膚切開，胸骨切開，大動脈周囲剝離など血圧上昇を来しやすいイベントが続くが，レミフェンタニルをあらかじめ増量することにより，これらが循環動態に与える影響を最小限にすることができる。このような優れた調節性は心臓麻酔では有用である。OPCABでは徐脈が好ましいので，その点でもレミフェンタニルは優れている。

②OPCAB以外の人工心肺＋低体温を用いる手術では，人工心肺開始前はセボフルラン吸入で麻酔し，人工心肺開始と同時にプロポフォールTCI投与（設定は2.0 μg/mL）を開

始している。人工心肺開始により一時的に希釈によりレミフェンタニル濃度は低下するが、持続投与を継続すれば再び濃度は元に戻る。低体温を併用する場合は、クリアランスが低下するのでレミフェンタニルの血中濃度も上昇する。人工心肺中にどの程度の投与量が適切であるかは明らかとなっていない。0.25 μg/kg/min 投与（≒6 ng/mL）では、ストレス反応を完全に抑制することはできない。

近年、動物実験ではレミフェンタニルに用量依存性に preconditioning 効果があることが報告されている。また、レミフェンタニルを高用量で用いることにより効果的にストレス反応を制御することが可能であるとする報告も見られる。一方、高投与量を用いた場合には、耐性や痛覚過敏症が生じる可能性があることが報告されている。今後、どのような投与量が適切であるかを明らかにしていく必要がある。

＜麻酔からの覚醒＞

近年、心臓手術では fast track 志向が強く、術中の麻薬（フェンタニル）の使用量が制限されていた。レミフェンタニルを使用することは術中と術後の鎮痛を分けて考えることであり、手術中の十分な量を投与しても、fast track が可能である。われわれの施設では基本的に術後鎮痛にはフェンタニルのPCA投与を用いているが、その場合には、レミフェンタニルの中止前にフェンタニルのボーラス投与を行ってから持続投与を開始する transitional opioid が不可欠である。われわれの施設では、OPCABの麻酔に硬膜外麻酔を使用することも多いが、硬膜外血腫が懸念される。最近では、ヘパリンを使うような手術でも実施可能な傍脊椎ブロックなどの末梢神経ブロックを積極的に用いている。特にMIDCABなど肋間開胸アプローチを用いる手術では有効である。

レミフェンタニルは、術後シバリングの発生率を上げる。fast track を行うにあたっては酸素消費量を大きく増加させるシバリングを起こしてはいけない。保温に努めること、transitional opioid を行うこと、マグネシウムを補充することなどが予防対策として挙げられる。起きた場合には、塩酸ペチジンを 0.5〜1 mg/kg 静注する。

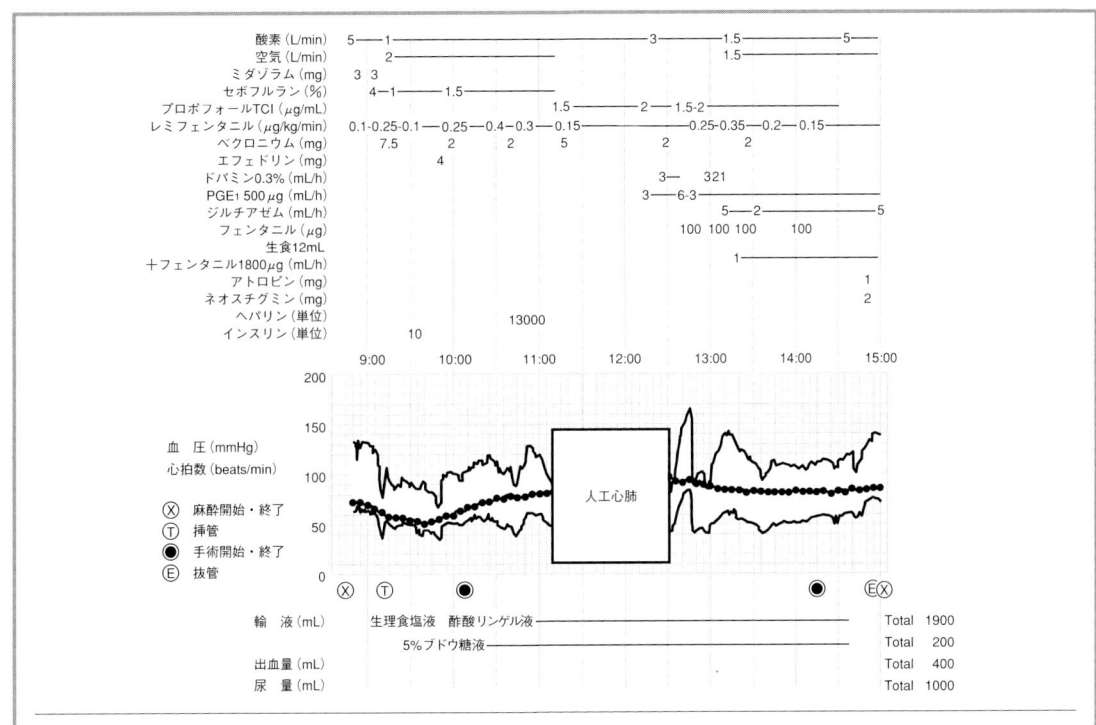

患者背景：女性，19歳，168 cm，64 kg，ASA PS-3　合併症：感染性心内膜炎
診断名：心室中隔欠損症　手術名：心室中隔欠損閉鎖術　前投薬：なし
手術／麻酔時間：4時間08分／6時間16分
麻酔方法：空気・酸素＋(セボフルラン⇒プロポフォールTCI)＋レミフェンタニル
術後鎮痛法：フェンタニル，フェンタニルIV-PCA

### 麻酔経過サマリー

**＜麻酔導入時＞**
- レミフェンタニル(0.1 μg/kg/min)の投与開始⇒10分後，ミダゾラム(3 mg＋3 mg)を投与⇒レミフェンタニル(0.25 μg/kg/min)に変更
- 就眠後，セボフルラン(4.0％)の吸入開始⇒ベクロニウム(7.5 mg)を投与⇒気管挿管(レミフェンタニル投与開始28分後)
- 挿管終了後，レミフェンタニル(0.25 μg/kg/min)，セボフルラン(1.0％)に変更

**＜麻酔維持期～手術終了＞**
- 皮膚切開10分前，レミフェンタニル(0.25 μg/kg/min)，セボフルラン(1.5％)に変更
- 術中は，レミフェンタニル(0.15～0.4 μg/kg/min)，セボフルラン(1.5％)で維持
- 人工心肺開始後，セボフルラン(1.5％)をプロポフォールTCI(1.5 μg/mL)に切り替え，プロポフォール(1.5～2.0 μg/mL)で維持
- 手術終了15分後，プロポフォールTCI(2.0 μg/mL)の投与終了
- 手術終了30分後，レミフェンタニル(0.15 μg/kg/min)の投与終了
- 手術終了39分後，抜管

**＜術後鎮痛対策＞**
- 手術終了90分前より，フェンタニル(400 μg)を分割投与
- 手術終了60分前より，フェンタニルIV-PCA(フェンタニル37.5 μg/mL，1 mL/h，1 mL/1 push，ロックアウトタイム：30分)を開始

### コメント

　心機能のよい成人心室中隔欠損症例であり，手術室での抜管を意識した麻酔管理となった。麻酔導入には，血圧低下を避けるためにミダゾラムの静注を用いた。麻酔の維持は，人工心肺開始まではセボフルランを用い，人工心肺中からプロポフォールのTCIに切り替え，以後は手術終了までプロポフォールを用いている。人工心肺離脱中に灌流圧を低下させるためにPGE₁の投与を開始している。また，離脱後に高血圧，頻脈を呈したためジルチアゼムの持続投与を行っている。このときにもっとレミフェンタニルの投与量を上げてもよかったように思う。術後鎮痛は良好であり，PONVも認められなかった。

(坪川恒久)

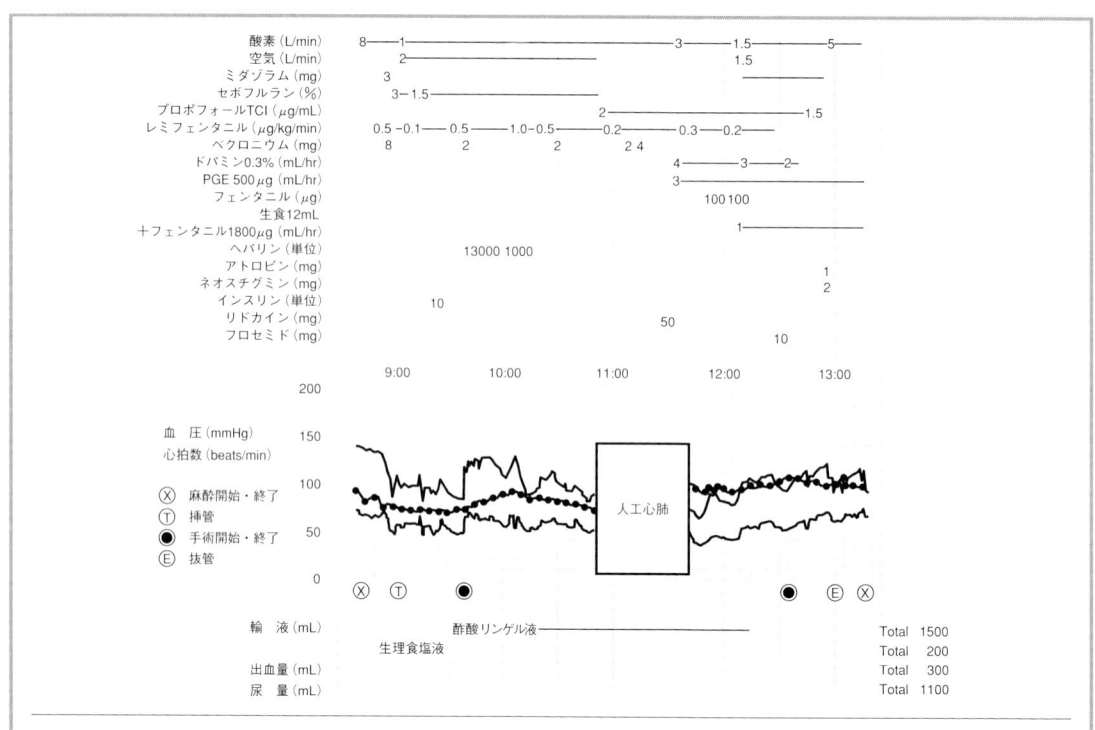

患者背景：男性，43歳，179 cm，63 kg，ASA PS-2　合併症：なし　診断名：心臓腫瘍
手術名：腫瘍切除　前投薬：なし　手術／麻酔時間：2時間55分／4時間32分
麻酔方法：空気・酸素＋セボフルラン＋レミフェンタニル
術後鎮痛法：フェンタニル，フェンタニルIV-PCA

**麻酔経過サマリー**

＜麻酔導入時＞
・レミフェンタニル(0.5 μg/kg/min)の投与開始⇒2分後，ミダゾラム(3 mg)を投与⇒引き続き，セボフルラン(3.0%)の吸入開始
・就眠後，セボフルラン(1.5%)に変更⇒ベクロニウム(8 mg)を投与⇒気管挿管(レミフェンタニル投与開始19分後)
・挿管終了後，レミフェンタニル(0.1 μg/kg/min)に変更

＜麻酔維持期～手術終了＞
・皮膚切開5分前，レミフェンタニル(0.5 μg/kg/min)に変更
・術中は，レミフェンタニル(0.2～0.5 μg/kg/min)，セボフルラン(1.5%)で維持
・人工心肺開始後，セボフルラン(1.5%)をプロポフォールTCI(2.0 μg/mL)に切り替え，維持
・手術終了10分前，レミフェンタニル(0.2 μg/kg/min)の投与終了
・手術終了15分後，プロポフォール(1.5 μg/mL)の投与終了
・手術終了26分後，抜管

＜術後鎮痛対策＞
・手術終了40分前より，フェンタニル(200 μg)を分割投与
・手術終了25分前より，フェンタニルIV-PCA(フェンタニル37.5 μg/mL，1 mL/h，1 mL/1 push，ロックアウトタイム：30分)を開始

**コメント**

　右室の三尖弁直下の腫瘍であり，最悪の場合は右室全体の切除とFontan循環への移行が予定された症例である。ミダゾラム静注とセボフルランの吸入で麻酔を導入し，人工心肺前はセボフルラン，その後はプロポフォールで維持している。気管挿管の3分前，effect site濃度を約6 ng/mLを目標に，レミフェンタニルを増量し，気管挿管後はただちに濃度を下げた。皮膚切開前に再度レミフェンタニルを増量し，手術に備えた。術中，腫瘍切除と右室壁の補強が行われた。術後，安静時痛はコントロールされていたが，動作時にはかなり強い痛みの訴えがあった。

(坪川恒久)

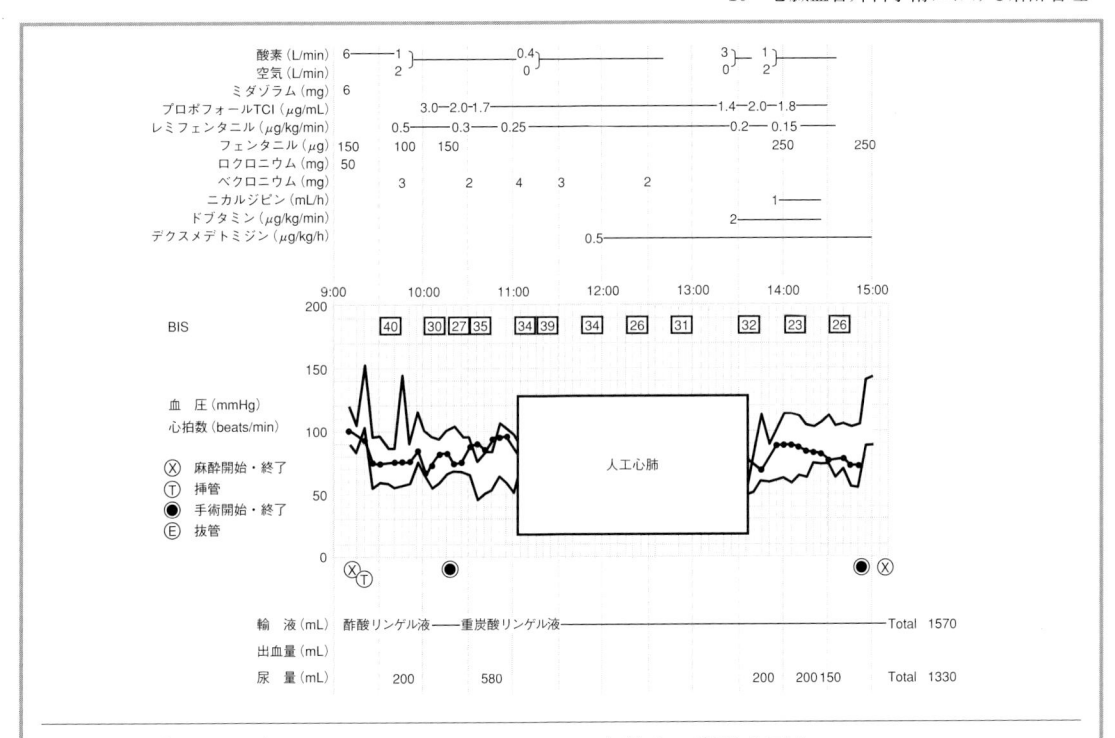

患者背景：女性，55歳，168 cm，67 kg，ASA PS-2　合併症：軽度心不全
診断名：僧帽弁閉鎖不全症　手術名：僧帽弁置換術　前投薬：ラニチジン
手術／麻酔時間：4時間36分／6時間00分
麻酔方法：空気・酸素＋プロポフォールTCI＋レミフェンタニル
術後鎮痛法：デクスメデトミジン，フェンタニル

**麻酔経過サマリー**

＜麻酔導入時＞
・フェンタニル(150 μg)を投与⇒引き続き，ミダゾラム(6 mg)を投与
・就眠後，ロクロニウム(50 mg)を投与⇒気管挿管
・肺動脈カテーテル挿入後，レミフェンタニル(0.5 μg/kg/min)の投与開始
・皮膚切開16分前，プロポフォールTCI(3.0 μg/mL)の投与開始

＜麻酔維持期〜手術終了＞
・皮膚切開後，レミフェンタニル(0.3 μg/kg/min)，プロポフォールTCI(2.0 μg/mL)に変更
・術中は，レミフェンタニル(0.15〜0.3 μg/kg/min)，プロポフォール(1.4〜2.0 μg/mL)で維持
・手術終了15分前に，レミフェンタニル(0.15 μg/kg/min)，プロポフォール(1.8 μg/mL)の投与終了
・抜管せずにICUに入室

＜術後鎮痛対策＞
・手術終了3時間前，デクスメデトミジン(0.5 μg/kg/h)の投与開始
・手術終了45分前から，フェンタニル(500 μg)を分割投与

**コメント**

　開心術では術後，抜管せずにICUに入室させることが多いが，抜管しないからといってtransitional opioidが不要なわけではない。レミフェンタニルの作用消失が速やかであることから，手術終了からICU入室までに鎮痛レベルが消失すると，搬送中に循環動態の変動を来す可能性を有する。したがって，フェンタニルへの移行は必須である。また，本症例ではICUでの人工呼吸中の鎮静・鎮痛目的でデクスメデトミジンを用いているが，ICUで投与開始するのではなく人工心肺中から併用している。これは，ボーラス投与による循環動態の変動を懸念するからで，ボーラス投与をせずにデクスメデトミジンの血中濃度を鎮痛レベルまで上昇させるためには，3〜4時間程度を要することから，術中からの投与を行っている。

（小板橋俊哉）

| 酸素 (L/min) | 6-2———————————————————— | 0.7———— |
| 空気 (L/min) | 0.7———————————————— | 2.0———— |
| ミダゾラム (mg) | 5 | |
| セボフルラン (%) | 1.0— | |
| プロポフォールTCI (μg/mL) | 2.0————————— 1.6———— | |
| レミフェンタニル (μg/kg/min) | 0.4—0.2— 0.4-0.25-0.2-0.25-0.3— 0.1— 0.2 | |
| ベクロニウム (mg) | 8 2 2 2 2 4 3 | |
| イソソルビド (μg/kg/min) | 0.5——— 0.25— 0.5— 0.3— 0.4— 0.5 | |
| ジルチアゼム (μg/kg/min) | 0.5— 0.3— 0.4— 0.25— | |
| ドブタミン (μg/kg/min) | | 2—2-3-2-1 |
| フェンタニル (mg) | 250 | 150 100 |
| デクスメデトミジン (μg/kg/h) | 0.4———————— | |

時刻: 9:00 10:00 11:00 12:00 13:00 14:00 15:00
BIS: 100 99 38 31 31 31 32 32 31 47 36 36 37
体温(℃): 36.6 36.5 36.2 35.9 35.5 35.3 30.2 33.4 36.7 36.2 35.9 36.0 36.1

人工心肺

血圧 (mmHg)
心拍数 (beats/min)
Ⓧ 麻酔開始・終了
Ⓣ 挿管
● 手術開始・終了
Ⓔ 抜管

輸液 (mL)：酢酸リンゲル液，硫酸マグネシウム，ヒドロキシエチルデンプン — Total 2350
出血量 (mL)
尿量 (mL)： 150 50 120 800 600 420 Total 2140

---

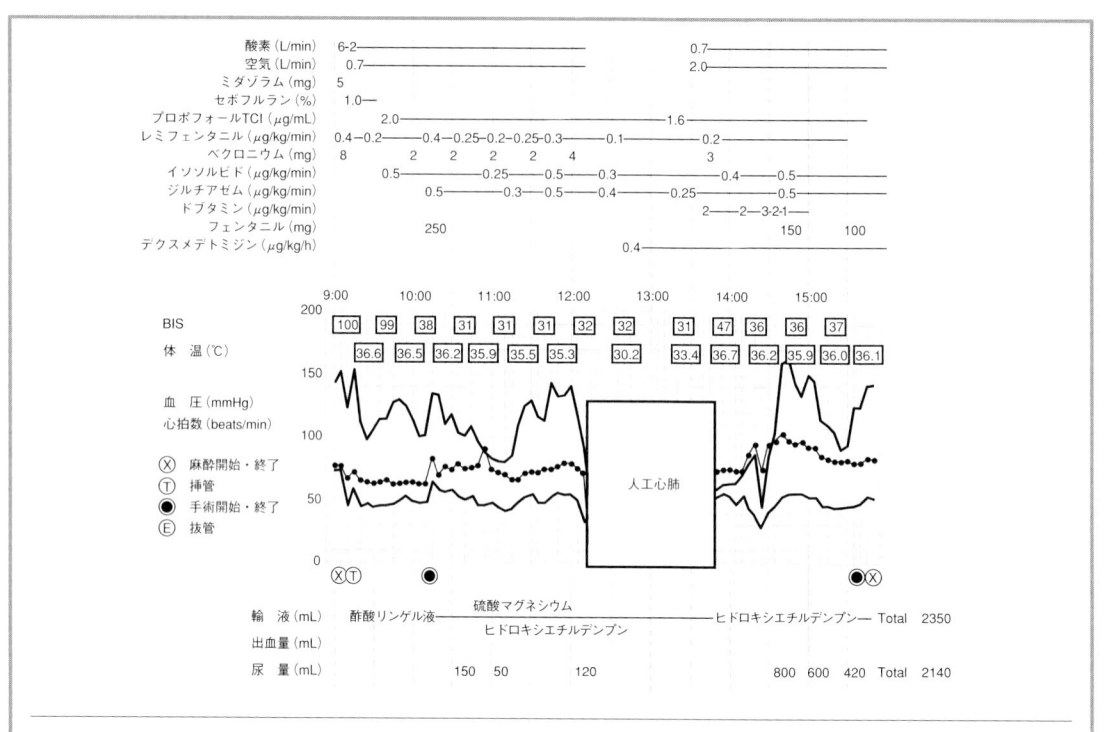

患者背景：女性，66歳，151 cm，59 kg，ASA PS-3　合併症：高血圧症，狭心症　診断名：狭心症
手術名：CABG　前投薬：なし　手術／麻酔時間：5時間25分／6時間45分
麻酔方法：空気・酸素＋プロポフォールTCI＋レミフェンタニル
術後鎮痛法：デクスメデトミジン，フェンタニル

**麻酔経過サマリー**
<麻酔導入時>
・レミフェンタニル(0.4 μg/kg/min)の投与開始⇒引き続き，ミダゾラム(5 mg)を投与
・就眠後，ベクロニウム(8 mg)を投与⇒気管挿管(レミフェンタニル投与開始6分後)
・挿管終了後，セボフルラン(1.0%)の投与開始⇒引き続き，レミフェンタニル(0.2 μg/kg/min)に変更
・S-Gカテーテル挿入後，セボフルラン(1.0%)を中止し，プロポフォールTCI(2.0 μg/mL)の投与開始
<麻酔維持期〜手術終了>
・皮膚切開3分前，レミフェンタニル(0.4 μg/kg/min)に変更し，フェンタニル(250 μg)を投与
・術中は，レミフェンタニル(0.1〜0.4 μg/kg/min)，プロポフォールTCI(1.6〜2.0 μg/mL)で維持
・手術終了15分前，レミフェンタニル(0.2 μg/kg/min)の投与終了
・手術終了5分後，プロポフォールTCI(1.6 μg/mL)の投与終了
・抜管せずICUに入室
<術後鎮痛対策>
・手術終了3時間前，デクスメデトミジン(0.4 μg/kg/h)の投与開始
・手術終了55分前より，フェンタニル(250 μg)を分割投与

**コメント**
　開心術では，執刀時，胸骨切開時，心膜切開時など比較的高度の鎮痛レベルを要するイベントが存在する。一方，本症例では人工心肺中に体温を約30℃まで低下させた。この場合，レミフェンタニルの代謝は30%程度低下すると考えられる。また，人工心肺中にはそれほど高い鎮痛レベルが必要ないことから，人工心肺開始後レミフェンタニルを0.1 μg/kg/minに減量した。また，プロポフォールも同様に1.6 μg/mLに減量したがBIS値は30台と低値であった。レミフェンタニルは作用の発現・消失，効果部位への移行が速やかであることから漫然と高用量投与するのではなく，必要に応じて投与量を調節することが望ましい。

（小板橋俊哉）

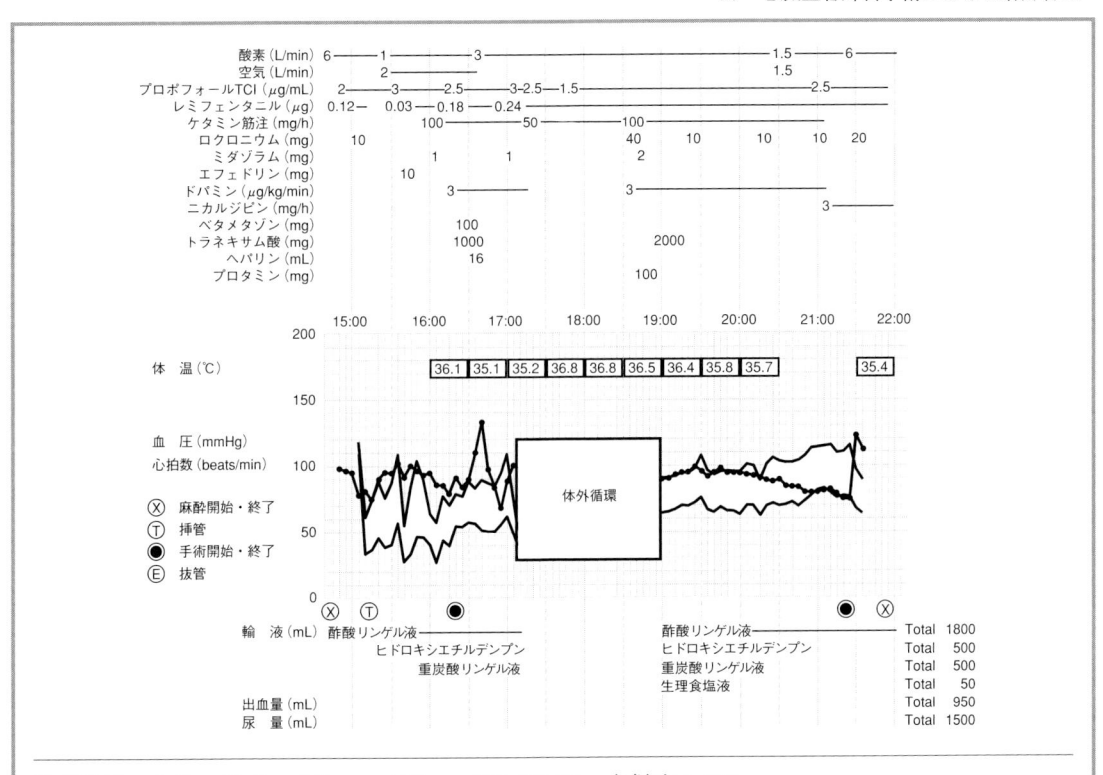

患者背景：女性，66歳，150 cm，55 kg，ASA PS-2E　合併症：HT
診断名：胸腹部大動脈瘤破裂
手術名：胸腹部大動脈人工血管置換術＋腹部分枝動脈再建術＋肋間動脈再建術
前投薬：なし　手術／麻酔時間：5時間05分／7時間10分
麻酔方法：空気・酸素＋プロポフォールTCI＋レミフェンタニル　術後鎮痛法：－

## 麻酔経過サマリー

**＜麻酔導入時＞**
- レミフェンタニル(0.12 μg/kg/min)の投与開始
- 2分後，プロポフォールTCI(2.0 μg/mL)の投与開始
- 就眠後，ロクロニウム(10 mg)を投与⇒気管挿管(レミフェンタニル投与開始30分後)
- 挿管終了後，レミフェンタニルの投与を一時中止

**＜麻酔維持期～手術終了＞**
- 皮膚切開45分前，レミフェンタニル(0.03⇒0.18 μg/kg/min)の投与を開始し，プロポフォールTCI(2.5 μg/mL)に変更
- 術中は，レミフェンタニル(0.18～0.24 μg/kg/min)，プロポフォールTCI(1.5～3.0 μg/mL)，ケタミン(50～100 mg/h)で維持
- 手術終了30分後，レミフェンタニル(0.24 μg/kg/min)，プロポフォールTCI(2.5 μg/mL)の投与終了
- 手術終了35分後に抜管

**＜術後鎮痛対策＞**
- 挿管のままICUへ収容

## コメント

　胸腹部大動脈人口血管置換術のため，術中のMEPを予定。
　MEPの良好なモニターのため，ケタミン，レミフェンタニル，プロポフォールを用いた全静脈麻酔法(TIVA)で行った。
　循環動態も安定しており，MEPも良好にモニターできた症例である。　　　　　（山蔭道明，澤田敦史）

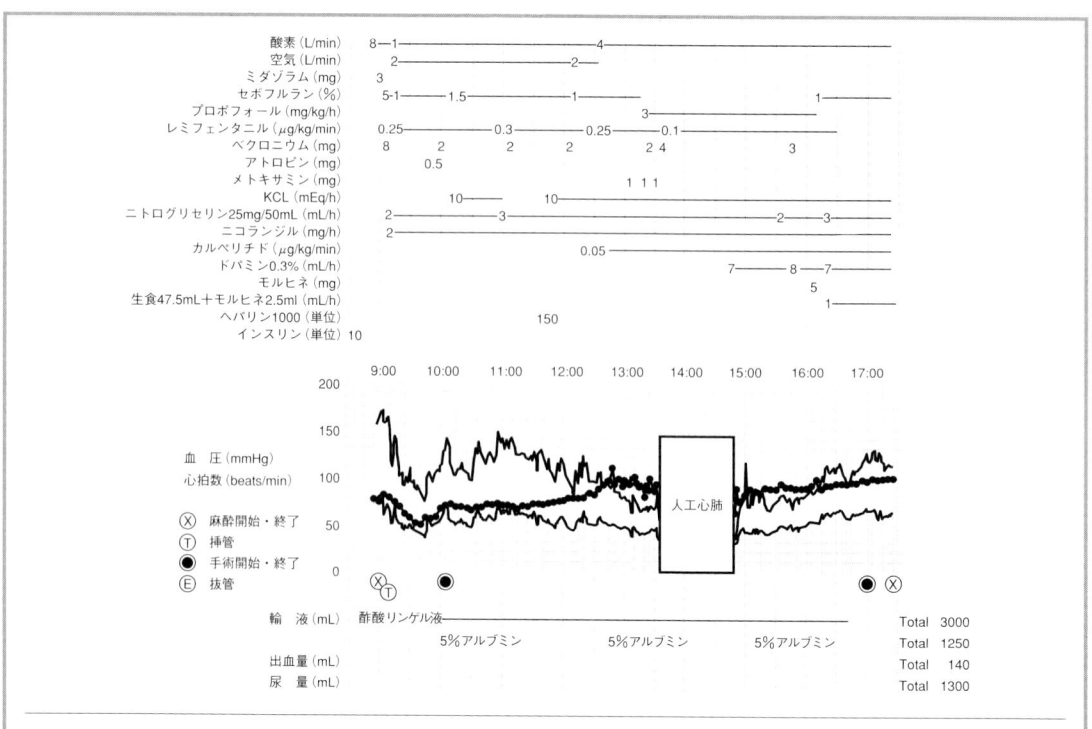

患者背景：男性，70歳，160 cm，66 kg，ASA PS-3
合併症：大動脈弁逆流，左軸偏位，狭心症，心房細動，高血圧　診断名：狭心症
手術名：OPCAB(4枝)＋大動脈弁置換術＋MAZE手術　前投薬：なし
手術／麻酔時間：6時間57分／8時間27分
麻酔方法：空気・酸素＋(セボフルラン⇒プロポフォール⇒セボフルラン)＋レミフェンタニル
術後鎮痛法：モルヒネ，モルヒネIV-PCA

**麻酔経過サマリー**

<麻酔導入時>
・ミダゾラム(3 mg)を投与⇒引き続き，レミフェンタニル(0.25 μg/kg/min)の投与開始⇒セボフルラン(5.0％)の吸入開始
・就眠後，ベクロニウム(8 mg)を投与⇒気管挿管(レミフェンタニル投与開始9分後)
・挿管終了後，セボフルラン(1.5％)に変更

<麻酔維持期〜手術終了>
・術中は，レミフェンタニル(0.1〜0.3 μg/kg/min)，セボフルラン(1.0〜1.5％)で維持
・人工心肺開始後，セボフルラン(1.0％)からプロポフォールTCI(3.0 mg/kg/h)に切り替え，維持
・手術終了40分前，プロポフォール(3.0 mg/kg/h)をセボフルラン(1.0％)に切り替え
・手術終了35分前，レミフェンタニル(0.1 μg/kg/min)の投与終了
・手術終了15分後，セボフルラン(1.0％)の投与終了

<術後鎮痛対策>
・手術終了60分前より，塩酸モルヒネ(5 mg)を投与
・手術終了25分前より，モルヒネIV-PCA(モルヒネ500 μg/mL，1 mL/h，1 mL/1 push，ロックアウトタイム：30分)を開始

**コメント**

　冠動脈3枝病変，大動脈弁閉鎖不全，心房細動に対してOPCAB施行後，人工心肺下に大動脈弁置換およびMAZE手術が予定された。本症例では，人工心肺中のみプロポフォールを用いていて心肺離脱後はセボフルラン吸入による麻酔維持に戻している。なお，術前にニコランジルが投与されていたケースでは周術期を通じて中断がないようにしている。本症例では，翌朝まで人工呼吸管理が行われる予定であり，術後鎮痛としては調節性を考慮せずに，モルヒネを用いることとなった。手術終了1時間前，モルヒネを5 mg静注し，モルヒネIV-PCA(0.5 mg/h)を開始した。翌朝に抜管され，術後2日目には歩行可能となった。

(坪川恒久)

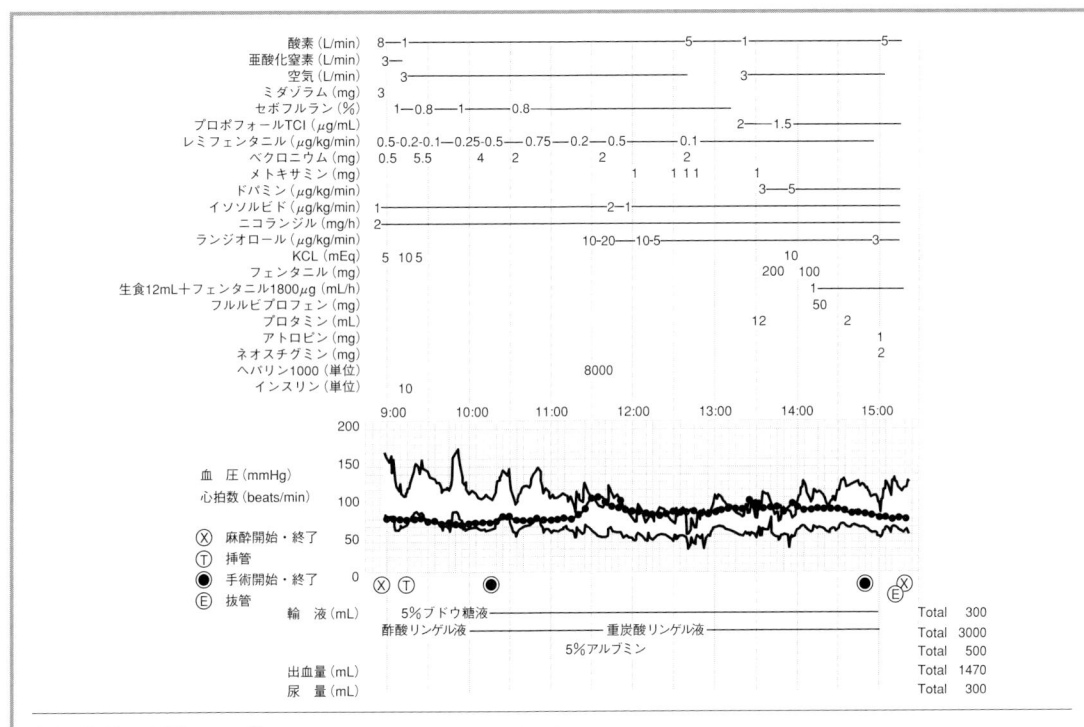

**患者背景**：男性，72歳，173.7 cm，57 kg，ASA PS-3
**合併症**：内頸動脈狭窄，高血圧，糖尿病，脳梗塞，不安定狭心症　**診断名**：陳旧性心筋梗塞
**手術名**：冠血行再建術(OPCAB)　**前投薬**：なし　**手術／麻酔時間**：4時間34分／6時間23分
**麻酔方法**：空気・酸素＋(セボフルラン⇒プロポフォールTCI)＋レミフェンタニル
**術後鎮痛法**：フェンタニル，フェンタニルIV-PCA，フルルビプロフェン

### 麻酔経過サマリー

**＜麻酔導入時＞**
- ミダゾラム(3 mg)を投与⇒引き続き，レミフェンタニル(0.5 μg/kg/min⇒0.2 μg/kg/min)の投与開始⇒ベクロニウム(0.5 mg)を投与
- 就眠後，セボフルラン(1.0％)の吸入開始⇒気管挿管(レミフェンタニル投与開始18分後)
- 挿管終了後，レミフェンタニル(0.1 μg/kg/min)に変更

**＜麻酔維持期～手術終了＞**
- 皮膚切開前より，レミフェンタニル(0.25 μg/kg/min⇒0.5 μg/kg/min)に変更
- 術中は，レミフェンタニル(0.1～0.75 μg/kg/min)，セボフルラン(0.8～1.0％)で維持
- 手術終了90分前，セボフルラン(0.8％)をプロポフォールTCI(2.0 μg/mL)に切り替え
- 手術終了5分後，レミフェンタニル(0.1 μg/kg/min)の投与終了
- 手術終了20分後，プロポフォールTCI(1.5 μg/mL)の投与終了
- 手術終了30分後，抜管

**＜術後鎮痛対策＞**
- 手術終了70分前より，フェンタニル(300 μg)を分割投与
- 引き続き，フェンタニルIV-PCA(フェンタニル37.5 μg/mL，1 mL/h，1 mL/1 push，ロックアウトタイム：30分)を開始
- 手術終了40分前，フルルビプロフェン(50 mg)を投与

### コメント

　左冠動脈主幹部を含めた有意狭窄のある陳旧性心筋梗塞症・不安的狭心症例であり，術前からヘパリンが持続投与されていた。既往歴に，糖尿病，脳梗塞，内頸動脈狭窄があり，術後早期に神経学的所見を評価することが求められた。術中は過度の血圧低下を来さないように循環管理を行った。術後鎮痛として，フェンタニルのtransitional opioidを実施後，フェンタニルIV-PCAを開始し，フルルビプロフェンも静注した。

(坪川恒久)

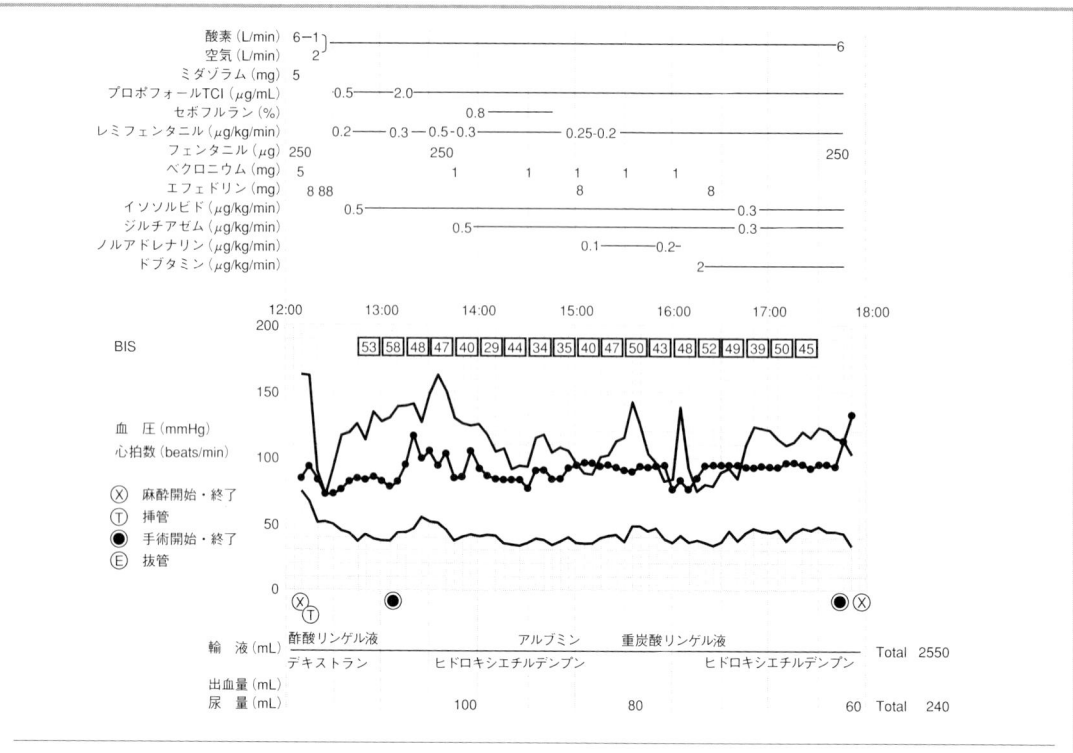

患者背景：男性，86歳，156 cm，48 kg，ASA PS-3　合併症：高血圧症，狭心症
診断名：陳旧性心筋梗塞　手術名：オフポンプCABG　前投薬：ラニチジン
手術／麻酔時間：4時間33分／5時間45分
麻酔方法：空気・酸素＋プロポフォールTCI＋レミフェンタニル　術後鎮痛法：フェンタニル

**麻酔経過サマリー**

<麻酔導入時>
・フェンタニル(250 μg)を分割投与⇒2分後，ミダゾラム(5 mg)を投与
・就眠後，ベクロニウム(5 mg)を投与⇒気管挿管
・肺動脈カテーテル挿入後，プロポフォールTCI(0.5 μg/mL)，レミフェンタニル(0.2 μg/kg/min)の投与開始

<麻酔維持期〜手術終了>
・皮膚切開5分前，レミフェンタニル(0.3 μg/kg/min)に変更⇒引き続き，プロポフォールTCI(2.0 μg/mL)に変更
・皮膚切開50分後，セボフルラン(0.8％)の吸入開始
・術中は，レミフェンタニル(0.2〜0.5 μg/kg/min)，プロポフォール(2.0 μg/mL)
・手術終了5分前，レミフェンタニル(0.2 μg/kg/min)，プロポフォール(2.0 μg/mL)の投与終了
・抜管せずにICUに入室

<術後鎮痛対策>
・手術終了3分前，フェンタニル(250 μg)を投与

**コメント**

　本症例は86歳と高齢患者のオフポンプCABG手術であった。麻酔導入に伴い高度の循環抑制を生じる可能性が高いと判断し，これを回避する目的でフェンタニルの分割投与とミダゾラムによる麻酔導入を行った。しかし，気管挿管後には収縮期血圧が約70 mmHgに低下したため，エフェドリンを投与した。一方，胸骨切開後にはレミフェンタニル(0.3〜0.5 μg/kg/min)を用いていても高血圧を呈したため，緊急避難的にセボフルランの吸入を併用した。これにより血圧は下降したが，BIS値は20台まで低下した。

(小板橋俊哉)

# 11

## 特殊症例手術（臓器移植手術，産科手術）における麻酔管理

佐藤　健治（岡山大学病院 麻酔科蘇生科）

### 1）臓器移植手術の麻酔管理

#### ＜麻酔方法の選択＞

　　開腹手術では全身麻酔に硬膜外麻酔が併用されることが多い。硬膜外麻酔の優れた鎮痛効果は術中の安定した循環動態をもたらし，また術後に引き続く鎮痛を得ることでオピオイドの必要量を減らし覚醒遅延を回避することが可能となる。しかし，肝臓移植患者では凝固異常のため硬膜外麻酔は禁忌である。肝臓移植手術ではメルセデス・ベンツマークとも呼ばれる大きな切開創とともに術中操作でも大きな侵害刺激が加わる。したがってオピオイドとしてフェンタニルが選択された場合は，当然その必要量は増加し，術後は人工呼吸でしばらく管理されることが多かった。最近，陽圧換気による肝血流阻害の懸念からファーストラックによる早期抜管の優位性が注目されている。レミフェンタニルの登場により肝臓移植手術においても手術室抜管が無理なく行えるようになった。

#### ＜麻酔の導入＞

　　肝臓移植患者（レシピエント）は，肝腎機能障害および大量腹水による肺コンプライアンス低下をはじめとした呼吸機能・酸素化障害など術前の全身状態が高度に障害されていることが多い。しかし，われわれの施設では60歳を超えるような高齢者が対象となることがないため，レミフェンタニルによる麻酔導入では，例えば0.5 μg/kg/minの開始量でも大きく循環動態が崩れることは少ない。通常どおりの麻酔導入が可能である。

#### ＜麻酔の維持＞

　　肝臓移植手術では出血量が大量となることも多く，また大きく展開した術野からの不感蒸泄やサードスペースへの移行など体液量の変動が大きい。そのため術中は循環動態が不安定になりやすい。一方，出血による喪失や大量輸液・輸血による希釈などの影響でオピオイドをはじめとした麻酔薬の血中濃度・効果部位濃度の推定は困難である。しかしレミフェンタニルの薬理学的特徴である速やかな鎮痛効果の発現や減量・中止による速やかな効果消失は優れた調節性をもたらし，肝臓移植手術の麻酔では大きな優位性を発揮する。

### ＜術後疼痛管理＞

　　　肝臓移植手術では硬膜外鎮痛が併用できないため，レミフェンタニル投与終了による鎮痛効果の速やかな消失に対しては作用時間の長いオピオイドによるtransitional analgesiaなどの対応が重要となる。鎮痛が不十分な状態で抜管すると有効な換気量が得られず，不十分な喀痰排泄は低酸素血症につながる。肝臓移植レシピエントでは疼痛閾値の上昇が知られており，レミフェンタニル麻酔では有利に働くが，手術創が大きいためやはり十分量のオピオイドによる管理が必要となる。フェンタニルは，手術終了前後に300 µg程度の投与がひとつの目安と考えられる。われわれの施設では術後のIV-PCAはモルヒネを選択することが多い。なお，モルヒネの最大効果発現には時間がかかるため，手術終了30～60分程度前より投与を開始することも多い。最近は鎮痛効果も有する鎮静薬であるデクスメデトミジンの集中治療管理目的での使用が可能となったため，フェンタニルやモルヒネによるtransitional analgesiaからデクスメデトミジンによる集中治療室管理へのスムースな移行が非常に有用と感じている。

## 2）産科手術の麻酔管理

### ＜麻酔方法の選択＞

　　　帝王切開の麻酔では，メンデルソン症候群をはじめとした全身麻酔の合併症の懸念から脊髄くも膜下麻酔や硬膜外麻酔などの区域麻酔が選択されることが多い。区域麻酔では母体が児の誕生の瞬間を共有できる点も好ましい。しかし，超緊急帝王切開や抗凝固療法中あるいは脳腫瘍合併の妊娠など全身麻酔を選択せざるをえない状況が存在する。レミフェンタニルは胎児への影響も懸念されるため，現時点においてはルーチン的な使用には慎重であるべきと考えるが，胎児側の管理対策が整った状態ではその使用による十分な侵害刺激の遮断効果は母体の安全性に非常に有利なケースが存在する。

### ＜麻酔の導入＞

　　　産科麻酔では対象が若年者であること，対象症例の合併疾患によっては挿管刺激による血圧上昇をできるだけ抑制することが望ましいため高用量のレミフェンタニルを必要とすることが多い。また症例によってはレミフェンタニルの50 µgから100 µg程度のボーラス投与も有効である。産科麻酔ではプロポフォールの使用には議論があり，チアミラールをはじめとした超短時間作用性バルビツレートが併用されることが多い。しかし，レミフェンタニルと同一輸液ラインでチアミラールを投与すると混濁を生じるため別ラインを用意するか，チアミラール投与時にはいったんレミフェンタニルの投与を中断するなどの工夫が必要となる。

＜麻酔の維持＞

　産科麻酔では母体と胎児双方への麻酔薬の影響に留意が必要となる。レミフェンタニルは胎盤より胎児へ移行するため，出生時の筋硬直や呼吸抑制が懸念される。われわれの施設で全身麻酔による帝王切開にレミフェンタニルが選択されるのは，妊娠中毒症による高血圧や脳腫瘍合併による頭蓋内圧上昇症例において術操作による血圧上昇の抑制が重要となる場合である。このような症例では，レミフェンタニルの必要量も増加し，場合によってはボーラス投与も併用するため，胎児出生後は挿管を含めた胎児管理を十分に準備しておくことが必要である。

＜術後疼痛管理＞

　全身麻酔が選択される症例では，超緊急手術で硬膜外カテーテル挿入に時間的余裕がない場合や挿入自体が禁忌となる症例も多い。このような症例でレミフェンタニルが選択された場合は，投与終了早期に出現する疼痛対策が必要となる。作用時間が長いフェンタニルやモルヒネの先行投与が基本となるが，下腹部の正中切開創の術後疼痛に対してはオピオイドのPCAを必要とする症例はそれほど多くはない。transitional opioid と NSAIDs や創部への浸潤麻酔を組み合わせることで対応が可能である。

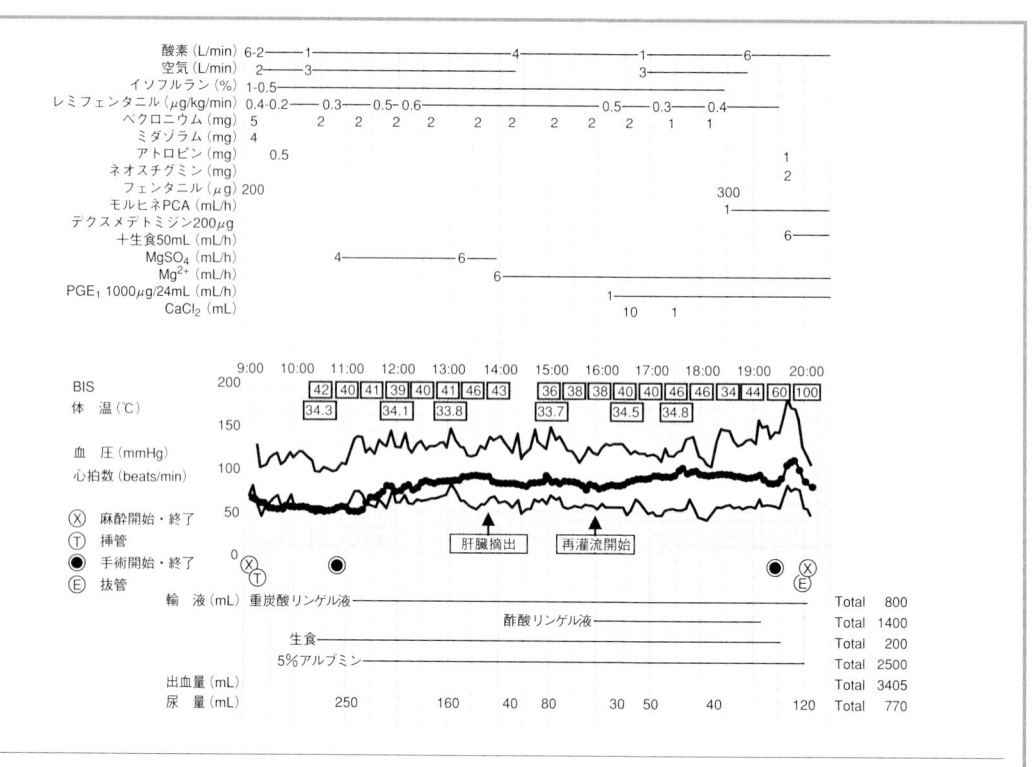

患者背景：男性，48歳，164cm，60kg，ASA PS-3　合併症：なし　診断名：C型肝硬変
手術名：生体部分肝移植　前投薬：なし　手術／麻酔時間：8時間40分／11時間05分
麻酔方法：空気・酸素＋イソフルラン＋レミフェンタニル
術後鎮痛法：フェンタニル，モルヒネ，デクスメデトミジン

**麻酔経過サマリー**

＜麻酔導入時＞
・フェンタニル(200μg)の投与後，レミフェンタニル(0.4μg/kg/min)の投与開始⇒2分後，ミダゾラム(4mg)の投与
・就眠後，イソフルラン(1.0%⇒0.5%)の吸入開始⇒ベクロニウム(5mg)を投与⇒気管挿管(レミフェンタニル投与開始10分後)
・挿管終了後，レミフェンタニル(0.2μg/kg/min)に変更

＜麻酔維持期～手術終了＞
・皮膚切開時，レミフェンタニル(0.3μg/kg/min)に変更
・術中は，レミフェンタニル(0.3～0.6μg/kg/min)，イソフルラン(0.5%)で維持
・手術終了60分前，イソフルラン(0.5%)の投与終了
・手術終了時，レミフェンタニル(0.4μg/kg/min)の投与終了
・手術終了35分後，抜管

＜術後鎮痛対策＞
・手術終了60分前，フェンタニル(300μg)を投与後，モルヒネPCA(モルヒネ100mg＋生食100mL：1mL/h)の投与開始
・手術終了時，デクスメデトミジン(デクスメデトミジン200μg＋生食50mL：9mL/h)の投与開始

**コメント**

　デクスメデトミジンの術中早期からの持続投与は肝移植においては，時に覚醒を阻害することがある。
　本症例では，手術終了後に投与を開始し，集中治療室での良好な管理へとスムーズに引き継ぐことができた。

（佐藤健治）

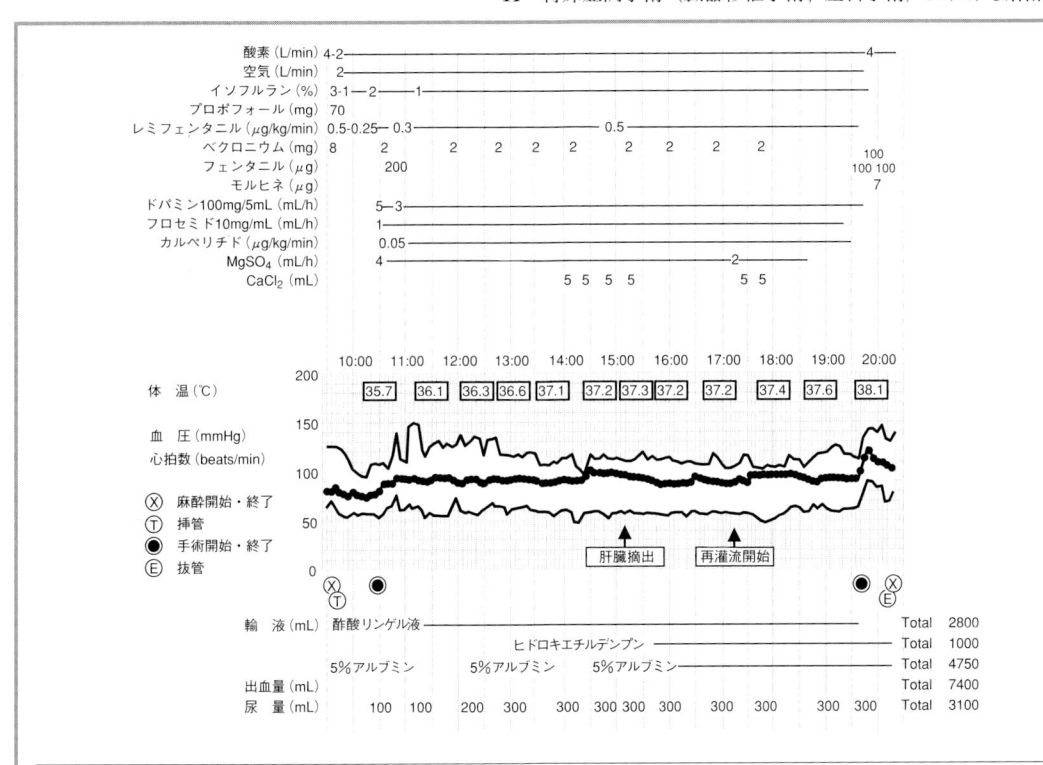

## 11 特殊症例手術（臓器移植手術，産科手術）における麻酔管理

患者背景：男性，47歳，179 cm，74 kg，ASA PS-3E　合併症：なし　診断名：アルコール性肝硬変
手術名：生体肝移植　前投薬：なし　手術／麻酔時間：9時間10分／10時間45分
麻酔方法：空気・酸素＋イソフルラン＋レミフェンタニル
術後鎮痛法：フェンタニル，モルヒネ

### 麻酔経過サマリー

＜麻酔導入時＞
- レミフェンタニル（0.5 μg/kg/min）の投与開始⇒2分後，プロポフォール（70 mg）を投与
- 就眠後，イソフルラン（3.0％⇒1.0％）の吸入開始⇒ベクロニウム（8 mg）を投与⇒気管挿管（レミフェンタニル投与開始5分後）
- 挿管終了後，レミフェンタニル（0.25 μg/kg/min）に変更

＜麻酔維持期〜手術終了＞
- 皮膚切開前，イソフルラン（2.0％）に変更
- 術中は，レミフェンタニル（0.3〜0.5 μg/kg/min），イソフルラン（1.0〜2.0％）で維持
- 手術終了時，レミフェンタニル（0.5 μg/kg/min）の投与終了
- 手術終了10分後，イソフルラン（1.0％）の吸入終了
- 手術終了25分後，抜管

＜術後鎮痛対策＞
- 手術終了時から，フェンタニル（200 μg）を分割投与し，その後，モルヒネ（7 mg）を投与

### コメント

　この症例は，7000 mlを超える出血量にもかかわらず非常に安定した循環動態が得られた。
　出血の影響か？　他の生体肝移植症例と比較して，術中はレミフェンタニル0.5 μg/kg/minとやや高めの投与速度が必要であった。
　本症例では，手術終了時のフェンタニルとモルヒネにより良好な鎮痛状態のもとに抜管し，スムースに集中治療管理へ移行することができた。

（佐藤健治）

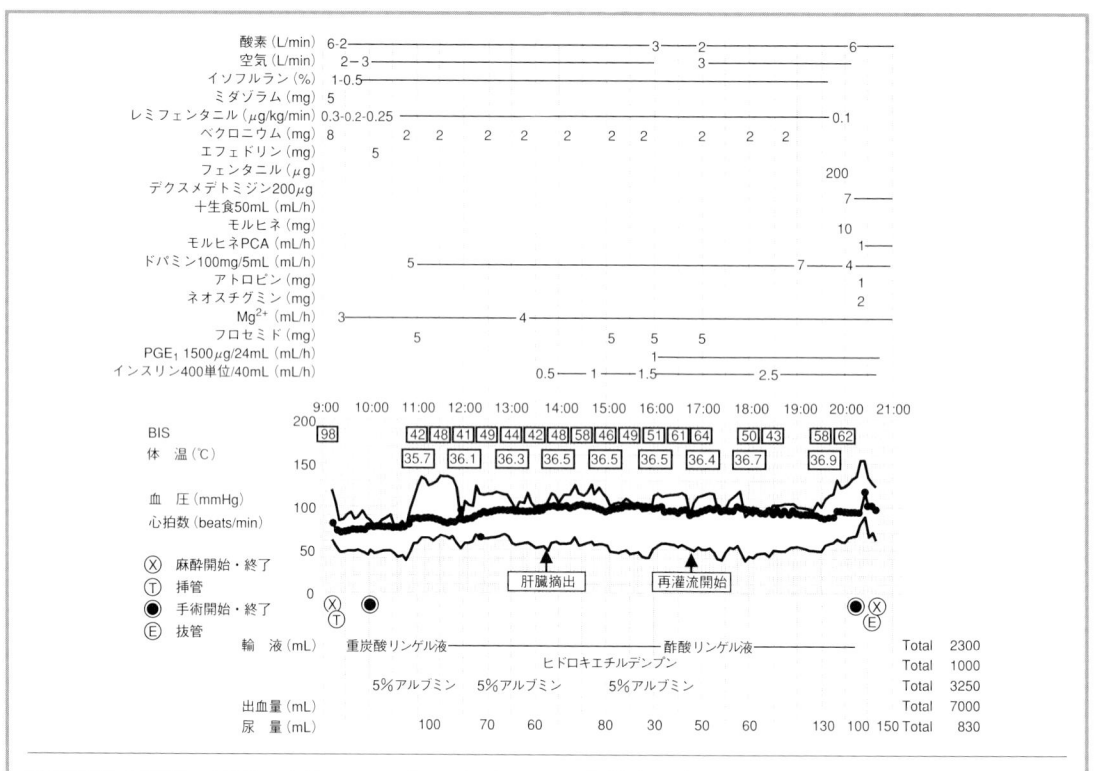

患者背景：男性，57歳，169 cm，76 kg，ASA PS-3　合併症：なし
診断名：非アルコール性脂肪肝炎，肝硬変　手術名：生体肝移植　前投薬：なし
手術／麻酔時間：10時間15分／11時間30分
麻酔方法：空気・酸素＋イソフルラン＋レミフェンタニル
術後鎮痛法：フェンタニル，モルヒネ，デクスメデトミジン

**麻酔経過サマリー**
＜麻酔導入時＞
・レミフェンタニル(0.3 μg/kg/min)の投与開始⇒2分後，ミダゾラム(5 mg)を投与
・就眠後，イソフルラン(1%⇒0.5%)の吸入開始⇒ベクロニウム(1 mg＋7 mg)を投与⇒気管挿管
　(レミフェンタニル投与開始5分後)
・挿管終了後，レミフェンタニル(0.2 μg/kg/min)に変更
＜麻酔維持期〜手術終了＞
・皮膚切開時，レミフェンタニル(0.25 μg/kg/min)に変更
・術中は，レミフェンタニル(0.25 μg/kg/min)，イソフルラン(0.5%)で維持
・手術終了40分前，イソフルラン(0.5%)の投与終了
・手術終了20分後，レミフェンタニル(0.1 μg/kg/min)の投与終了
・手術終了25分後，抜管
＜術後鎮痛対策＞
・手術終了20分前，フェンタニル(200 μg)，モルヒネ(10 mg)を投与，引き続き，モルヒネPCA(モルヒネ100 mg＋生食100 mL：1 mL/h)の投与開始
・手術終了10分前，デクスメデトミジン(デクスメデトミジン200 μg＋生食50 mL：7 mL/h)の投与開始

**コメント**
　手術終了20分前から，transitional opioidとして，フェンタニル200 μgと塩酸モルヒネ10 mgのボーラス投与を行い，引き続き，モルヒネPCA(1 mg/h)の持続投与を開始した。
　さらに，手術終了10分前よりデクスメデトミジンの持続投与も開始した。

(佐藤健治)

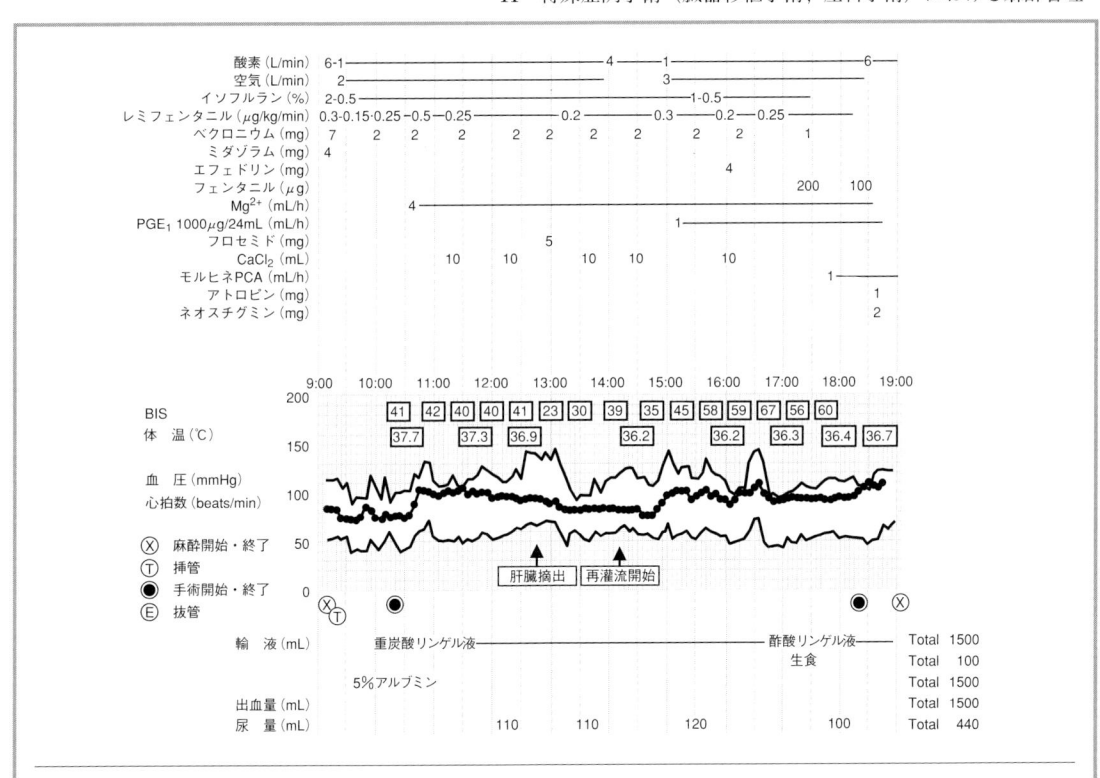

患者背景：女性，59歳，148 cm，57 kg，ASA PS-3　合併症：半覚醒　診断名：非代謝性肝硬変
手術名：生体肝移植　前投薬：なし　手術／麻酔時間：8時間00分／9時間50分
麻酔方法：空気・酸素＋イソフルラン＋レミフェンタニル
術後鎮痛法：フェンタニル，モルヒネ

**麻酔経過サマリー**
＜麻酔導入時＞
・レミフェンタニル（0.3 μg/kg/min）の投与開始⇒2分後，ミダゾラム（4 mg）の投与
・就眠後，イソフルラン（2.0%⇒0.5%）の吸入開始⇒ベクロニウム（1 mg＋6 mg）を投与⇒気管挿管（レミフェンタニル投与開始10分後）
・挿管終了後，レミフェンタニル（0.15 μg/kg/min）に変更
＜麻酔維持期〜手術終了＞
・皮膚切開10分前，レミフェンタニル（0.25 μg/kg/min）に変更
・術中は，レミフェンタニル（0.2〜0.5 μg/kg/min），イソフルラン（0.5〜1.0%）で維持
・手術終了50分前，イソフルラン（0.5%）の投与終了
・手術終了時，レミフェンタニル（0.25 μg/kg/min）の投与終了
＜術後鎮痛対策＞
・手術終了50分前，フェンタニル（200 μg）を投与
・手術終了30分前から，モルヒネPCA（モルヒネ100 mg＋生食90 mL：1 mL/h）の開始
・手術終了後，患者呼吸数を指標にフェンタニル（100 μg）を追加投与

**コメント**
　この症例は，術前から原疾患のために意識状態が悪く，手術終了後，無理に抜管を行わず挿管のまま集中治療室に入室した。

（佐藤健治）

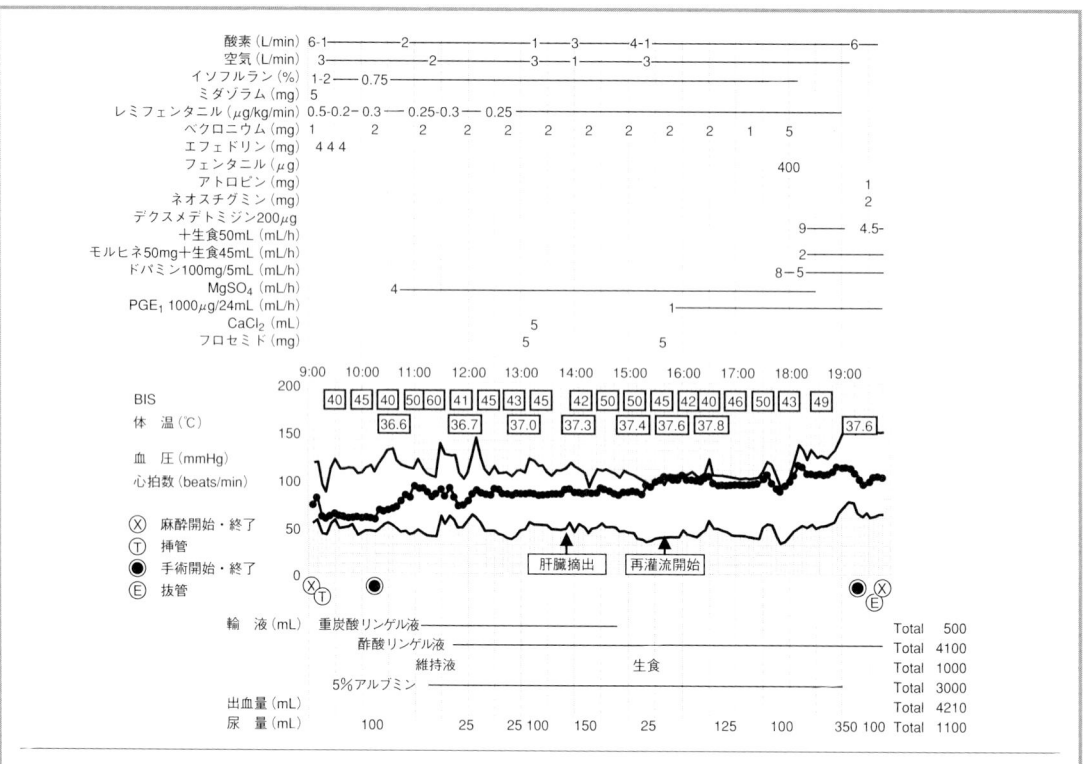

| 酸素 (L/min) | 6-1――――2――――――1―3――――4-1―――――6 |
|---|---|
| 空気 (L/min) | 3――――――2―――――3―1――3 |
| イソフルラン (%) | 1-2―0.75――――――――――――― |
| ミダゾラム (mg) | 5 |
| レミフェンタニル (μg/kg/min) | 0.5-0.2-0.3―0.25-0.3―0.25――――――― |
| ベクロニウム (mg) | 1　　　2　　2　　2　　2　　2　　2　　2　　2　　5 |
| エフェドリン (mg) | 4 4 4 |
| フェンタニル (μg) | 400 |
| アトロピン (mg) | 1 |
| ネオスチグミン (mg) | 2 |
| デクスメデトミジン200μg +生食50mL (mL/h) | 9――4.5― |
| モルヒネ50mg+生食45mL (mL/h) | 2―― |
| ドパミン100mg/5mL (mL/h) | 8-5― |
| MgSO₄ (mL/h) | 4――――――――――1―――――― |
| PGE₁ 1000μg/24mL (mL/h) | |
| CaCl₂ (mL) | 5 |
| フロセミド (mg) | 5　　　　　5 |

（グラフ：9:00～19:00の麻酔記録）
BIS：40 45 40 50 60 41 45 43 45 42 50 50 45 42 40 46 50 43 49
体温(℃)：36.6 36.7 37.0 37.3 37.4 37.6 37.8 37.6

肝臓摘出／再灌流開始

輸液 (mL)
- 重炭酸リンゲル液　　Total 500
- 酢酸リンゲル液　　　Total 4100
- 維持液　生食　　　　Total 1000
- 5%アルブミン　　　　Total 3000
- 出血量 (mL)　　　　Total 4210
- 尿量 (mL) 100　25　25 100　150　25　125　100　350 100　Total 1100

**患者背景**：男性，59歳，165 cm，93 kg，ASA PS-3　合併症：なし
**診断名**：非代謝性C型肝硬変，肝細胞癌　**手術名**：生体肝移植　**前投薬**：なし
**手術／麻酔時間**：9時間00分／10時間40分
**麻酔方法**：空気・酸素＋イソフルラン＋レミフェンタニル
**術後鎮痛法**：モルヒネ，フェンタニル，デクスメデトミジン

**麻酔経過サマリー**

＜麻酔導入時＞
・レミフェンタニル(0.5 μg/kg/min)の投与開始⇒2分後，ミダゾラム(5 mg)の投与
・就眠後，イソフルラン(1.0%⇒2.0%)の吸入開始⇒ベクロニウム(1 mg＋7 mg)を投与⇒気管挿管(レミフェンタニル投与開始10分後)
・挿管終了後，レミフェンタニル(0.2 μg/kg/min)に変更

＜麻酔維持期～手術終了＞
・皮膚切開5分前，レミフェンタニル(0.3 μg/kg/min)，イソフルラン(0.75%)に変更
・術中は，レミフェンタニル(0.25～0.3 μg/kg/min)，イソフルラン(0.75%)で維持
・手術終了15分前，レミフェンタニル(0.25 μg/kg/min)の投与終了
・手術終了20分後，抜管

＜術後鎮痛対策＞
・手術終了60分前より，モルヒネ(モルヒネ50 mg＋生食45 mL：2 mL/h)，フェンタニル(400 μg)の投与，デクスメデトミジン(デクスメデトミジン200 μg＋生食50 mL：9 mL/h)の投与開始
・デクスメデトミジンは，抜管前にいったん投与中止⇒痛みの訴えを聞いて半量で再開

**コメント**

　レミフェンタニルを用いると硬膜外麻酔が併用できない肝移植手術でも安定した麻酔管理が可能となる。
　術後のtransitional opioidもモルヒネとフェンタニルなどの作用時間の長いオピオイドやデクスメデトミジンを組み合わせることで，手術室で抜管することも可能である。

（佐藤健治）

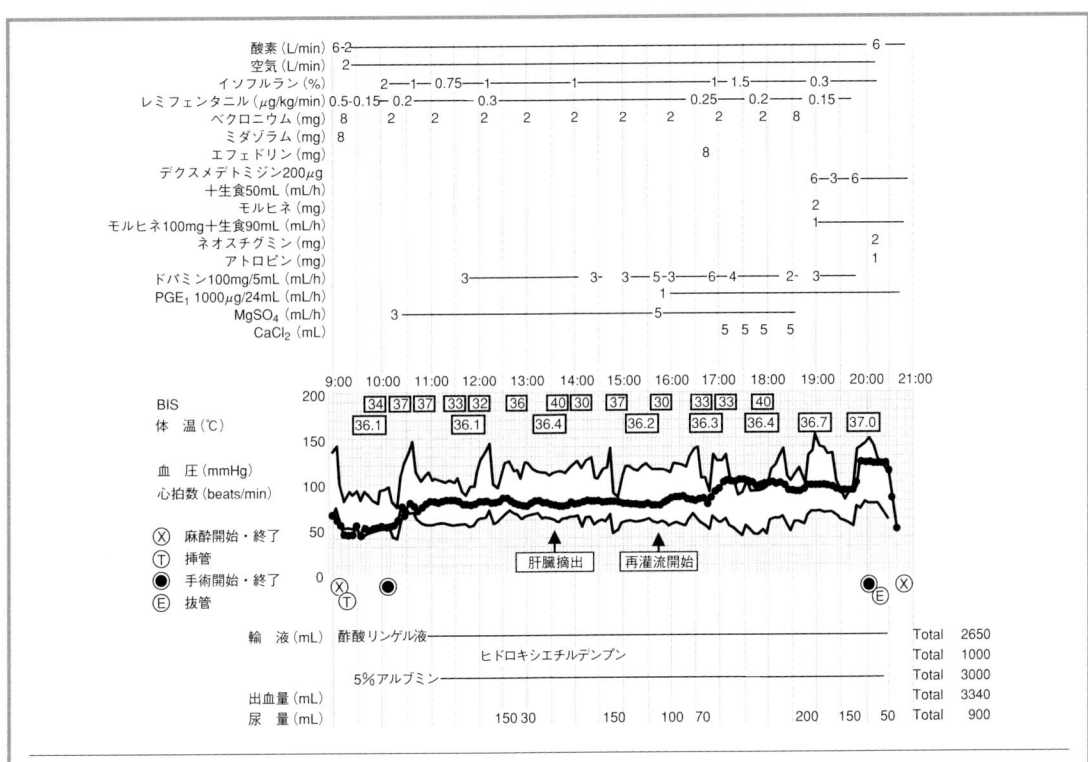

患者背景：男性，59歳，156 cm，58 kg，ASA PS-3　合併症：なし　診断名：肝細胞癌
手術名：生体肝移植　前投薬：なし　手術／麻酔時間：9時間55分／11時間40分
麻酔方法：空気・酸素＋イソフルラン＋レミフェンタニル
術後鎮痛法：モルヒネ，デクスメデトミジン

### 麻酔経過サマリー

＜麻酔導入時＞
・レミフェンタニル(0.5 μg/kg/min)の投与開始⇒2分後，ミダゾラム(8 mg)を投与
・就眠後，ベクロニウム(8 mg)を投与⇒気管挿管(レミフェンタニル投与開始5分後)
・挿管終了後，レミフェンタニル(0.15 μg/kg/min)に変更

＜麻酔維持期〜手術終了＞
・皮膚切開5分前，イソフルラン(2.0％⇒1.0％)の吸入開始⇒レミフェンタニル(0.2 μg/kg/min)に変更
・術中は，レミフェンタニル(0.15〜0.3 μg/kg/min)，イソフルラン(0.3〜1.5％)で維持
・手術終了10分前，レミフェンタニル(0.15 μg/kg/min)の投与終了
・手術終了10分後、イソフルラン(0.3％)の投与終了
・手術終了15分後に抜管

＜術後鎮痛対策＞
・手術終了60分前，モルヒネ(2 mg)投与後，モルヒネPCA(モルヒネ100 mg＋生食90 mL：1 mL/h)の投与開始
・手術終了時，デクスメデトミジン(デクスメデトミジン200 μg＋生食50 mL：6 mL/h)の持続投与開始

### コメント

　この症例は，術中の循環動態が不安定で，麻酔チャートを見るとドパミン製剤も頻回に投与速度が変更されている。
　肝移植手術では出血や術操作により循環動態が大きく変動することも多く，作用発現が速やかで，また効果も速やかに消失する。
　レミフェンタニルの調節性の良さが優位性を発揮する。

（佐藤健治）

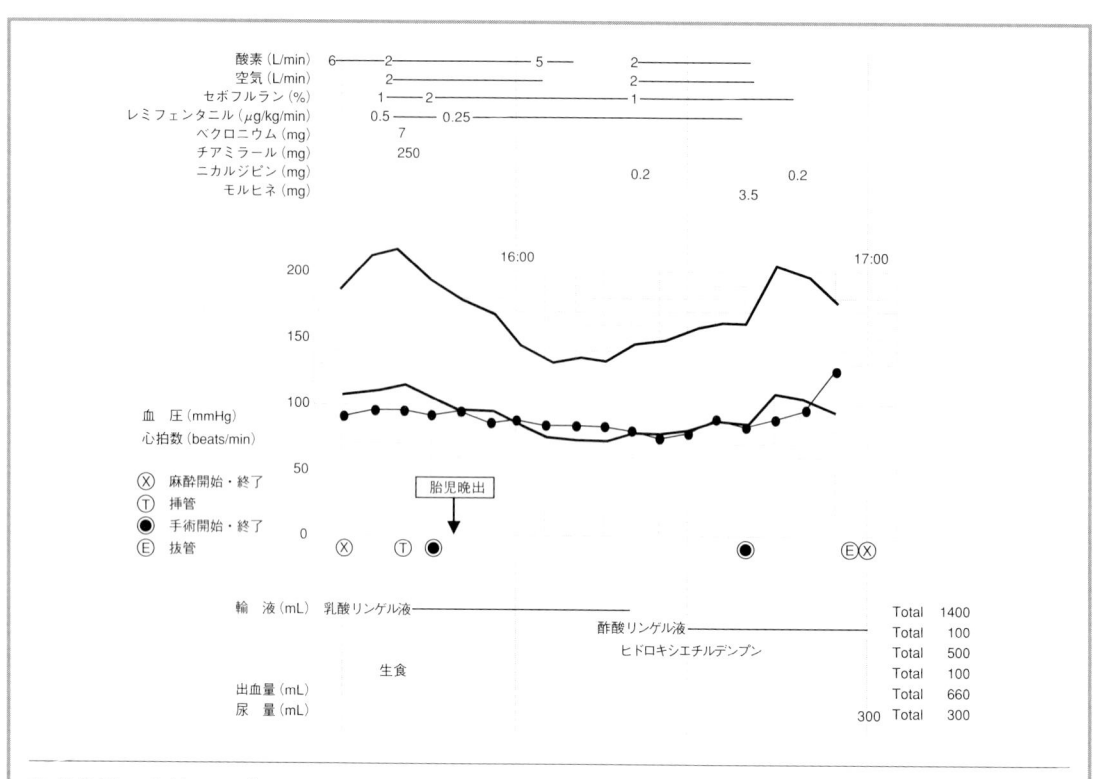

```
酸素 (L/min)        6 ── 2 ─────── 5 ─────── 2 ──────────
空気 (L/min)             2 ──────────────── 2 ──────────
セボフルラン (%)           1 ── 2 ──────── 1 ──────────
レミフェンタニル (μg/kg/min) 0.5 ── 0.25 ──────────────
ベクロニウム (mg)            7
チアミラール (mg)           250
ニカルジピン (mg)                            0.2     0.2
モルヒネ (mg)                                      3.5
```

患者背景：女性，37歳，160 cm，67 kg，ASA PS-2　合併症：なし
診断名：妊娠32週骨盤位，再生不良性貧血，抗リン脂質抗体症候群　手術名：帝王切開
前投薬：なし　手術／麻酔時間：0時間55分／1時間35分
麻酔方法：空気・酸素＋セボフルラン＋レミフェンタニル
術後鎮痛法：モルヒネ

## 麻酔経過サマリー

### ＜麻酔導入時＞
・レミフェンタニル(0.5 μg/kg/min)で投与開始⇒引き続き，セボフルラン(1％)の吸入開始
・就眠後，ベクロニウム(7 mg)，チアミラール(250 mg)を投与⇒気管挿管(レミフェンタニル投与開始15分後)
・挿管終了後，レミフェンタニル(0.25 μg/kg/min)，セボフルラン(2.0％)に変更

### ＜麻酔維持期～手術終了＞
・術中は，レミフェンタニル(0.25 μg/kg/min)，セボフルラン(1.0～2.0％)で維持
・手術終了時，レミフェンタニル(0.25 μg/kg/min)の投与終了
・手術終了10分後，セボフルラン(1.0％)の吸入終了
・手術終了15分後，抜管

### ＜術後鎮痛対策＞
・手術終了時，モルヒネ(3.5 mg)を投与

## コメント

　患者は麻酔導入前より異常高血圧を認めていたが，レミフェンタニル持続投与により挿管刺激も十分抑制することが可能であった．
　手術終了後，覚醒とともに再び血圧の上昇を認めたが，覚醒状態に問題なく，抜管して手術室を退室した．

（佐藤健治）

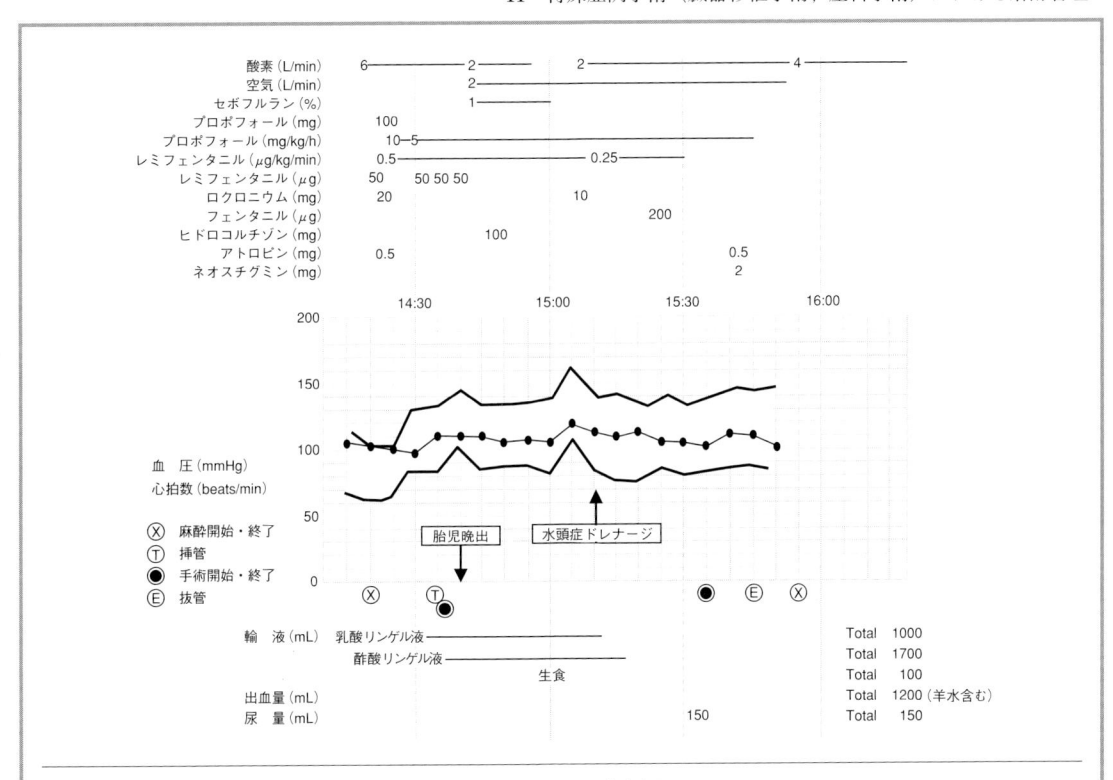

## 11 特殊症例手術（臓器移植手術，産科手術）における麻酔管理

患者背景：女性，33歳，165 cm，72 kg，ASA PS-2　合併症：なし
診断名：脳腫瘍術後，妊娠30週，切迫早産　手術名：帝王切開，水頭症ドレナージ　前投薬：なし
手術／麻酔時間：1時間00分／1時間40分
麻酔方法：空気・酸素＋プロポフォール（セボフルラン一時併用）＋レミフェンタニル
術後鎮痛法：フェンタニル

### 麻酔経過サマリー

＜麻酔導入時＞
- レミフェンタニル（50 μg）の投与⇒引き続き，レミフェンタニル（0.5 μg/kg/min）の投与開始
- 10分後，プロポフォール（100 mg）を投与，⇒引き続き，プロポフォール（10 mg/kg/h）の投与開始
- 就眠後，ロクロニウム（20 mg）を投与⇒気管挿管（レミフェンタニル投与開始15分後）

＜麻酔維持期～手術終了＞
- 術中は，レミフェンタニル（0.25～0.5 μg/kg/min），プロポフォール（5 mg/kg/h）で維持
- 手術終了時，レミフェンタニル（0.25 μg/kg/min）の投与終了
- 手術終了10分後，プロポフォール（5 mg/kg/h）の投与終了
- 手術終了10分後，抜管

＜術後鎮痛対策＞
- 手術終了10分前，フェンタニル（200 μg）を投与

### コメント

術前より脳圧亢進が認められた症例であり，麻酔導入および術中の脳圧亢進を極力抑制する必要があった。
　麻酔はTIVAを選択し，レミフェンタニルの持続投与に50 μgのボーラス投与を随時併用することで良好に管理することができた。
　フェンタニルでは難渋したであろうと想像された症例である。
　手術終了後は速やかに良好な呼吸状態が得られ，抜管することが可能であった。

（佐藤健治）

レミフェンタニル麻酔の実際
　〜100マス（麻酔）チャート〜　　　　　　　　　　　＜検印省略＞

2009年 10月 22日　第1版第1刷発行

定価（本体3,600円＋税）

　　　　　　　　　　　編集者　森　田　　　潔
　　　　　　　　　　　発行者　今　井　　　良
　　　　　　　　　　　発行所　克誠堂出版株式会社
　　　　　　　　　　　〒113-0033　東京都文京区本郷3-23-5-202
　　　　　　　　　　　電話（03）3811-0995　振替00180-0-196804
　　　　　　　　　　　URL　http://www.kokuseido.co.jp

ISBN978-4-7719-0361-6 C3047 ￥3600E　印刷　ソフト・エス・アイ株式会社
Printed in Japan　© Kiyoshi Morita, 2009
・本書の複製権・翻訳権・上映権・譲渡権・公衆送信権（送信可能化権を含む）は克誠堂出版株式会社が保有します。
・[JCOPY] ＜（社）出版者著作権管理機構　委託出版物＞
本書の無断複写は著作権法上での例外を除き禁じられています。複写される場合は，そのつど事前に（社）出版者著作権管理機構（電話 03-3513-6969，FAX 03-3513-6979，e-mail：info@jcopy.or.jp）の許諾を得てください。